Rosmarie Reinspach

Strategisches Management von
Gesundheitsbetrieben, 2. Aufl.

Dimensionen Sozialer Arbeit und der Pflege Band 5

Herausgegeben von der Katholischen Stiftungsfachhochschule München
Abteilungen Benediktbeuern und München

Strategisches Management von Gesundheitsbetrieben

Grundlagen und Instrumente einer entwicklungsorientierten Unternehmensführung

2., neu bearbeitete und erweiterte Auflage

von
Rosmarie Reinspach

mit 29 Abbildungen

Lucius & Lucius · Stuttgart

Anschrift der Autorin:

Prof. Dr. Rosmarie Reinspach
Katholische Stiftungsfachhochschule München
Preysingstr. 83
81667 München

rosmarie.reinspach@ksfh.de

Bibliographische Information der Deutschen Nationalbibliothek

Die Deutsche Nationalbibliothek verzeichnet diese Publikation in der Deutschen National-
bibliographie; detaillierte bibliographische Daten sind im Internet über http://dnb.d-nb.de
abrufbar

ISBN 978-3-8282-0549-9

© Lucius & Lucius Verlagsgesellschaft mbH · Stuttgart · 2011
Gerokstraße 51 · D-70184 Stuttgart · www.luciusverlag.com

Umschlag: I. Devaux, Stuttgart

Druck und Einband: Rosch-Buch, Scheßlitz

Printed in Germany

Vorwort zur 2. Auflage

Die Entwicklungen in der Gesundheitsbranche verlaufen hoch dynamisch und komplex. Seit Erscheinen der ersten Auflage dieser Veröffentlichung, haben sich im Umfeld und in den Gesundheitsbetrieben zahlreiche Veränderungen ergeben, die in die Überarbeitung und Erweiterung dieser Neuauflage eingeflossen sind.

Insgesamt setzen sich die Trends fort, die bereits in der ersten Auflage skizziert wurden: Die Veränderungen, die sich für Gesundheitsbetriebe in ihrem politischen, wirtschaftlichen und sozialen Umfeld ergeben, haben die einst stabile Umwelt in ein hoch komplexes Wettbewerbsumfeld verwandelt, und diese Veränderungen werden in den nächsten Jahren nicht an Dynamik verlieren. Wollen die Gesundheitsbetriebe den Anforderungen, die sich aus dem zunehmend marktorientierten Umfeld ergeben, nicht nur kurzfristig adaptiv begegnen, sondern die langfristige Entwicklung der Unternehmen aktiv steuern, bedarf es der Auseinandersetzung mit den Konzepten und Instrumenten eines strategischen Managements.

Aufgabe der strategischen Führung ist die Gestaltung der langfristigen Entwicklung des Unternehmens durch den Aufbau und die Nutzung von Erfolgspotenzialen für alle betrieblichen Bereiche. Gesundheitsbetriebe weisen aufgrund ihrer spezifischen Geschichte und Identität häufig ein stark normativ geprägtes Selbstverständnis auf. Sich den marktwirtschaftlichen Anforderungen zu stellen, ohne das Spezifische ihrer Identität aufzugeben, stellt eine zentrale Herausforderung für das Management dar. Gerade mit diesem spezifischen werteorientierten Selbstverständnis steht den Gesundheitsbetrieben aber ein besonderes Erfolgspotenzial als „treibende Kraft" zur Verfügung, das es für eine nachhaltige erfolgreiche Unternehmensentwicklung zu entfalten und zu nutzen gilt.

Und schließlich ist es angesichts des „inflationären" Angebots an Managementinstrumenten für Gesundheitsbetriebe erforderlich, sich mit ihrem Organisations- und Führungsverständnis auseinander zu setzen. Dieses Verständnis und der damit verbundene Zugang zur Führungspraxis bieten dann die Orientierung bei der Auswahl und Anwendung der für die jeweilige Führungspraxis passenden Konzepte und Instrumente.

Ich bin diesen skizzierten Linien in der vorliegenden Veröffentlichung gefolgt und lege zunächst die theoretischen Grundlagen einer entwicklungsorientierten Unternehmensführung dar. Diese bilden die Basis für die Auseinandersetzung mit dem eigenen Führungsverständnis und darauf aufbauend mit den Instrumenten eines strategischen Managements von Gesundheitsbetrieben. Der Anwendungsorientierung der Instrumente und der Umsetzung des strategisch Gewollten in das tägliche operative Basisgeschäft zur Unterstützung der Führungspraxis gilt dabei das besondere Augenmerk.

Ohne die Unterstützung einer Vielzahl von Personen wäre die vorliegende Veröffentlichung in dieser Form nicht möglich gewesen. Für die kritische Durchsicht meiner Texte möchte ich mich sehr herzlich bei Frau Lena Heyelmann und Herrn Uli Fischer bedanken. Frau Johanna Schneller danke ich für ihr Engagement bei der Erstellung der Abbildungen und der Formatierung des Manuskriptes. Meinem Kollegen Herrn Prof. Dr. Thomas Schumacher danke ich sehr herzlich für seine Unterstützung bei der Endformatierung des Buches.

Mein besonderer Dank gilt Frau Barbara Hemauer-Volk, Geschäftsführerin des Ateliers La Silhouette, und den Mitarbeiterinnen des Ausbildungsbetriebes für das Einbandmotiv. Das Motiv der verschränkten Hände bringt zum Ausdruck, dass Managementaufgaben in Gesundheitsbetrieben nur durch das Zusammenwirken Vieler zu bewältigen sind.

München, im Juli 2011   Rosmarie Reinspach

Inhalt

Abbildungsverzeichnis

1 Strategisches Management als Herausforderung für Gesundheitsbetriebe

Betriebe im Gesundheitssystem, wie Krankenhäuser, Altenpflegeeinrichtungen und ambulante Dienste, aber auch Krankenkassen, sehen sich seit einigen Jahren mit Entwicklungen konfrontiert, die ihre einst stabile und damit berechenbare Umwelt in ein hochkomplexes und dynamisches Wettbewerbsumfeld verwandelt haben. Bestand die zentrale Aufgabe des Managements lange Zeit im Wesentlichen darin, den „Besitzstand" des Betriebes durch eine in der Regel einjährige Fortschreibung der zentralen Finanz- und Leistungszahlen unter hoher Planungssicherheit und kalkulierbaren Rahmenbedingungen zu wahren, so stellen die gegenwärtigen Entwicklungen im Umfeld sehr hohe Anforderungen an die organisationale Entwicklungs- und Veränderungsfähigkeit und damit an das Management von Gesundheitsbetrieben.

Die Unternehmen im Gesundheitssystem haben die Herausforderungen durch ihre Umwelt angenommen, indem sie zunächst meist reaktiv versuchten, im operativen und damit kurzfristigen Bereich, wie z.B. dem Finanz-Controlling, Managementkompetenzen aufzubauen. Die Veränderungen zeigen jedoch, dass nur diejenigen Betriebe ihre Existenz und Entwicklung nachhaltig sichern werden können, die sich durch den proaktiven Aufbau mittel- und langfristiger Erfolgspotenziale der Herausforderung eines strategischen Managements im Sinne einer entwicklungsorientierten Unternehmensführung stellen.

1.1 Entwicklungen im Gesundheitssystem

Die Veränderungen im Gesundheitssystem zeichnen sich durch eine hohe Dynamik und Komplexität aus. Eine Vielzahl von Einflussfaktoren, wie z.B. wirtschaftliche, politische und soziale Gegebenheiten, verändern sich inhaltlich und auch qualitativ in immer kürzeren Zeitabständen und betreffen Aspekte der betrieblichen Lebenswelt in den zentralen Dimensionen der Zielsetzungen, Finanzierung und Leistungserstellung:

Allgemeine soziodemografische Entwicklungen, wie z.B. die durchschnittlich höhere Lebenserwartung der Bevölkerung, führen zu einer Zunahme chronisch kranker, multimorbider Menschen, die eine Überprüfung der Leistungsangebote entsprechend den Anforderungen dieser zentralen Patientinnengruppe[1] erforder-

---

[1] In der vorliegenden Veröffentlichung werden die weibliche und die männliche Sprachform abwechselnd verwendet. Dies geschieht ohne Wertung. Die gewählte Sprachform umfasst dann jeweils auch Personen des anderen Geschlechts. Ist eine sprachliche Unterscheidung zur Differenzierung inhaltlicher Aussagen erforderlich, so wird im Text explizit darauf hingewiesen.

lich macht. Der gesellschaftliche Wertewandel hin zu mehr Individualisierung und Autonomie, verbunden mit einer stetigen sozialen Singularisierung, z.B. in Form der Zunahme von Ein-Personen-Haushalten, verlangt die Konzipierung organisationsübergreifender, vernetzter Versorgungsformen. Zudem setzt der souveräne und aufgeklärte Patient, der sich als Kunde und damit als gleichberechtigter Partner im Leistungsgeschehen versteht, eine qualitativ hochwertige Leistung als selbstverständlich voraus. Dies bedeutet für viele Gesundheitsbetriebe eine Überprüfung und Entwicklung ihres Selbstverständnisses hin zu einer verstärkten Dienstleistungs- und Serviceorientierung. Da Gesundheitsleistungen als personenbezogene Dienstleistungen dadurch gekennzeichnet sind, dass sich die Leistungserstellung in einem gemeinsamen, interaktiven Prozess mit der Kundin vollzieht, werden hier sehr hohe Anforderungen an die Kompetenzen der Mitarbeiterinnen gestellt, die durch ein entsprechendes Personalmanagement aufzubauen sind.

Die durch die soziodemografische Entwicklung induzierte Zunahme der Nachfrage nach Gesundheitsgütern in Verbindung mit einer Ausweitung der Diagnose- und Behandlungsoptionen durch den medizinisch-technischen, pflegerischen und pharmakologischen Fortschritt führt zu einer Ausweitung des Leistungsangebotes. Die für die Finanzierung zur Verfügung stehenden Ressourcen wachsen, aufgrund der wirtschaftlichen Gegebenheiten, aber nicht in gleichem Maße. Diesem Dilemma zu begegnen, sind Gesundheitsbetriebe angehalten, dem Thema Wirtschaftlichkeit besondere Aufmerksamkeit zu widmen und insbesondere durch die Überprüfung ihrer Leistungsstrukturen und -prozesse Ineffizienzen im System aufzuspüren und abzubauen. Dies ist aus gesamt- und betriebswirtschaftlicher Sicht sinnvoll und kann kurz- bis mittelfristig zu Erfolg führen. Langfristig besteht jedoch die Gefahr, dass – insbesondere personelle – Ressourcen übernutzt werden, die Betriebe „ausgehungert" werden und Rationierungen, d.h. Notwendiges wird nicht mehr geleistet, stattfinden. Der Gesetzgeber versucht diese Entwicklungen durch fortwährende Gesetzesänderungen, etwa im Bereich der Beiträge, und durch Maßnahmen der Budgetierung und die laufende Reform der Entgeltformen zu steuern. Dies führt in den Betrieben zu einer erhöhten Planungsunsicherheit und erfordert eine verstärkte Kontrolle der Leistungs- und Finanzparameter.

Zudem stehen Gesundheitsbetriebe aufgrund ihrer Bedeutung für das Thema „Gesundheit" immer in besonderem Interesse der Öffentlichkeit. Kein Tag vergeht, ohne dass der Bürger als Finanzier und potenzieller Kunde dieser Einrichtungen Negativberichte über Krankenhäuser, Alteneinrichtungen oder Krankenkassen in der Tagespresse liest. Gerade vor dem Hintergrund der Kostendiskussion und der damit einhergehenden Qualitätsdiskussion sehen sich Gesundheitsbetriebe verstärkt einem Legitimitätsdruck ihrer Handlungen unterworfen. Gesundheitsgüter sind aufgrund ihrer Intransparenz sogenannte Vertrauensgüter. Auch die aufgeklärte Kundin kann die Angemessenheit einer Leistung nicht bis ins Detail überprüfen und muss dem fachlichen Urteil der Expertin vertrauen. Um sich dieses Vertrauen in der Öffentlichkeit weiterhin zu bewahren, müssen

Gesundheitsbetriebe in besonderem Maße ihre gesellschaftsbezogenen und sozialen, also patienten- und mitarbeiterbezogenen Zielsetzungen reflektieren, aber auch in angemessener Form kommunizieren. Dies bedeutet, dass Gesundheitsbetriebe, die mit einer Vielzahl von internen und externen Interessen und Ansprüchen konfrontiert werden, ihr Selbstverständnis überprüfen und z.B. über ein umfassendes Marketing für die Öffentlichkeit transparent machen müssen.

1.2 Zentrale Fragestellungen für das Management

Die bisher aufgezeigten Entwicklungslinien skizzieren einige zentrale Problemfelder für das Management von Gesundheitsbetrieben. Sie verweisen darauf, dass Organisationen im Gesundheitssystem umfassend von den Veränderungen tangiert werden. Um den vielfältigen Entwicklungsanforderungen genügen und in einer zunehmend marktwirtschaftlich orientierten Umwelt erfolgreich bestehen zu können, ist es nicht mehr ausreichend, auf der operativen Ebene zu reagieren. Um in einem immer stärker wettbewerbsorientierten Umfeld überleben zu können, bedarf es der Überprüfung der *Leistungserstellung*, der *organisatorischen Strukturen* und *Prozesse*, der *Träger- und Führungsstrukturen*, der *finanzwirtschaftlichen* sowie *patienten- und mitarbeiterbezogenen Zielsetzungen*, ebenso wie einer Reflexion des betrieblichen *Selbstverständnisses* unter Wahrung der eigenen Geschichte und ideellen bzw. normativen Identität.

Gesundheitsbetriebe haben sich in den letzten Jahren unter enormem Druck und mit sehr hohem Aufwand Instrumente und Managementkonzepte angeeignet, um sich den gestellten Anforderungen anzupassen. Die Entwicklungen, die auf die Organisationen zukommen, werden jedoch nur zu bewältigen sein, wenn Planungs- und Überprüfungsprozesse auf einer *strategischen* Ebene der langfristigen Zielsetzungen und grundlegenden Leitorientierungen des betrieblichen Handelns stattfinden. Zu dieser Schlussfolgerung gelangt man, wenn man sich mit den künftigen Entwicklungen und Fragestellungen des Gesundheitswesens auseinandersetzt.

So gehen Zukunftsszenarien davon aus[2], dass die Entwicklungen im Gesundheitssystem zunehmend diskontinuierlich und unberechenbar verlaufen und die Strukturen der Branche von Grund auf verändern werden. Die Studien prognostizieren übereinstimmend für die Zukunft eine enorme Ausgabensteigerung im deutschen Gesundheitswesen bei sinkender Staatsquote. Die Selbstbeteiligung der Patientinnen dagegen wird sich im gleichen Zeitraum vervierfachen.

---

[2] Vgl. Müschenich (1999), Artur Andersen (Hrsg. 2000), Ernst & Young (Hrsg. 2005), Beske et al. (2007), Stemmer (2008), BDO Deutsche Warentreuhand AG (Hrsg. 2009), Deutsches Institut für angewandte Pflegeforschung e.V. (Hrsg. 2009), Penter, Arnold (2009) und PriceWaterhouseCoopers (Hrsg. 2010).

Die Krankenkassen werden für die Grundversorgung der Bevölkerung in diesen Szenarien einen Grundleistungskatalog anbieten, der über Kopfpauschalen finanziert wird. Daneben besteht die Möglichkeit sich je nach Leistungsbereitschaft und -vermögen zusätzlich gegen Krankheitsrisiken zu versichern. Der Staat zieht sich aus der Krankenhausplanung weitgehend zurück. Die übergeordnete Steuerung erfolgt hauptsächlich durch das Schaffen von Rahmenbedingungen und die Qualitätssicherung. Die Krankenkassen unterliegen einer Konzentrationsbewegung. Durch die Einführung der monistischen Finanzierung wächst die Bedeutung der verbleibenden Krankenkassen, die ohne Kontrahierungszwang über Einkaufsmodelle definierte Leistungen am Markt in einzelnen Einrichtungen beziehen werden. Auch die Anzahl der Krankenhäuser wird weiterhin sinken. Ebenso wird sich die Anzahl der Betten deutlich verringern. Die Verweildauer wird auf drei bis fünf Tage zurückgehen. Dies hat zur Folge, dass die Häuser durchschnittlich größer werden und eine verstärkte Leistungsverschiebung in den ambulanten Bereich stattfindet. Neben spezialisierten Leistungsanbietern werden sich nationale und internationale „360°-Anbieter" etablieren, die das gesamte Leistungsspektrum von der Krankenversorgung über die Rehabilitation bis hin zur (Alten-)Pflege anbieten werden.

Neben den massiven strukturellen Veränderungen – nicht zuletzt auch aufgrund der Internationalisierungs- und Globalisierungstendenzen im Gesundheitswesen – wird es zudem weitgreifende inhaltliche Veränderungen geben. Diese betreffen insbesondere die Leistungserstellung. Es wird zu enormen Verlagerungen vom stationären in den ambulanten Sektor kommen. Die Nanotechnologie wird die regenerative Medizin vorantreiben. Auch wird sich die Leistungserstellung durch die Verwendung von Technologien, wie Telemedizin und Online-Dienste, im Prozess selbst verändern und zu einem starken Ausbau des Homecare-Sektors führen. Und schließlich gehen die Szenarien – nicht zuletzt auch vor dem Hintergrund des wachsenden Fachkräftemangels – von einer zunehmenden Funktionsdifferenzierung zwischen den Berufsgruppen und den unterschiedlichen Qualifikationsniveaus im Gesundheitssystem aus. Gerade für die Pflege bedeuten der damit verbundene Skill-Mix und die Verschiebung der Aufgaben vom medizinischen hin zum pflegerischen und medizinisch-technischen Dienst eine Ausweitung ihrer Verantwortung und Kompetenzen. Zudem wird - aufgrund der soziodemografischen Entwicklungen - der Pflegebedarf enorm ansteigen und dazu führen, dass die Pflege im Rahmen des Leistungsangebots aufgrund der Erfordernisse der Kundinnen noch mehr Gewicht erhalten wird. Für die Gesundheitsbetriebe selbst wird diese Entwicklung massive Auswirkungen auf bestehende Strukturen und Machtgefüge mit sich bringen.

Folgt man diesen Szenarien auch nur ansatzweise, werden die Entwicklungen in der Gesundheitsbranche die Unternehmen mit Fragestellungen konfrontieren, die mit der kurzfristigen Adaption von Managementtechniken nicht zu bewältigen sein werden. Nur diejenigen Organisationen, denen es gelingt durch die Implementierung eines strategischen Denkens in möglichen Welten sogenannte Erfolgspotenziale als Vorsteuergrößen zukünftiger Erfolge aufzubauen, werden die

Gefahren im „Wachstumsmarkt Gesundheit"[3] frühzeitig erkennen und die sich bietenden Chancen proaktiv nutzen können. Dass hier für die Gesundheitsbetriebe Handlungsbedarf besteht, wird auch insofern deutlich, als laut empirischer Studienergebnisse nur 33% der Krankenhäuser eine systematische Strategieentwicklung betreiben (vgl. Hofmann 2010: 80).

Als problematisch bei der Auseinandersetzung mit Fragen des Managements erweist sich in diesem Zusammenhang, dass die Managementlehre selbst erst beginnt, sich mit dem Thema der personenbezogenen Dienstleistung und den Besonderheiten der häufig normativ- und nonprofitorientierten Organisationen in der Gesundheitsbranche zu beschäftigen. Betriebswirtschaftliche Erkenntnisse und Managementkonzepte und –instrumente werden weitgehend für den Profit-Bereich entwickelt und müssen erst auf die besonderen Gegebenheiten der Gesundheitsbetriebe adaptiert werden. Für die Unternehmen in der Gesundheitsbranche stellt dies eine weitere Herausforderung dar. Erst allmählich entstehen Ansätze einer Gesundheitsbetriebslehre, die sich als Spezielle Betriebswirtschaftslehre mit den besonderen ökonomischen Fragestellungen der Unternehmen in der Gesundheitsbranche auseinandersetzt (vgl. Greiner et al. Hrsg. 2008, Frodl 2010).

Zudem wird der Markt mit einer Vielzahl von Managementansätzen gleichsam überschwemmt, deren Anwendbarkeit und Nutzen sich für die Unternehmen, die ihre zentralen Kompetenzen vor dem Hintergrund einer planwirtschaftlichen Steuerung des Gesundheitssystems aufgebaut haben, nicht sofort erschließen. So konstatiert z.B. Müller (2000):

> „Diese inflationäre Entwicklung bei den Managementansätzen und -instrumenten spiegelt sicherlich die 'Hilflosigkeit' wider, mit der versucht wird, den dynamischen und komplexen Umfeldbedingungen Herr zu werden. Dahinter verbirgt sich ein typischer Lebenszyklus moderner Managementkonzepte und -modeerscheinungen, die zunächst viel Aufmerksamkeit erhalten, dann aber nur halbherzig umgesetzt werden, wodurch die damit verbundenen großen Versprechungen nicht erfüllt werden können ... Ein Schwachpunkt dieser Management-Konzepte ist häufig, dass sie ausschließlich auf die Optimierung einer Erfolgsgröße ausgerichtet sind, beispielsweise die Betriebsprozesse und damit zwangsläufig andere wichtige Einflussfaktoren vernachlässigen." (Müller 2000: 14; Fußnote weggelassen)

Führungskräfte in Gesundheitsbetrieben stehen damit vor der zusätzlichen Problematik zu entscheiden, welche Instrumente und Konzepte sie zur Bewältigung ihrer Aufgaben auswählen sollen. Eindimensionale, nur auf eine Erfolgsgröße, z.B. den finanzwirtschaftlichen Erfolg, ausgerichtete Instrumente sichern auf die Dauer die Entwicklung der Organisation nicht, da sie wichtige Wirkungszusam-

---

[3] So geht Nefiodow (1999) in seinem Buch „Der sechste Kondratieff" davon aus, dass nach Informationstechnik und Wissen das Gesundheitssystem zum Treiberfaktor für die zukünftige Wirtschafts- und Gesellschaftsentwicklung wird.

menhänge nicht berücksichtigen. Sie führen vielleicht zu kurzfristigen Ergebnissen, was bisher in einer Branche akzeptabel war, die letztlich von der kurzfristigen Einjahresplanung dominiert wurde. Häufig scheitern diese Konzepte aber bereits in der konsequenten Umsetzung in die kurzfristige wochen- und taggenaue Ablaufplanung. Ein Grund hierfür ist in der Eindimensionalität mancher Instrumente zu sehen, da sie Wirkungszusammenhänge im betrieblichen Geschehen, wie z.B. zwischen finanziellem Erfolg und Mitarbeiterzufriedenheit, nicht berücksichtigen. Eine weitere zentrale Ursache liegt in der mangelnden strategischen Grundausrichtung der Organisationen. Nicht nur die Führungskräfte eines Betriebes müssen ihr Denken strategisch, also entwicklungs- und potenzialorientiert ausrichten, sondern dieses Denken muss bis zu den Mitarbeitern an der Basis des Leistungserstellungsprozesses getragen werden, da nur durch die Umsetzung strategischer Leitlinien, wie z.B. Dienstleistungs- und Serviceorientierung, im Basisgeschäft die langfristige Entwicklung auch in hoch turbulenten Umwelten nachhaltig gesichert werden kann.

1.3 Zielsetzung der Veröffentlichung

Die vorstehenden Ausführungen verdeutlichen, dass Führungskräfte in Gesundheitsbetrieben mit einer Fülle von Fragestellungen konfrontiert sind, die in ihrer Brisanz noch an Komplexität und Dynamik zunehmen werden. Mit dem Rückgriff auf Managementkonzepte, die der Markt in einer unüberschaubaren Menge anbietet, glaubt man ein schnelles Allheilmittel für alle Problemlagen gefunden zu haben. Viele Führungskräfte erfahren aber, dass die ausgewählten Technologien nicht den gewünschten Erfolg bringen. Dies liegt zum einen daran, dass die Instrumente die erforderliche Multidimensionalität nicht aufweisen, um der Komplexität der Problemlagen zu genügen. Zum anderen führt ein rein instrumentelles Managementverständnis häufig dazu, dass man sich der sog. „Illusion der Machbarkeit" (Kirsch et al. 2009: 11) hingibt. Organisationale Prozesse unterliegen immer einer eigenen Entwicklungsdynamik und legen damit einer intentionalen Führung Grenzen auf. Zudem erfordern sie für ihre erfolgreiche Steuerung komplexe, ganzheitliche Problemlösungssysteme, mit denen die Umwelt- und die Organisationskomplexität angemessen bearbeitet werden können.

Um die anstehenden Führungsaufgaben erfolgreich bewältigen zu können, ist es notwendig, sich mit dem eigenen *Organisations- und Managementverständnis* grundlegend auseinander zu setzen. Erst wenn man weiß, wie Organisationen sich entwickeln oder Strategien sich bilden, kann man die „passenden" Instrumente zur Steuerung dieser Prozesse auswählen. Managementprobleme sind in der Regel mehrdimensionale Probleme. Instrumente, die die Aufgabenstellung in ihrer *Mehrdimensionalität* abbilden, initiieren selbst wieder hochkomplexe Entwicklungs- und Reflexionsprozesse. Doch dieser Aufwand der Auseinandersetzung ist notwendig, wenn man die Entwicklung des Betriebes auf einer strategischen, langfristigen Ebene proaktiv vorantreiben und professionell steuern will. Der Begriff des Managements beschreibt in seinem inhaltlichen Bedeutungsgehalt die *Profes-*

sionalisierung der Führung, d.h. Führung im Sinne von Management vollzieht sich durch Methoden und Konzepte gestützt auf der Basis der theoriegeleiteten Reflexion von Führungsaufgaben und -rollen.

Vor dem Hintergrund der vorstehenden Überlegungen ist es die Zielsetzung dieser Veröffentlichung, in die grundlegenden Perspektiven eines *potenzialorientierten strategischen Managements* von Gesundheitsbetrieben einzuführen, um damit die Grundlagen für ein *entwicklungsorientiertes Führungsverständnis* zu legen. Dieses bildet die Basis, um Instrumente vor dem Hintergrund ihrer Anwendungsorientierung für Fragestellungen im Gesundheitssystem vorzustellen. Der Umsetzbarkeit strategischer Überlegungen in die betriebliche operative Basisorganisation gilt dabei ein besonderes Augenmerk.

Die Veröffentlichung wendet sich insbesondere an Studentinnen und Studenten, die entsprechend ihrem Ausbildungsziel für Führungsfunktionen und Managementaufgaben in Gesundheitsbetrieben qualifiziert werden. Darüber hinaus stellen auch Praktikerinnen und Praktiker aus Gesundheitsbetrieben, die mit Managementaufgaben und damit mit Fragen der Führung und Entwicklung ihrer Organisation betraut sind, Adressaten des Buches dar.

Nach der Skizzierung zentraler Entwicklungslinien und Fragestellungen im Gesundheitssystem sowie der Explikation der empirischen Bedeutung der Auseinandersetzung mit Fragestellungen des strategischen Managements für Gesundheitsbetriebe im 1. Kapitel, beschäftigt sich das 2. Kapitel mit Perspektiven der Professionalisierung der Unternehmensführung. Die Argumentation geht dabei von der Annahme aus, dass nur durch eine Auseinandersetzung mit den Grundlagen von Organisationen und Management jenes Reflexionspotenzial erworben werden kann, das für eine professionelle Handhabung von Führungsfragen und Managementaufgaben erforderlich ist. Das Verständnis von zentralen Entwicklungsprozessen bildet die Basis der Reflexion des eigenen Führungshandelns und gibt Orientierung für die Anwendung und Umsetzung von Managementinstrumenten. Gesundheitsbetriebe werden als entwicklungsfähige Systeme mit einer eigenen Entwicklungslogik und -dynamik vorgestellt, die ein entwicklungsorientiertes Managementverständnis induzieren. Die geplante Steuerung von Gesundheitsbetrieben setzt dabei eine Auseinandersetzung mit unternehmenspolitischen Prozessen der Strategieentwicklung und -umsetzung voraus. Aufgrund des spezifischen Systemverhaltens von Organisationen sind der intentionalen Führung Grenzen gesetzt. Welche Möglichkeiten sich dem Management aber dennoch eröffnen, die Entwicklung von Gesundheitsbetrieben aktiv zu gestalten, werden untersucht und Interventionsmöglichkeiten vorgestellt. In diesem Zusammenhang kommt der Entfaltung der betrieblichen Kernkompetenzen und Erfolgspotenziale eine besondere Bedeutung zu.

Vor dem Hintergrund der grundlagentheoretischen Auseinandersetzung mit Führungsfragen und den sich aus der Empirie ergebenden Praxisproblemen werden im 3. Kapitel Konzepte und Instrumente vorgestellt, die dem Anspruch einer mehrdimensionalen Betrachtung von Managementanforderungen und

-fragestellungen genügen und dem spezifischen entwicklungsorientierten strategischen Managementverständnis entsprechen. Die Instrumente beziehen sich auf
das Spektrum des strategischen Managements mit den Perspektiven der Analyse,
Entwicklung, Planung, Umsetzung und Kontrolle von Strategien für die zentralen inhaltlichen Themenstellungen des Produkt-Markt-Bereichs, der Ressourcen,
der Führung und Organisation sowie des Selbstverständnisses von Gesundheitsbetrieben. Der Umsetzung strategischer Zielsetzungen in operative Gestaltungsparameter und der Anwendungsorientierung der Instrumente wird dabei besondere Bedeutung zugemessen. Überlegungen zum Entwicklungspotenzial der
Werte- und Sinnorientierung von Gesundheitsbetrieben im Schlusskapitel (4)
beenden die Ausführungen.

2 Strategisches Management: Die Professionalisierung der Unternehmensführung

Gesundheitsbetriebe bewegen sich in einem Umfeld, das sich hoch komplex und dynamisch entwickelt. Szenarien prognostizieren übereinstimmend dem „Zukunftsmarkt Gesundheit" weitreichende Veränderungen. Unternehmen im Gesundheitssystem werden mit Entwicklungen konfrontiert, die Risiken für ihre Existenz bergen, aber auch Chancen für eine erfolgreiche künftige betriebliche Tätigkeit. Um den damit verbundenen Anforderungen angemessen begegnen zu können, ist die alleinige Konzentration auf das kurzfristige operative Geschäft nicht mehr ausreichend. Nur durch eine Ausrichtung des Managements auf ein strategisches Denken in zukünftigen Welten werden die künftigen Gefahren zu bewältigen und die sich bietenden Gelegenheiten zu nutzen sein. Strategisch Denken heißt, die eigenen organisationalen Stärken und Schwächen vor dem Hintergrund der internen und externen Anforderungen systematisch zu analysieren und in Beziehung zu den Mitwettbewerbern zu untersuchen. Eigene Kompetenzen sind immer nur relativ, also vor dem Hintergrund der Stärken der anderen relevanten Unternehmen im Markt zu beurteilen. Nur durch eine integrierte Betrachtung sowohl des relevanten Umfeldes als auch der Unternehmensseite in ihrem relativen Verhältnis zu anderen im gleichen Markt agierenden Betrieben gelingt es, die Erfolgspotenziale des Unternehmens zu beurteilen.

Strategisches Management bedeutet, durch den Aufbau und die Pflege von *Erfolgspotenzialen* die Entwicklung der Gesundheitsbetriebe langfristig voranzutreiben. Aufgabe des Managements ist es, im Unternehmen jene Fähigkeiten und Kompetenzen zu generieren, die auch langfristig zum Erfolg des Betriebes beitragen. Voraussetzung, um dieser Aufgabe entsprechen zu können, stellt die *Professionalisierung* der Führung dar. Führung als Management vollzieht sich nicht mehr nur rein intuitiv, sondern auf Methoden und Konzepte gestützt durch eine theoriebasierte Reflexion der Führungsaufgaben und -rollen. Während in Kapitel drei Instrumente vorgestellt werden, die das Management vor dem Hintergrund eines entwicklungsorientierten Führungsverständnisses unterstützen, die Unternehmensentwicklung von Gesundheitsbetrieben strategisch zu steuern, werden in diesem 2. Kapitel die theoretischen Grundlagen für ein strategisches Management im Sinne einer Professionalisierung von Führung gelegt.

Um Aussagen zum *Erkenntnisobjekt* der Untersuchung, also zum strategischen Management treffen zu können, muss zunächst das *Erfahrungsobjekt*, d.h. die Betriebe im Gesundheitssystem expliziert werden.[1] Betriebe im Gesundheitssystem

---

[1] Das Erfahrungsobjekt bezeichnet die in der Empirie vorkommenden Gebilde, die erforscht werden sollen, während das Erkenntnisobjekt die Perspektive bzw. Problemstellung be-

stellen Organisationen dar, die personenbezogene Dienstleistungen produzieren. Obwohl der Begriff Unternehmen zur Bezeichnung dieser Betriebe und auch der Kundenbegriff sich in der Praxis immer mehr durchsetzen, gilt es diese Begriffe genau abzugrenzen und im Hinblick auf ihre Gültigkeit für das Gesundheitssystem zu diskutieren. Vor dem Hintergrund einer *systemischen* Betrachtung ist ferner zu untersuchen, durch welche Merkmale und Eigenschaften sich diese Betriebe auszeichnen. Als evolvierende Systeme unterliegt ihre Entwicklung immer einer gewissen Eigendynamik. Betriebe verändern sich ständig, auch ohne das steuernde Eingreifen der Unternehmensführung. Von den systemischen Merkmalen der Betriebe ist es nun abhängig, in welcher Weise das Management diese Entwicklungen erfolgreich beeinflussen kann. Die Steuerung der Gesundheitsbetriebe als entwicklungsfähige Systeme stellt dabei aufgrund der systemischen Eigenlogik der Organisationen ein sehr anspruchsvolles Unterfangen für die Unternehmensführung dar (2.1).

Strategisches Management dient der langfristigen Entwicklung der Organisation durch den Aufbau von Erfolgspotenzialen. Zur Explikation eines strategischen Managementverständnisses müssen zunächst zentrale Aspekte eines entwicklungsorientierten Führungsverständnisses herausgearbeitet werden. Um vor diesem Hintergrund die Entwicklungslinien, die das strategische Management genommen hat, untersuchen zu können, erweist sich die Betrachtung der Forschungsbemühungen einzelner Wissenschaftsdisziplinen – und hier insbesondere der Betriebswirtschaftslehre – um eine Führungs- bzw. Managementlehre als hilfreich. Eine Managementlehre, die den Anforderungen einer sich entwickelnden Führungspraxis genügen soll, muss letztlich selbst evolutionär, also reflexiv konstruiert sein (2.2).

Um das Phänomen der Führung angemessen beschreiben und erklären zu können, ist eine differenzierte Betrachtung der strukturellen und lebensweltlichen Dimensionen von Betrieben erforderlich. Aus der Außenperspektive können betriebliche Führungsstrukturen beschrieben und erklärt werden, die jeweiligen Regeln und Prinzipien, denen die Führungspraxis folgt, können jedoch nur aus einer lebensweltlichen Teilhabe verstanden werden. Im Zuge der Auseinandersetzung mit Möglichkeiten und Grenzen der Führung wird die Bedeutung beider Zugänge, also sowohl systemischer als auch lebensweltlicher Elemente, für die Steuerung von Gesundheitsbetrieben deutlich (2.3).

Gesundheitsbetriebe stellen interessenpluralistische Systeme dar, die sich durch polyzentrische, mehrgipflige Führungsstrukturen auszeichnen. Im Kapitel 2.4 werden Konzepte der Unternehmenspolitik vorgestellt, die diese Phänomene der organisationalen Führungspraxis thematisieren. Zur „Bändigung" der vielfältigen und häufig auch divergierenden Anforderungen der internen und externen Anspruchsgruppen im interessenpluralistischen Feld, wird die Betrachtung betrieb-

---

schreibt, vor deren Hintergrund das Erfahrungsobjekt untersucht werden soll (vgl. Reinspach 1994: 3).

licher Verhandlungssysteme und kollektiver Entscheidungsprozesse relevant (2.4).

Um vor diesem Hintergrund Betriebe im Gesundheitssystem steuern zu können, gilt es sich damit auseinander zu setzen, wie in einem Unternehmen Strategien generiert werden. Die Intention des Managements, durch die Genese von Strategien gemeinsame Handlungsorientierungen für die Organisation zu entwickeln, ist ein sehr anspruchsvolles Unterfangen. Nur die Kenntnis der hochkomplexen Mechanismen der Strategieformierung und -formulierung erlaubt es, die geeigneten Instrumente zur Unterstützung von Führung bei der Aufgabe der Entwicklung und Umsetzung der unternehmerischen Zielsetzungen auszuwählen. Managementsysteme stellen dabei ein umfassendes Problemlösungskonzept zur Unterstützung und Professionalisierung von Führung dar (2.5).

Im Rahmen der Strategieentwicklungsprozesse kommt den Fähigkeiten und Kernkompetenzen der Unternehmung eine besondere Bedeutung zu. Die Lernfähigkeit der Organisation durch systematisches Wissensmanagement aufzubauen und voranzutreiben, stellt eine zentrale Aufgabe des strategischen Managements dar (2.6).

Management versucht steuernd in die betrieblichen Entwicklungsprozesse einzugreifen. Diese folgen einer gewissen Entwicklungslogik und -dynamik. Die organisationalen Entwicklungsniveaus von Gesundheitsbetrieben lassen sich dabei in einem Stufenmodell der Höherentwicklung rekonstruieren (2.7).

Abschließend werden nochmals die Prozesse, die zu einer Professionalisierung von Führung beitragen, zusammengefasst und die wesentlichen Merkmale des strategischen Managements als Ausdruck eines entwicklungsorientierten Führungsverständnisses von Gesundheitsbetrieben vorgestellt (2.8).

2.1 Gesundheitsbetriebe als entwicklungsfähige Systeme

Standen Einrichtungen des Sozial- und Gesundheitssystems einer betriebswirtschaftlichen Terminologie zur Bezeichnung ihrer Einrichtungen und Tätigkeiten zunächst meist eher zurückhaltend gegenüber, entsteht in den letzten Jahren der Eindruck eines gleichsam „inflationären" Gebrauchs von Begriffen aus der Ökonomie. Wie selbstverständlich wird die stationäre Alteneinrichtung zum Unternehmen und der Patient oder Heimbewohner zum Kunden, ohne die inhaltlichen Implikationen dieser Begriffe für das Organisations- und Führungsverständnis und damit die Gestaltung von Management zu reflektieren. Nach einer Klärung der Frage, inwiefern Institutionen und Einrichtungen im Gesundheitssystem als Betriebe bzw. Unternehmen zu klassifizieren sind (2.1.1), werden sie anschließend vor dem Hintergrund einer systemtheoretischen Betrachtung untersucht. Als entwicklungsfähige Gebilde zeigen Gesundheitsbetriebe ein spezifisches, strukturdeterminiertes Systemverhalten, das weitreichende Auswirkungen auf die Gestaltungs- und Steuerungsmöglichkeiten der Führung hat (2.1.2).

2.1.1 Gesundheitseinrichtungen als Betriebe und Unternehmen

Die Frage, inwiefern Einrichtungen im Gesundheitssystem als Betriebe bzw. Unternehmen bezeichnet werden können, ist von ihrer Einordnung in marktwirtschaftliche bzw. ordnungspolitische Tatbestände abhängig.

Gesundheitsbetriebe in der sozialen Marktwirtschaft

Betriebswirtschaften dienen insofern der menschlichen Daseinsbewältigung, als sie Lösungen für ökonomische Probleme anbieten. Der Anlass zu wirtschaftlichem Handeln ergibt sich aus der *Knappheit* von Gütern, der eine Vielzahl menschlicher Bedürfnisse gegenübersteht (vgl. Kirsch 2001: 20ff.). Die Knappheit der Ressourcen kann eine natürliche sein, z.B. durch die Begrenztheit bestimmter Bodenschätze. Sie kann sich aber auch im Laufe der Zeit durch die Entwicklung aus einem freien Gut, das allen gleichermaßen zur Nutzung zur Verfügung steht (z.B. saubere Luft), hin zu einem knappen Gut ergeben, das nun bewirtschaftet werden muss. Die Knappheit der Ressourcen kann auch durch die Tatsache bedingt sein, dass für eine bestimmte Bedarfsdeckung nur begrenzte Ressourcen, etwa in Form von Personal oder Finanzen, vorhanden sind. So wird im deutschen Gesundheitssystem immer wieder ein „Pflegenotstand" durch den Mangel an qualifiziertem Pflegepersonal beklagt. Oder es stehen – sieht man von Selbstzahlern ab – zur Produktion von Gesundheitsleistungen aufgrund der Beitragsfinanzierung nur bestimmte finanzielle Mittel zur Verfügung, deren Umfang abhängig ist von der Beitragsentwicklung der Kassen und übergeordneten Verteilungsentscheidungen zwischen und innerhalb der Sektoren des Gesundheitssystems.

Zielsetzung des Wirtschaftens ist es, mit diesen knappen Gütern möglichst viele menschliche Bedürfnisse zu befriedigen. Da dem einzelnen Wirtschaftssubjekt selbst wiederum nur begrenzte Mittel zur Verfügung stehen, muss es entscheiden, welche Güter es im Rahmen seiner Tauschprozesse im Markt priorisiert.[2] D.h. es entscheidet, welche Bedürfnisse es mit *Kaufkraft* ausstattet. Durch die indirekte Finanzierung im Gesundheitssystem erhält der Beitragszahler einen Anspruch auf angemessene Behandlung. Dieser Anspruch stellt damit gleichsam ein Kaufkraftsurrogat dar. Erst wenn Bedürfnisse mit Kaufkraft ausgestattet sind, werden sie zum *Bedarf* und damit zu einer marktlichen Steuerungsgröße. Durch die „unsichtbare Hand" (Adam Smith 1902) am Markt wird so die Produktion von Gütern angeregt, die auf einen hohen Bedarf und damit eine hohe Nachfrage treffen. Güter mit geringer Nachfrage sinken im Preis und werden nicht mehr erzeugt, da die Leistungserstellung für die Produzenten nicht rentabel ist. Angebot und Nachfrage treffen im markträumenden *Gleichgewichtspreis* aufeinander. Der Preis ist für den Markt, den Produzenten und Konsumenten der Impuls für ihre marktlichen Entscheidungen, die sie nach dem ökonomischen oder

---

[2] Das erste und zweite Gossensche Gesetz beschreiben, dass diese Priorisierung vom Grenznutzen des jeweiligen Gutes abhängt (vgl. Kirsch 1993: 29f.).

Wirtschaftlichkeitsprinzip[3] treffen. Durch den Preismechanismus, der die Austauschprozesse im Markt steuert, werden Ressourcen durch die unsichtbare Hand immer ihrer besten einzel- und gesamtwirtschaftlichen Verwendung zugeführt.

Da dieser Anpassungsmechanismus des klassischen Markts aber nur unter bestimmten Annahmen funktioniert,[4] greift der Staat im Rahmen der Wirtschaftsordnung der sozialen Marktwirtschaft durch gesetzliche Bestimmungen und Rahmenvorgaben steuernd in das Marktgeschehen ein. Gerade im Bereich der Gesundheitsleistungen spricht man von einem *partiellen Marktversagen*.[5] Einerseits besteht ein individuelles und öffentliches Interesse an der Produktion von Gesundheitsleistungen, andererseits versagt aber – aufgrund des Spezifikums des Gutes „Gesundheit" – der sich über Preise steuernde Markt. Gesundheitsleistungen sind *gemischt-öffentliche* Güter. Als privates Gut kommt die einzelne Gesundheitsleistung dem jeweiligen Patienten oder Nutznießer zugute und ist zu seinem individuellen Nutzen bzw. Gebrauch bestimmt. Zugleich wird dem Gut Gesundheit in unserer Gesellschaft ein so hoher Wert zu gemessen, dass es als Grundrecht abgesichert ist. Es besteht ein öffentliches Interesse an der Gesunderhaltung und angemessenen Versorgung der Bevölkerung mit Gesundheitsleistungen. Ein hohes Gesundheitsniveau, z.B. durch die Eindämmung von Seuchen und Volkskrankheiten, kommt dem gesamten Kollektiv zu Gute, aber auch der Einzelne profitiert davon. Er kann von der Nutzung nicht ausgeschlossen werden und verhält sich deshalb als sog. „Trittbrettfahrer" (Free Rider), der sich zumindest nicht freiwillig an der Produktion dieses öffentlichen Gutes beteiligt. Die Finanzierung und Bereitstellung wird deshalb durch übergeordnete Instanzen, wie z.B. dem Staat, gewährleistet. Hinzu kommt, dass einzelne Personen aufgrund ihrer finanziellen Leistungsfähigkeit gar nicht in der Lage wären, die Kosten für bestimmte Behandlungen zu tragen.

---

[3] Der Homo Oeconomicus folgt in seinem Handeln dem ökonomischen Prinzip (vgl. Kirsch 2001: 22, 34ff.). Dieses besteht in zwei Ausprägungen: Das Minimalprinzip beschreibt, dass ein bestimmtes Ergebnis mit minimalem Mitteleinsatz erreicht wird. Wenn also der Konsument beim Kauf eines Produktes den billigsten Anbieter bei gleicher Leistung wählt, verhält er sich nach dem ökonomischen Prinzip. Das Maximalprinzip versucht mit gegebenen Ressourcen einen höheren Output zu erreichen. Wenn also Altenheime bei gleichbleibendem Personalstand, etwa aufgrund verbesserter Prozesse, mehr alte Menschen mit gleichbleibender Qualität pflegen, folgen sie ebenfalls dem ökonomischen Prinzip. Reine Einsparungen, die lediglich zu einer Übernutzung der Ressourcen führen, entsprechen nicht dem Wirtschaftlichkeitsprinzip.

[4] So müssen sich Marktanpassungen, z.B. mit hoher Transparenz, bei vollkommener Information über die Prozesse und mit hoher Geschwindigkeit vollziehen. Aufgrund der neuen Informationstechnologien nähern sich die Märkte tatsächlich immer mehr diesen Voraussetzungen an. Vgl. hierzu auch Hajen et al. (2010: 48ff.).

[5] Vgl. z.B. Aldag (1988: 17f.), Sommer (1999: 97ff.) und Hajen et al. (2010: 53ff., 79ff.).

Zudem zählen Gesundheitsleistungen zu den „*Vertrauensgütern*", da Intransparenz bezüglich der Leistung herrscht (vgl. Schwartz 1997: 14f.). „The noteworthly point is not simply that it is difficult for the consumer to judge quality before the purchase [...] but that it is difficult even after." (Weisbrod 1978: 42) Auch die aufgeklärte Patientin kann die Leistung im Einzelnen – insbesondere bezüglich der Qualität – weder vor noch nach dem Kauf ausreichend beurteilen, da ihr weder die notwendigen Qualitätsstandards noch das notwendige Verhältnis von Input und Output der Leistung bekannt sind. Sie kann weder die Richtigkeit einer Diagnose noch die Angemessenheit einer Behandlung einschätzen sowie unterschiedliche Angebote bewerten. Für das Gesundheitssystem bedeutet dies, dass die steuernde Wirkung der Nachfrage eingeschränkt ist und das Angebot über ein fachlich-kompetentes Urteil (was ist sinnvoll und notwendig) und politische Festsetzungen gesteuert wird.

Gesundheitsleistungen werden auch als „*Zukunftsgüter*" bezeichnet. Da die Leistung i.d.R. erst in Zukunft, etwa im Alter, in Anspruch genommen wird, besteht beim durchschnittlichen Konsumenten wenig Neigung, seine gegenwärtige Bedürfnisbefriedigung für einen vielleicht unwahrscheinlichen künftigen Bedarf einzuschränken. Auch in diesem Fall greift der Staat steuernd ein, um z.B. durch die Einführung einer gesetzlichen Versicherung den Pflegefall im Alter abzusichern.

Als *Marktelemente* im Gesundheitssystem werden die freie Arzt- und Einrichtungswahl gesehen sowie die Existenz privater Anbieter im Markt. Durch eine Reaktivierung des Preises (z.B. über die Einführung der Diagnosis Related Groups) und die Umgestaltung der dualistischen Finanzierung hin zu einer monistischen Finanzierung in einer Hand sollen die marktwirtschaftlichen Kräfte im System gestärkt werden. Derzeit wird die Nachfrage im Krankenhausbereich durch eine sog. *Angebotssteuerung* hervorgerufen. Aufgrund eines i.d.R. jährlich fortgeschriebenen Bedarfes wird ein fachlich begründetes und politisch gewolltes Angebot mit den Leistungserbringern ausgehandelt, die versuchen müssen, für ihr jeweiliges Angebot die Nachfrage zu finden. Dies führt zu Fehlsteuerungen im System, insbesondere wenn gegen Jahresende das Angebot an bestimmten Leistungen bereits ausgeschöpft ist. Leistungsverschiebungen aber auch Rationierungen sind die Folge.[6]

Durch die Stärkung der Krankenkassen, denen im Rahmen einer monistischen Finanzierung z.B. die Investitionsentscheidungen im Krankenhaussektor zufallen sollen, und durch den Ausbau ihrer Marktmacht in Form von Einkaufsmodellen sollen verstärkt Marktelemente Einzug in das Gesundheitssystem halten. Die gleiche Zielsetzung wird mit dem Konzept der *Integrierten Versorgung*[7] verfolgt.

---

[6] Vgl. zur Krankenhausfinanzierung und –steuerung Zapp, Oswald (2009: 26ff.), Hajen et al. (2010: 168ff.) und Henke, Göpffarth (2010: 46ff.).

[7] Vgl. zu den Ansätzen der Vernetzung im Gesundheitssystem Eichhorn, Schmidt-Rettig (Hrsg. 1998), Haubrock et al. (2000) sowie Hajen et al. (2010: 160ff., 200ff.).

Durch eine sektorenübergreifende Versorgungsstruktur wird der Patient in seinem Behandlungsverlauf zwischen den Anbietern verstärkt geleitet.

Obwohl es unter marktpolitischen Erwägungen positiv ist, dass der Staat seine ordnungspolitischen Maßnahmen reduziert, bedeuten die genannten Aspekte für die Patientin, dass ihre Position als freie Austauschpartnerin im Markt geschwächt wird, da gerade die marktwirtschaftlichen Aspekte im gegenwärtigen System, wie freie Arzt- und Einrichtungswahl, eingeschränkt werden. Von einer Stärkung der Marktmechanismen zugunsten der Patientin kann in diesem Zusammenhang also nur eingeschränkt gesprochen werden. Vor dem Hintergrund dieser ordnungs- und marktpolitischen Überlegungen stellt sich die Frage, ob die Einrichtungen im Gesundheitssystem überhaupt den Betrieben zuzurechnen sind.

Gesundheitseinrichtungen als Betriebe

Als Betriebswirtschaften werden Institutionen bezeichnet, deren Zielsetzung die Befriedigung menschlicher Bedürfnisse mit knappen Mitteln durch die Kombination von Produktionsfaktoren, wie Betriebsmittel und menschliche Arbeitskraft, ist. In der betriebswirtschaftlichen Literatur werden zur Kennzeichnung von Betrieben wirtschaftssystemindifferente, also vom jeweiligen historisch gegebenen System unabhängige und systembezogene, also von einem empirisch gegebenen Wirtschaftsystem induzierte, Bestimmungsgrößen thematisiert.[8]

Zu den *systemindifferenten* Faktoren zählen zunächst die *Produktionsfaktoren*: die Elementarfaktoren wie Arbeit, Betriebsmittel (z.B. Maschinen, Energie) und Werkstoffe sowie der dispositive Faktor, dem die Entscheidungs- und Planungskompetenz bezüglich der betrieblichen Gestaltung obliegt. Die Kombination der Produktionsfaktoren zielt auf die Erstellung und wirtschaftliche Verwertung von Wirtschaftsgütern in Form von Sachgütern und Dienstleistungen als Tauschobjekte für den Markt. Gesundheitsbetriebe produzieren das Gut „Gesundheit"[9] als personenbezogene Dienstleistung. *Personenbezogene Dienstleistungen* sind dadurch gekennzeichnet, dass die menschliche Arbeitskraft den zentralen Produktionsfaktor darstellt und im Prozess der Mensch, an und mit dem die Leistung erstellt wird, als externer (Produktions-)Faktor hinzukommt (vgl. Corsten 1990: 17ff.). Der Leistungsempfänger ist damit nicht nur Konsument, sondern auch *Ko-Produzent* der Dienstleistung (vgl. Corsten, Gössinger 2007: 110ff.).

Das zweite zentrale systemindifferente Merkmal wird in der Anwendung des *Wirtschaftlichkeitsprinzips* gesehen:

---

[8] Vgl. zu dieser Abgrenzung z.B. Gutenberg (1979: 457ff.), Schneider (1981), Heinen (1985: 49f.), Wöhe (1986: 5f.) und Raffée (1989: 5ff.).

[9] Es gibt zahlreiche Versuche, den Gesundheitsbegriff zu definieren. Allgemein hat sich das Konzept der Weltgesundheitsorganisation (WHO) durchgesetzt, das unter Gesundheit nicht nur körperliches, sondern auch seelisches und soziales Wohlbefinden versteht. Vgl. Schwartz (1997: 12), Hajen et al. (2010: 20ff.) und Kap. 3.5.1.

„Zwar werden unter Umständen je nach dem Wirtschaftssystem die Zielsetzungen der Betriebe unterschiedlich sein, d.h. es wird z.B. ein Betrieb im marktwirtschaftlichen System den größtmöglichen Gewinn erstreben, ein Betrieb im planwirtschaftlichen System bemüht sein, ein bestimmtes Produktionssoll zu erfüllen, doch wird jede dieser Zielsetzungen unter Beachtung des Wirtschaftlichkeitsprinzips realisiert werden." (Wöhe 1986: 5)

Das dritte systemindifferente Merkmal stellt schließlich das *finanzielle Gleichgewicht*, d.h. die *Liquidität* dar. Kein Betrieb kann überleben, wenn er seinen Zahlungsverpflichtungen nicht nach kommt, unabhängig davon, ob er diese Zielsetzung – wie unter marktwirtschaftlichen Aspekten induziert – aus eigener Kraft oder gegebenenfalls durch Zuschüsse in einem planwirtschaftlichen System erreicht.

Zu den *systembezogenen* Aspekten gehört das *Autonomie- und Organprinzip*. In marktwirtschaftlichen Systemen trifft die Führung ihre betrieblichen Entscheidungen autonom, also ohne staatliche Beeinflussung, während in zentral verwalteten Wirtschaften die Betriebsleitungen unselbständige Organe einer übergeordneten Planungs- und Lenkungsinstanz bilden. In marktwirtschaftlichen Systemen erfolgt die betriebliche Tätigkeit nach dem sog. *erwerbswirtschaftlichen* Prinzip. Eigenkapitalgeber stellen ihr Kapital zur Verfügung und tragen das finanzielle Risiko des Betriebes mit der Zielsetzung, Einkommen zu erwirtschaften. Diese Betriebe werden auch als *Unternehmen* bezeichnet.[10] In planwirtschaftlichen Systemen wird das Leistungsprogramm durch übergeordnete Planungsinstanzen vorgegeben.

Vor dem Hintergrund dieser Ausführungen kann man grundsätzlich davon ausgehen, dass der Betriebsbegriff auf alle nonprofit- und profitorientierten Institutionen und Einrichtungen im Gesundheitssystem zutrifft, da auch für sie die systemindifferenten Merkmale gelten. Damit kann das Management auf jene Instrumente der Betriebswirtschafts- und Managementlehre zurückgreifen, die zur Unterstützung einer wirtschaftlichen Betriebsführung entwickelt wurden. Auch wenn in der Praxis häufig der Eindruck entstanden ist, dass das ökonomische Prinzip erst mit den Gesetzesänderungen der letzten Jahre im Zuge der Budgetdeckelungen und Kostensenkungsdiskussionen Einzug gehalten hat, gilt für Gesundheitsbetriebe immer schon das Wirtschaftlichkeitsprinzip, unabhängig davon, ob sie der erwerbswirtschaftlichen Gewinnzielsetzung oder dem eigenwirtschaftlichen Kostendeckungsprinzip folgen.

Unternehmerische Grundhaltung in Gesundheitsbetrieben

Bezüglich der systembezogenen Aspekte ist zu konstatieren, dass Gesundheitsbetriebe aufgrund der sozialen Bindung der Marktwirtschaft durchaus planwirtschaftliche Merkmale, etwa im Bereich der Finanzierung, Leistungsplanung und Preisgestaltung, aufweisen. Der Begriff Unternehmen ist empirisch mit dem

---

[10] Der Terminus Unternehmung entstammt der Makroökonomie und grenzt Einzelwirtschaften, die investieren, von den Haushalten, die konsumieren, ab.

marktwirtschaftlichen System verbunden. Betriebe, die als Unternehmen bezeichnet werden, folgen dem erwerbswirtschaftlichen Prinzip. Damit können im strengen Sinne nur profitorientierte Betriebe, die eine Gewinnerzielungsabsicht für die Eigentümer verfolgen, als Unternehmen bezeichnet werden. Da immer mehr Gesundheitsbetriebe in privatrechtliche Trägerschaftsformen, wie GmbHs oder AGs, übergeführt werden, die es gestatten, das erwerbswirtschaftliche Prinzip zu realisieren, steigt die Anzahl der Unternehmen in der Gesundheitsbranche stetig. Die Tendenz im Gesundheitssystem geht aber auch für nonprofitorientierte Betriebe dahin, dass sie das unternehmerische und damit existenzielle Risiko für ihren Betrieb selbst tragen müssen. Daraus ergibt sich auch für diese Institutionen die Anforderung, dass sich die Betriebe im Gesundheitssystem einem unternehmerischen Denken und marktwirtschaftlichen Handeln immer mehr verschreiben müssen.

Diese Tendenz kommt u.a. auch dadurch zum Ausdruck, dass Gesundheitsbetriebe ihre Patientinnen und Bewohnerinnen als *Kundinnen* bezeichnen. Der Kundenbegriff beinhaltet, dass sich der Kunde als gleichberechtigter Partner in einem marktlichen Austauschprozess positioniert. Dies ist aber bei Gesundheitsleistungen nur eingeschränkt möglich. Zwar hat der Patient oder potenzielle Heimbewohner derzeit grundsätzlich die Möglichkeit, sich für einen Gesundheitsbetrieb seiner Wahl zu entscheiden, durch die Intransparenz der Leistung ist er bei seiner „Kaufentscheidung" aber auf das fachliche Urteil von Experten angewiesen. Zudem wird das Angebot nicht über die Nachfrage gesteuert. D.h. manche Angebote, wie etwa Kurzzeitpflegeplätze, werden nicht ausreichend vorgehalten, da der Impuls für eine Ausweitung des Angebotes nicht über steigende Preise erfolgt, sondern politisch induziert ist. Dadurch, dass die Patientin i.d.R. nicht direkt selbst bezahlt, hat sie zudem oft keine Vorstellung über ein angemessenes Preis-Leistungs-Verhältnis. Da sie lediglich über ein Kaufkraftsurrogat in Form eines Versicherungsanspruchs auf Leistung verfügt, befindet sie sich häufig in einer schwächeren Marktposition als der Leistungsanbieter.

Vor dem Hintergrund dieser Überlegungen ist der Kundenbegriff nur mit Einschränkung auf Gesundheitsbetriebe anwendbar. Nur wenn die Verwendung nicht vordergründig unter Image- und Marketinggesichtspunkten erfolgt, sondern vielmehr dazu führt, dass sich das Selbstverständnis der Betriebe dahingehend verändert, dass diese den Patienten oder den Bewohner als gleichberechtigten Partner mit legitimen Ansprüchen in einem Austauschprozess wahrnehmen, ist die Kundenbezeichnung angemessen.

Die vorstehenden Ausführungen zeigen, dass sich Betriebe im Gesundheitssystem zunehmend einer unternehmerischen Grundhaltung zuwenden. Dies bleibt nicht ohne Auswirkungen auf Fragestellungen des Managements. Das Managementverständnis und die betrieblichen Gestaltungsoptionen sind dabei abhängig vom Systemverhalten der zu steuernden Organisationen.

2.1.2 Gesundheitsbetriebe in einer systemischen Sichtweise: Implikationen für die Führung

Betrachtet man die betriebswirtschaftlichen Forschungsbemühungen und deren Gestaltungsimplikationen für das Management, so lassen sich einige zentrale Entwicklungslinien rekonstruieren, die unter dem Einfluss insbesondere der sozialwissenschaftlichen Theoriebildung in den *Systemansatz* und in seiner Weiterentwicklung in den *Evolutionsansatz* münden.[11]

Der Systemansatz ist dadurch gekennzeichnet, dass Betriebe mit Hilfe der Systemtheorie und Kybernetik – als Lehre von der Steuerung – untersucht werden. Betriebe werden als produktive kybernetische Gebilde gekennzeichnet, die als dynamische offene Verhaltenssysteme Störungen mittels Steuerungs- und Regelungsvorgänge kompensieren können. Systeme bestehen nach Ulrich und Probst (1991: 30) aus Teilen, „... die so miteinander verknüpft sind, dass kein Teil unabhängig ist von anderen Teilen und das Verhalten des Ganzen beeinflusst wird vom Zusammenwirken aller Teile."

Ausgehend vom funktional-strukturellen Ansatz[12] werden Systeme als von der Umwelt abgegrenzte dynamische Ganzheiten gesehen, die sich in ihren Subsystemen funktional immer weiter ausdifferenzieren, um den komplexen Anforderungen durch die Umwelt zu begegnen. Das Gesamtsystem ist dabei immer mehr als die Gesamtheit seiner Teile (vgl. Luhmann 1988: 20). Durch die Ausdifferenzierung entstehen neue Rollen im System, die die Handlungsoptionen der Organisation vor dem Hintergrund der Umweltkomplexität nicht nur additiv, sondern auch qualitativ verändern.

Merkmale des systemischen und kybernetischen Denkens

Probst (1987: 26ff.) hat die zentralen Merkmale des systemischen und kybernetischen Denkens als Basis zum Verständnis des Systemverhaltens herausgearbeitet:

---

[11] Raffée (1989: 22ff.) rekonstruiert als erstes geschlossenes Grundkonzept den faktortheoretischen Ansatz, der Betriebe als geschlossene Systeme betrachtet und ausschließlich auf eine optimale interne Faktorkombination fokussiert. Der Entscheidungsansatz untersucht Verhaltensaspekte des betrieblichen Entscheidungsgeschehens. Der situative (oder Kontingenz-) Ansatz schließlich thematisiert die Gestaltung der organisationalen Strukturen vor dem Hintergrund der jeweiligen spezifischen Erfordernisse eines Betriebes. Die sich in diesem Ansatz abzeichnende Umweltöffnung der Organisation findet eine Erweiterung im Marketing-Ansatz, der alle betrieblichen Gestaltungsaspekte vor dem Hintergrund der Kunden- und Marktanforderungen thematisiert. Vgl. hierzu auch Thiele, Koch (1998: 36ff.) sowie Fleßa (2010: 15ff.).

[12] Basierend auf dem strukturell-funktionalen Ansatz Parsons` (1968), der die Frage nach dem Strukturerhalt thematisiert, erarbeitete Luhmann (1975) den funktional-strukturellen Ansatz und entwickelte ihn zur Theorie selbstreferenzieller Systeme weiter (1988). Vgl. zu den systemtheoretischen Ansätzen auch Miller (2001).

(1) Eine zentrale Problemstellung im Rahmen eines systemtheoretischen Zugangs ist die Frage nach der *Systemabgrenzung*. Systeme können von einem Beobachter je nach Vorverständnis, Erwartungen, Meinungen, Werthaltungen und Einstellungen unterschiedlich abgegrenzt werden. Von Interesse ist immer das System, das ein Problem produziert. Je nach Betrachtungsweise kann damit das System zu eng oder zu umfassend konstruiert sein. Wenn z.B. ein Ablaufproblem auf einer Krankenhausstation nur einer Berufsgruppe oder gar dem Verhalten einer einzigen Person zugeschrieben wird, so mag dieses Vorgehen zwar zu kurzfristigen Ergebnissen, aber kaum zu einer langfristigen tragenden Lösung führen. Management ist damit angehalten, die jeweiligen Systemabgrenzungen immer im Hinblick auf ihre Funktionalität bezüglich des systemischen Gesamtzweckes zu überprüfen. So verfolgt etwa die Etablierung übergreifender Versorgungsstrukturen die Zielsetzung, die historisch gewachsene Abgrenzung zwischen den Berufsgruppen im Krankenhaus oder die Sektorenabgrenzung im Gesundheitssystem – angesichts der Anforderung einer ganzheitlichen Leistungserstellung – zu überwinden. Durch die jeweils getroffenen Abgrenzungen im System handelt die Führung und beeinflusst wiederum das Handeln der betroffenen Menschen.

> „Daraus entsteht eine besondere Verantwortlichkeit des Managers, sich über die Prämissen bzw. den Bezugsrahmen bewußt zu sein, wenn er eine Systemabgrenzung vornimmt und entsprechende Gestaltungs- und Lenkungsmaßnahmen trifft. Die Tätigkeiten und Maßnahmen der Führungskräfte haben ja keinen Selbstzweck, sondern die Gestaltung und Lenkung von Institutionen, die in der Gesellschaft Zwecke zu erfüllen haben." (Probst 1987: 28)

(2) Vor dem Hintergrund, dass sich Systeme in Teilsysteme ausdifferenzieren, um der Umweltkomplexität zu begegnen, ist eine weitere zentrale Fragestellung, wie Teilsysteme zu einer Gesamtheit integriert werden können. Angesichts komplexer Fragestellungen ist ein ganzheitliches Denken von besonderer Bedeutung. Die Anerkennung von *Teil und Ganzheit* erfolgt über die Akzeptanz der Vielzahl der Teile und ihrer Beziehungen. Die Komplexität eines Systems ergibt sich nicht nur aus der Vielzahl und Vielfalt seiner Teile, sondern ist geprägt durch die Dynamik seiner Veränderungen und dem Grad der Voraussehbarkeit des Verhaltens. Systeme verhalten sich nicht monokausal. Aufgabe des Managements ist es, alle potenziellen Zusammenhänge, Vernetzungen, Nebenwirkungen und Umkippeffekte ohne Reduktion der Variablen bei seinen Entscheidungen zu berücksichtigen, und das immer mit der Gewissheit, nicht alle relevanten Parameter erfassen zu können. Angesichts dieser Grenzen der Machbarkeit ist sowohl *analytisches* Denken, also eine detaillierte Untersuchung der Teile und aus den Teilen heraus, als auch integrierendes *synthetisches* Denken vor dem Hintergrund einer gesamtsystemischen Perspektive erforderlich. So kann sich z.B. eine Führungskraft im Krankenhaus nicht nur auf die Sichtweise der eigenen Berufsgruppe beziehen, sondern muss vor dem Hintergrund ihrer Verantwortung für das Gesamtsystem vielleicht Entscheidungen mittragen, die der eigenen Berufsgruppe als Teilsystem zuwiderlaufen.

(3) Problemstellungen sind nicht auf eine einzige Ursache-Wirkungs-Kette zurückzuführen. Sie sind vielmehr durch Interdependenzen vieler Faktoren und komplexer *Wirkungsgefüge* gekennzeichnet. Systeme verfolgen Ziele unabhängig von den Störungen, die auf sie einwirken. Die Ziele zeichnen sich dabei durch Äquifinalität aus, d.h. für die Entwicklung eines Systems sind unterschiedliche Ziele qualitativ gleichwertig. Durch zirkuläre Rückkoppelungen versuchen Systeme die Störungen, denen sie unterworfen sind, im Rahmen ihrer Selbststeuerung zu kompensieren.

> „Eine *positive Wirkungsbeziehung* ruft bei gleichbleibenden Bedingungen eine gleichgerichtete Entwicklung der beeinflußten Größe im Sinne einer zunehmenden (Wachstum) oder abnehmenden (Schrumpfung, Einfrieren) Verstärkung hervor. Eine *negative Wirkungsbeziehung* bewirkt hingegen bei der beeinflußten Größe eine gegenteilige Entwicklung und ist damit Grundlage für die Stabilisierung des Systems." (Probst 1987: 33; Hervorhebungen im Original)

Stabilisierung bedeutet, dass das System versucht im Gleichgewicht zu bleiben. Dieser Gleichgewichtszustand ist dabei aber nicht starr. Trotz geringer Abweichungen bewegt sich das System vielmehr in einem *Fließgleichgewicht*. Erst heftige Turbulenzen und interne Vorgänge führen dazu, dass sich die Strukturen des Systems gleichsam verflüssigen und sich das System über einen sog. Bifurkationspunkt auf einer qualitativ höheren Entwicklungsstufe in einem neuen Fließgleichgewicht stabilisiert. Entwicklung ist damit immer mit Chaos und der Auflösung alter Strukturen verbunden. Eine neue Stufe der Entwicklung wird nur erreicht, wenn das System durch Zuführung von Energie bzw. Information den fortlaufenden Entropiezuwachs kompensieren kann.[13] Ständiges *organisatorisches Lernen* und Wissensmanagement werden damit zu einer zentralen Herausforderung für das Management (vgl. Kap. 2.6).

(4) Durch die Höherentwicklung der Organisation entsteht eine neue Ordnung an Gesetzmäßigkeiten, die aus dem Zusammenspiel von *Struktur und Verhalten* entsteht. Strukturen werden durch menschliches Verhalten gestaltet und beeinflussen selbst wieder das Verhalten. Durch Strukturen kann das Verhalten eingeschränkt werden, sie haben aber auch einen ermöglichenden Charakter. So können Aufgabenbeschreibungen durch strikte Vorgaben Handlungsmöglichkeiten erstarren lassen oder aber durch die Offenlegung von Kompetenzen Handlungsspielräume erst eröffnen und absichern. Diesen Sachverhalt kennzeichnet Giddens (1988: 77ff.) als „Duality of Structure". Den Zusammenhang von Struktur und Verhalten beschreibt Jantsch (1979: 32) folgendermaßen:

---

[13] In der Physik beschreibt der zweite Hauptsatz der Thermodynamik, dass zwar die Energie der Welt konstant ist, aber ihre Qualität, Leistung zu erbringen, ständig abnimmt. Nur durch die Zuführung von Energie bzw. Information können die Lebensprozesse aufrechterhalten werden. Ohne die ständige Zufuhr von Sonnenenergie, die über die Photosynthese Sauerstoff erzeugt, würde die Erde allmählich den „Wärmetod" sterben (vgl. Prigogine 1979).

„Diese beiden Perspektiven sind in ihren Konsequenzen nicht symmetrisch. Während eine vorgegebene Struktur, etwa eine Maschine, in hohem Maße die Prozesse bestimmt, die nie ablaufen können, und damit ihre Evolution verhindert, kann das Zusammenspiel von Prozessen unter angebaren Bedingungen zu einer offenen Evolution von Strukturen führen. Die Betonung liegt dann auf Werden – und selbst das Sein erscheint dann in dynamischen Systemen als ein Aspekt des Werdens."

Der Bedeutung von Prozessen tragen die Organisationstheorie und die Praxis durch die Entwicklung von Prozessorganisationen Rechnung. Die Prozesse bestimmen in diesem Modell die Strukturen und nicht wie in älteren Konzepten die Aufbaustruktur die Ablauforganisation.[14]

(5) Angesichts der komplexen Wirkungszusammenhänge des Systemverhaltens stellt sich die zentrale Frage, wie *Entwicklung und Lenkung* durch das Management gestaltet werden können. Komplexe Systeme halten sich über Netzwerke von Kreisprozessen und eine Vielzahl von Feed-back-Mechanismen im Fließgleichgewicht. Dadurch sind sie in der Lage, ihre essentiellen Variablen innerhalb bestimmter Grenzen zu halten und auch unvorhergesehene Störungen zu kompensieren. Nur durch eine *organische* Lenkung, d.h. das Lenkungssystem ist selbst wiederum ein System des zu steuernden Systems, kann den komplexen Erfordernissen Rechnung getragen werden. Ashby hat diese Entsprechungshypothese 1957 in seinem „Law of Requisite Variety" formuliert: „Only complexity can destroy complexity". Das bedeutet, das Problemlösungssystem muss eine ähnlich hohe Komplexität wie das Problem aufweisen. Um Organisationen in einer hochdynamischen Umwelt steuern zu können, müssen die Führungs- und Organisationsstrukturen ebenfalls durch eine hohe Komplexität gekennzeichnet sein. Hierarchische Funktionalorganisationen genügen diesen Anforderungen meist nicht mehr. Vielmehr sind flache, modulare Prozessstrukturen mit *multiplen* Führungsstrukturen erforderlich, in deren Positionen sich die zentralen Leistungsprozesse und inhaltlichen Aufgaben des Managements abbilden (vgl. Kap 3.5.3).

(6) Managementprobleme sind hochkomplex und von der *Wahrnehmung* des jeweiligen Beobachters abhängig. Dadurch, dass er seine Welt und das Problem in einer spezifischen Weise konstruiert, beeinflusst er sowohl die Fragestellung, als auch die Lösungsmöglichkeiten. Managementprobleme sind aufgrund ihrer Mehrdimensionalität immer *multidisziplinär*. Um sie adäquat erfassen zu können, ist eine Betrachtung aus nur einer Perspektive nicht ausreichend. Zwar gibt es disziplinäres Wissen, Managementprobleme erfordern aber immer einen Zugang

---

[14] Der Organisationsbegriff wird an dieser Stelle in seiner instrumentellen Bedeutung gebraucht, d.h. der Gestaltungsaspekt steht im Vordergrund. In seiner institutionellen Verwendung beschreibt der Organisationsbegriff soziale Gebilde, die gegenüber der Umwelt offen sind, spezifische Zielsetzungen verfolgen und zeitlich überdauernd existieren (vgl. v. Rosenstiel 1987: 3). Kirsch stellt in seiner Kennzeichnung von Organisationen auf die Existenz einer Verfassung ab (Kirsch 1990: 14ff.). Der Organisationsbegriff ist damit auch auf Gesundheitsbetriebe anwendbar.

aus mehreren Perspektiven. Mitarbeiterzufriedenheit ist eben nicht nur eine Frage der finanziellen Anreize, sondern eine Frage der Motivation, der Aufgabenstellung, der Einbindung in ein Team sowie der Arbeitsorganisation. Vor diesem Hintergrund ist es von besonderer Bedeutung, dass die Einwirkungen der Beobachter (z.B. Unternehmensberater) auf das System – also die Kybernetik der Kybernetik - selbst untersucht werden. Für jede Führungskraft ist wichtig, über das eigene Führungs- und Organisationsverständnis zu reflektieren und sich darüber klar zu werden, vor welchem Hintergrund von Annahmen sie die betriebliche Realität konstruiert und Gestaltungsmaßnahmen ergreift.[15]

Die vorstehenden Ausführungen zeigen, dass eine systemische Betrachtung von Betrieben weitreichende Implikationen für das Führungsverhalten und -selbstverständnis bergen. Die Überlegungen des Systemansatzes sind in den *Evolutionsansatz*[16] eingeflossen und weiterentwickelt worden. Unter Rückgriff auf physikalische und biologische Entwicklungsprozesse wird in diesem Ansatz der Frage nachgegangen, wie Systeme, die mit ihrer Umwelt ko-evolvieren, gesteuert werden können. Dieser Ansatz wurde von der Theoriebildung zu autopoietischen Systemen maßgeblich beeinflusst.

Organisationen als operational-geschlossene, selbstreferenzielle Systeme

Die Theorie autopoietischer Systeme wurde ursprünglich von den Neurobiologen Maturana und Varela (1987) entwickelt. Ihre Untersuchungen beziehen sich dabei auf biologische und kognitive Lebensvorgänge und haben in ihren Erkenntnissen eine Vielzahl von Wissenschaftsdisziplinen beeinflusst. Während sich die systemtheoretischen Ansätze in ihrer Theoriebildung zunächst auf geschlossene und dann auf gegenüber ihrer Umwelt offene Modelle konzentrieren, werden autopoietische Systeme als *operational-geschlossen* beschrieben. Systeme zeichnen sich in dieser Modellbildung durch eine *selbstreferenzielle*, autopoietische Organisation aus, d.h. das System erzeugt und erhält sich durch die Reproduktion seiner Elemente selbst.

> „Es gibt eine Klasse dynamischer Systeme, die – als Einheiten – verwirklicht werden als Netzwerke der Produktion (und Auflösung) von Bestandteilen, welche
> a) durch ihre Interaktion in rekursiver Weise an der Verwirklichung des Netzwerkes der Produktion (und Auflösung) der Bestandteile mitwirken, das sie selbst er-

---

[15] Zur Bedeutung des Beobachters in der Führungsforschung vgl. Kirsch et al. (2010: 6ff.).

[16] Zu den zentralen evolutionstheoretischen Ansätzen sind der Population-Ecology-Ansatz, der Institutionalization-View und der Social-Ecology-Ansatz, der auch als Collective-Action-View bezeichnet wird, zu rechnen. Vgl. zu einem Überblick Reinspach (1994: 48ff.) und Kap. 2.3.2. Im deutschsprachigen Raum wird der Ansatz den grundlagentheoretischen und anwendungsorientierten Forschungen und Theoriebildungen der Münchener Schule um Kirsch und der St. Galler Schule um Ulrich zugeordnet. Während die St. Galler Schule stärker systemtheoretisch ausgerichtet ist, integriert Kirsch systemtheoretische und verhaltenswissenschaftliche Aspekte im Rahmen seiner Führungslehre.

zeugt, und welche

b) durch die Festlegung seiner Grenzen eben dieses Netzwerk der Produktion (und Auflösung) von Bestandteilen als eine Einheit in dem Raum konstituieren, den sie bestimmen und in dem sie existieren." (Maturana 1982: 245)

Autopoietische Systeme konstituieren sich als Einheit, indem sie einem ständigen, rekursiven Veränderungsprozess der Elemente im Netzwerk des Werdens und Vergehens unterliegen. Sie sind charakterisiert durch ihre operationale Geschlossenheit gegenüber der Umwelt, d.h. „ihre Identität ist durch ein Netz von dynamischen Prozessen gekennzeichnet, deren Wirkung das Netz nicht überschreiten." (Maturana, Varela 1987: 100) Allen Systemen ist gemeinsam, dass sie sich autopoietisch selbst organisieren, die konkrete Struktur ihrer Bestandteile unterliegt jedoch starken Variationen. Die Struktur determiniert, wie die jeweilige Wirklichkeit konstruiert wird. Einflüsse aus der Umwelt können das System zwar perturbieren und zu *Modulationen* im System führen, aber immer nur, insofern sie an die spezifische Struktur und *Eigenlogik* der Operationen des Systems anschlussfähig sind. Zwar steht das System über *strukturelle Koppelungen* mit seiner Umwelt im Austausch, Anpassungen sind aber immer nur rückbezüglich möglich, insofern diese Veränderungen von der gegenwärtigen Struktur des Systems bestimmt sind (vgl. Maturana, Varela 1987: 109).

Die autopoietische Theoriebildung kann damit selbst als spezifische Konstruktion der Wirklichkeit betrachtet werden. Es gibt zwar eine objektive Welt, die Theorie versucht diese aber nicht mehr objektiv abzubilden. Die Theorie muss insofern nicht mehr stimmen, sie bezieht ihre Nützlichkeit vielmehr daraus, dass sie auf bestimmte Fragestellungen passt und Antworten geben kann. Diese Vorstellung des *Radikalen Konstruktivismus* erkennt damit an, dass es keine Unabhängigkeit zwischen Theoriebildung und Wirklichkeit geben kann. Andere Theoriebildungen konstruieren eine jeweils andere Wirklichkeit. Es geht nicht mehr darum, ob eine Theorie richtig ist, sondern darum, ob sie passt (vgl. Schmidt Hrsg. 1991, 1992).

> „Vom Gesichtspunkt des Handelnden ist es irrelevant, ob seine Vorstellungen von der Umwelt ein 'wahres' Bild der ontischen Wirklichkeit darstellen – was er braucht ist eine Vorstellung, die es ihm erlaubt, Zusammenstöße mit den Schranken der Wirklichkeit zu vermeiden und an sein Ziel zu kommen." (v. Glasersfeld 1992: 22)

Die Theorie autopoietischer Systeme wurde ursprünglich für lebende bzw. kognitive Systeme entwickelt. Die Frage ihrer Übertragbarkeit auf Organisationen hat innerhalb der wissenschaftlichen Gemeinschaft zu einem ausführlichen Diskurs geführt.[17] Festzuhalten bleibt, dass die Theorie wichtige Impulse für die

---

[17] Im Mittelpunkt der Diskussion steht dabei insbesondere die Frage, ob das Individuum oder – wie Luhmann (1988) es sieht – die Kommunikation das Element sozialer Systeme bildet. Damit verbunden ist die Frage, ob Organisationen autopoietische oder lediglich selbstreferenzielle und operational-geschlossene Systeme sind. Vgl. zu einem Überblick über die unter-

Wirtschaftswissenschaften und insbesondere die Managementlehre gegeben hat. Die Konstruktion von Betrieben als selbstreferenzielle und operational-geschlossene Systeme birgt weitreichende Implikationen für das Management.

Implikationen für das Management

Während die Theoriebildung der geschlossenen Systeme gleichsam das Innenleben der Organisationen untersuchte, traten mit der Kennzeichnung der Organisationen als offene Systeme die Austauschbeziehungen mit der Umwelt in den Fokus der Betrachtung: Ein gewisser Input wird im System nach bestimmten Regeln, die man glaubt genau zu kennen, verarbeitet und führt zu einem kalkulierbaren Ergebnis.

Die Theorie operational-geschlossener Systeme hat diese Sichtweise und damit die Machbarkeitsvorstellungen der Führungslehre relativiert.[18] Zwar findet nach wie vor ein Austausch mit der Umwelt statt, die Zufuhr von Informationen ist für den Bestand und die Entwicklung des Systems ja überlebensnotwendig, wie dieser Input in der spezifischen Struktur verarbeitet wird und zu welchen Ergebnissen er führt, kann aufgrund der Eigenlogik der Systemoperationen jedoch nicht mehr vorhergesagt werden. Da Gesamtsysteme und ihre jeweiligen Teilsysteme einer Eigenlogik in ihren Operationen folgen, ist es für das Management nicht mehr vorhersehbar, ob substanzielle Interventionen im System anschlussfähig sind und zu welchem Output sie führen. Für das Management bedeutet dies, dass sich das Führungshandeln an den Erfordernissen des jeweiligen Systems ausrichten muss. So können dieselben Anweisungen in unterschiedlichen Arbeitsteams vor dem Hintergrund divergierender Realitätskonstruktionen zu unterschiedlichen Resultaten führen. Um erfolgreich steuern zu können, muss sich das Führungshandeln immer mehr von inhaltlichen, substanziellen Vorgaben hin zur *prozeduralen Gestaltung* über Rahmenbedingungen entwickeln.

Willke (1993: 111ff.) geht davon aus, dass Gesamtsysteme nur gesteuert werden können, wenn sie in Form von *Reflexion*, der *kontextuellen Intervention* und in *systemischen Diskursen* Kompetenzen der Selbststeuerung aufweisen. Systeme können durch ihre Umwelt zwar nicht determiniert werden, sie sind jedoch mit dieser strukturell gekoppelt und können damit zu eigenen Operationen veranlasst werden. Selbstreferenz ist damit immer mit Fremdreferenz verbunden. Damit Teilsysteme in einem Gesamtsystem gesteuert werden können, müssen sie zum Aufbau reflexiver Strukturen angeregt werden:

> „Reflexion meint damit eine Form der Selbststeuerung, durch welche Systeme ihre eigene Identität thematisieren und genau darauf einstellen, daß ihre Umwelt im wesentlichen aus anderen Systemen besteht, mithin jedes System auch Umwelt für andere Systeme ist. Es hat damit die Wahl, sich selbst als mehr oder weniger

---

schiedlichen Positionen Schmidt (Hrsg. 1991, 1992), Kirsch (1992: 185ff.) sowie Willke (2009: 116ff.).

[18] Vgl. zur Illusion der Machbarkeit auch Kirsch et al. (2009: 11f.) und (2010: 85ff.).

geeignete, mehr oder weniger bedrohliche Umwelt anderer Systeme zu organisieren." (Willke 1993: 121)

Durch *Empathie* werden Ereignisse aus der Sicht einer anderen Person oder eines anderen Systems beobachtet. Reflexion bedeutet zum einen die Thematisierung und Überprüfung des eigenen Selbstverständnisses, z.B. durch die Formulierung eines Rahmenkonzeptes, aber auch die Auseinandersetzung mit systemexternen Wirkungen, etwa mithilfe eines strategischen Früherkennungssystems. Letztlich setzt Reflexion Selbst- und Fremdbeobachtung, sowie die Fähigkeit zum „Verstehen" fremder Systeme voraus.

Dadurch, dass selbstreferenzielle Systeme operational-geschlossen sind, kann eine Steuerung nicht mehr unidirektional von außen erfolgen, sondern nur über eine Kontextsteuerung, die die Selbststeuerung anregt.

> „Im Kern bedeutet Kontextsteuerung die reflexive, dezentrale Steuerung der Kontextbedingungen aller Teilsysteme und selbstreferentielle Selbststeuerung jedes Teilsystems. Dezentrale Steuerung der Kontextbedingungen soll heißen, daß ein Mindestmaß an gemeinsamer Orientierung oder 'Weltsicht' zwar unumgänglich ist; daß aber dieser gemeinsame Kontext nicht mehr von einer zentralen Einheit ... vorgegeben werden kann. Vielmehr müssen die Kontextbedingungen aus dem *Diskurs* der autonomen Teile konstituiert werden, in welchem Konsens auf der Grundlage eines basalen Dissens möglich aber unwahrscheinlich ist." (Willke 1993: 58; Hervorhebung im Original)

Systemische Diskurse dienen der Formierung einer umfassenden Orientierung und stellen damit den Versuch dar, divergierende Interessen und Sichtweisen über Verhandlungen anzugleichen (vgl. Kap. 2.4.2). Systemische Diskurse sind nur sinnvoll, wenn sie die Autonomie nicht verletzen. Sie müssen deshalb an den jeweiligen Differenzen ansetzen und die Option eines zunächst „konsentlastenden Diskurses" (Eichmann 1989: 138) eröffnen. Voraussetzung für das Funktionieren systemischer Diskurse ist allerdings ein wechselseitiges Interesse an Kooperation und die Erwartung eines Gewinns für alle Beteiligten. Damit Teilsysteme sich „verstehen" können, müssen sie aber wenigstens über eine partiell gemeinsame *Sprache* verfügen.

> „Gelingende Kommunikation setzt voraus, daß die Teile wechselseitig füreinander relevante Informationen so präsentieren, daß sie 'gelesen', d.h. auch im Kontext anderer fremder Leitkriterien verstanden werden können. Die Herausforderung ist, Kompatibilität zwischen unterschiedlichen 'Sprachspielen' herzustellen, wobei mit der 'Sprache' unterschiedliche Realitäten und Weltentwürfe verknüpft sind." (Willke 1992: 345f.)

Die Ausführungen belegen die Bedeutung von Interaktion und Kommunikation in Organisationen. Nur wenn im Gesundheitsbetrieb die Möglichkeit gegeben wird, über die jeweiligen berufsständischen, disziplinären oder abteilungsbezogenen teilsystemischen Grenzen hinweg die unterschiedlichen Sichtweisen auszutauschen und eine „gemeinsame" Sprache zu entwickeln, wird es gelingen, eine *Einheit in der Vielfalt* zu generieren und dem Unternehmen zu einer gemeinsamen

Richtung zu verhelfen. Diskurse und Verhandlungen im Rahmen von Organisationsentwicklungs- und Strategieformulierungsprozessen (vgl. Kap. 2.5) kommt hierbei ein besonderer Stellenwert zu.

Zusammenfassend kann festgehalten werden, dass Institutionen und Einrichtungen im Gesundheitssystem als Betriebe zu kennzeichnen sind. Dies induziert, dass es auch für die Einrichtungen in der Gesundheitsbranche sinnvoll ist, auf Konzepte und Instrumente der Betriebswirtschaftslehre zur Lösung ihrer betrieblichen Aufgaben und Fragestellungen zurückzugreifen. Die Bezeichnung Unternehmen trifft in einem engeren Sinne nur auf erwerbswirtschaftliche, also profitorientierte Betriebe zu. Angesichts einer verstärkten marktwirtschaftlichen Ausrichtung des Gesundheitssystems und eines zunehmenden Wettbewerbs in der Branche stellen die Auseinandersetzung mit einem unternehmerischen Selbstverständnis sowie die betriebliche Ausrichtung auf strategische Zielsetzungen eine unabdingbare Aufgabe für das Management dar, um langfristig erfolgreich zu sein. Aufgrund der spezifischen Eigenlogik ihrer Operationen bleibt die Steuerung der Betriebe als entwicklungsfähige Systeme allerdings ein sehr anspruchsvolles Unterfangen.

2.2 Perspektiven eines entwicklungsorientierten strategischen Managements

In einer systemtheoretischen Betrachtung stellen Gesundheitsbetriebe evolvierende und entwicklungsfähige Systeme dar. Evolution bedeutet, dass Organisationen sich unter dem Einfluss der Rahmenbedingungen ständig selbst verändern, wie es in ihrer selbstreferenziellen, operational-geschlossenen Struktur angelegt ist. Diese gleichsam naturwüchsige Entwicklung zu steuern und dem Gesundheitsbetrieb damit zu einer Entwicklung zu verhelfen, ist Aufgabe des Managements. In einer konstruktivistischen Sichtweise sind die jeweiligen Lösungsansätze, die einem Beobachter zur Verfügung stehen, immer davon abhängig, wie er das Problem vor dem Hintergrund seiner Erfahrungen, Einstellungen, Erkenntnisse usw. definiert und abgrenzt. Die Art und Weise, wie Management seine Steuerungs- und Entwicklungsaufgabe wahrnimmt, ist damit nicht wertfrei, sondern immer abhängig vom jeweiligen *Organisations- und Führungsverständnis*.

Die Wahrnehmung ist geprägt durch (Führungs-)Erfahrungen, aber auch durch Aussagen anderer Beobachter im organisatorischen Feld, wie z.B. des Gesetzgebers, der Mitwettbewerber, der Unternehmensberatungen, aber auch der Wissenschaft. Mit der Konzeption der evolutionären Führungslehre, wird eine Theoriebildung vorgestellt, die explizit der Frage nachgeht, wie eine Theorie selber beschaffen sein muss, die Antworten auf Anwendungsfragen eines entwicklungsorientierten Managements von Gesundheitsbetrieben geben will. Die Theoriebildung hat dabei Auswirkungen auf die Entwicklungslinien eines strategischen Managements (2.2.2). In einem ersten Schritt sollen jedoch – nach einer Klärung der Begriffe Führung und Management – zentrale Aspekte eines entwicklungsorientierten Managementverständnisses als Grundlage für weitere Gestaltungsansätze vorgestellt werden (2.2.1).

2.2.1 Aspekte eines entwicklungsorientierten Managementverständnisses

Die Begriffe Führung und Management werden in der deutschsprachigen Literatur und Praxis meist gleichbedeutend verwendet. Während im englischsprachigen Raum der Begriff Management zur Kennzeichnung von Phänomenen der Führung Anwendung findet, stehen in der deutschen Sprache mit Führung und Management zwei Begriffe zu einer inhaltlichen Differenzierung zur Verfügung. Führung stellt dabei den umfassenderen Begriff dar.

Führung versus Management

Führung beschreibt das Phänomen, dass in sozialen Zusammenhängen Interaktionen zur wechselseitigen Abstimmung der Akteure stattfinden und diese Abstimmung asymmetrisch erfolgt (vgl. Kirsch 1997a: 115, Kirsch et al. 2009: 18ff.). Wie diese Abstimmung inhaltlich ausgestaltet ist, also ob sie z.B. durch Partizipation oder Mehrheitsentscheide geprägt ist, ist nicht festgelegt. Die wechselseitige Koordination der Handlungen kann etwa auch nonverbal dadurch geschehen, dass Erwartungen über das Verhalten der Beteiligten gebildet werden, die dann wiederum das eigene Verhalten bestimmen, um dadurch vermutete Sanktionen zu vermeiden. Kennzeichen von Führung ist lediglich, dass es Akteure gibt, die Interaktionszusammenhänge stärker prägen als andere. Dieser Sachverhalt kann sich aus der Tatsache ergeben, dass der betreffende Akteur z.B. durch die Betriebsverfassung mit einer entsprechenden Positionsmacht etwa als Pflegedienstleitung ausgestattet ist oder aufgrund seines Wissens bzw. seiner charismatischen Ausstrahlung die anderen Beteiligten von seiner Meinung überzeugen kann.

Häufig tritt aber auch das Phänomen auf, dass die Rolle des Meinungsbildners in Interaktionszusammenhängen je nach Thematik wechselt. Gut funktionierende Teams sind ja gerade durch eine sog. *„Heterarchie"* gekennzeichnet, d.h. je nach Problemstellung übernimmt das jeweils kompetenteste Mitglied die Leitung. Man spricht in diesem Zusammenhang auch davon, dass eine Person „Leadership" zeigt (vgl. Kirsch et al. 2009: 34ff.). Gremiensitzungen, wie etwa Vorstandssitzungen, zeichnen sich – insbesondere wenn die Beteiligten gleichrangige Positionen bekleiden – meist durch langwierige Diskussionen und schleppende Entscheidungsprozesse aus. Verhandlungen können oft nur deshalb abgeschlossen werden, weil eine der Personen klare Vorstellungen bezüglich des Ergebnisses hat und diese auch entsprechend kommuniziert und durchsetzt (vgl. auch Kap. 2.3 und 2.4.2).

Der Begriff Management wird i.d.R. mit einem an betrieblichen Zielsetzungen orientierten „systematische[n] und zukunftsorientierte[n] Gestaltungs- und Lenkungshandeln in Betrieben" (Trill 1996: 10) verbunden.[19] In Abgrenzung zu dem sehr allgemeinen und eher deskriptiven Führungsbegriff thematisiert Kirsch (1997a: 118f.) Management als die Professionalisierung von Führung. *Professionalisierung* meint in diesem Zusammenhang, dass in der Praxis darüber reflektiert wird, wie Führungsaufgaben ausgefüllt und Führungsrollen wahrgenommen werden. Diese Reflexionen müssen sich zudem durch Nachhaltigkeit auszeichnen und in das betriebliche Führungshandeln eingehen. Die Professionalisierung äußert sich insbesondere dadurch, dass Managementinstrumente in systematischer Weise zur Anwendung kommen und dass Methoden und Konzepte, die in der wissenschaftlichen Forschung entwickelt werden, Eingang in die Überlegungen der Führungspraxis finden und zu theoriegeleiteten Reflexionen anregen.[20]

> „Führung nimmt in dem Maße den Charakter von 'Management' an, wie (1) in der betrachteten Organisation nachhaltige Reflexionen von Führungsrollen auftauchen und darüber hinaus auch operativ wirksam werden und wie (2) dies im Lichte von Ideen bzw. Wissen über Führung geschieht, die im Rahmen von (Führungs-)Lehren bzw. einschlägigen 'Disziplinen' bearbeitet und gelehrt werden." (Kirsch 1997a: 118)

In Verbindung mit Betrieben im Sozial- und Gesundheitssystem wird häufig der Begriff Social Management verwendet. Der Begriff bedeutet zunächst, dass der Objektbereich von Management Organisationen umfasst, die soziale bzw. Gesundheitsleistungen erstellen. Häufig ist mit dem Begriff Social Managements aber auch die Implikation verbunden, dass das Management sich vor dem Hintergrund eines spezifischen „sozial verträglichen" Führungsverständnisses vollziehen soll (vgl. Gehrmann, Müller 1993: 21ff.).[21] Im Vergleich zur deskriptiven Ausrichtung des Führungsbegriffes hat Management immer *normative Implikationen*, d.h. Management impliziert Gestaltungsvorschläge für die Praxis und kann damit nicht wertfrei sein. Wichtig in diesem Zusammenhang sind die Reflexion und die Offenlegung des eigenen Organisations- und Managementverständnisses. Die sozialen Zielsetzungen und das Menschenbild, die die Grundlage des unternehmerischen Handelns bilden, zu überprüfen, ist immer eine wesentliche Aufgabe von Management. Gerade die Fokussierung auf die Potenziale der Mitarbeiterinnen und Kundinnen beschreibt einen zentralen Aspekt eines entwicklungsorientierten Managements.

---

[19] Vgl. hierzu auch Haubrock et al. (Hrsg. 1997), die Management in institutionaler und funktionaler Sichtweise abgrenzen.

[20] Vgl. zur weiteren begrifflichen Differenzierung auch Kirsch (2001: 9ff.) und Kirsch et al. (2007: 161ff.).

[21] Neben Führung und Management findet der Begriff Leitung Anwendung. Mit Leitung werden i.d.R. die Führungsstrukturen einer institutionellen Einheit (Team, Abteilung, Unternehmen) bezeichnet. Der Begriff der Führung wird zudem zur Kennzeichnung des unmittelbaren personenbezogen Führungshandelns im Sinne von Personal- bzw. Mitarbeiterführung verwendet.

Entwicklungslinien des Managementverständnisses

Grundlage eines entwicklungsorientierten Managements stellt die Kennzeichnung von Betrieben als evolvierende Systeme dar. Aspekte der Entwicklung nehmen dabei einen besonderen Stellenwert ein. So rekonstruiert Eberl (1996) drei Eskalationsstufen des Managementverständnisses: Ausgehend von einer *mechanistischen Vorstellung* von Management, sind Ressourcen aus der Umwelt so zu kombinieren, dass das gewünschte Produkt effizient erzeugt wird. Arbeitsabläufe werden wissenschaftlich untersucht und hoch arbeitsteilig zu Fließbandlösungen zusammengeführt. Organisatorisch führt dies zum Bürokratiemodell.[22] Dieses „Scientific Management" nach Taylor (1911) hat ein mechanistisches Menschenbild zur Grundlage: Die Arbeitsbedingungen werden so gestaltet, dass sie ergonomisch möglichst wenig belasten. Der Mensch selbst wird isoliert, unabhängig von seinem sozialen Umfeld wahrgenommen. Da angenommen wird, dass seine Leistungsbereitschaft ausschließlich von ökonomischen Anreizen abhängt, wird der Ausgestaltung des individuellen Leistungslohns hohe Aufmerksamkeit geschenkt (vgl. v. Rosenstiel 1987: 4ff.) Die mechanistische Managementauffassung bezieht sich auf die effiziente Bereitstellung von Massengütern durch routinisierbare Aufgaben in einer stabilen Nachfragestruktur. Angesichts der Dynamisierung der Umwelt mit komplexen Aufgabenstellungen kann das Umfeld nicht mehr nur auf die Rolle als Ressourcenlieferant reduziert werden. Damit beginnt sich ein Wandel im Managementverständnis abzuzeichnen:

> „Der *situative Managementansatz*, der einen optimalen 'Fit' zwischen Umwelt (Kundenwünsche, rechtliche Vorschriften, Konkurrenzverhalten, allgemeine Wirtschaftssituation usw.) und der Organisation erreichen will, beginnt sich in den 60er Jahren zu etablieren ... Das Managementverständnis wird an Fragen der allgemeinen Unternehmensführung gekoppelt. Strategisches, auf langfristigen Erfolg ausgerichtetes Management wird notwendig, muß doch der 'Fit' mit der Umwelt immer wieder überprüft und neu ausgestaltet werden, da sich die Situationsvariablen im Laufe der Zeit verändern ..." (Eberl 1996: 53; Hervorhebung im Original)

Während in der klassischen Managementvorstellung die technische Effizienz der Ressourcenausschöpfung im Vordergrund stand, geht es nun auch darum, strategische Effektivitätsüberlegungen bezüglich der Zielerreichung anzustellen. Das Menschenbild wird von der sog. Human-Relations-Bewegung beeinflusst. Der Mensch wird in seinen sozialen Bezügen wahrgenommen; diese werden als maßgeblich für die Leistungserbringung angesehen. Da Umweltveränderungen schlecht prognostizierbar sind, gerät auch dieser Ansatz, der insbesondere auf Planungsaspekte des Managements abzielt, an seine Grenzen.

Ein *transformatives Managementverständnis* stellt deshalb die organisationalen Veränderungsprozesse selbst in den Mittelpunkt. Aufgabe des Managements ist es nicht mehr, die Organisation in einem stabilen Gleichgewicht zu halten, sondern

---

[22] Vgl. zu einem Überblick über die organisationstheoretischen Ansätze auch Vahs (2009: 25ff.) und Bea, Göbel (2010: 55ff.).

vielmehr Veränderungsbedarf zu erkennen und Wandlungsprozesse zu initialisieren. Organisationen werden als entwicklungsfähige Systeme betrachtet. Das Menschenbild geht vom „Complex Man" aus: Der Mensch wird in seiner Ganzheitlichkeit wahrgenommen, und er strebt in seiner Tätigkeit nach Selbstverwirklichung und Autonomie und übernimmt deshalb Verantwortung für die betrieblichen Belange (vgl. v. Rosenstiel 1987: 7). Damit vertritt Management nach Eberl (1996) ein entwicklungsorientiertes Selbstverständnis.

Organisationen stellen ganz allgemein Lösungen für gesellschaftlich relevante Probleme bereit. Ein *entwicklungsorientiertes Managementverständnis*, das Eberl (1996, 2009) dem transformativen Ansatz zurechnet, geht davon aus, dass Organisationen sich ständig auf neue Problemkonstellationen einstellen müssen, wenn sie nicht einem zunehmenden gesellschaftlichen Legitimationsdruck oder einem marktwirtschaftlichen Verdrängungswettbewerb ausgesetzt sein wollen.[23] Um dies bewerkstelligen zu können, müssen Betriebe ihre *Problemlösungsfähigkeiten* erhöhen, indem sie ihr *organisationales Wissen* immer stärker ausdifferenzieren. Wissen umfasst dabei eine technische und eine ethische Dimension. „Während erstere die Frage beantwortet, welche Lösungen möglich sind, geht es bei der zweiten darum, ob diese auch verantwortbar sind." (Eberl: 1996: 56) Management muss sich also nicht nur instrumentelles, sondern auch moralisches Wissen über die Welt aneignen. Das organisationale Lernen basiert dabei immer auf dem individuellen Lernen seiner Mitglieder. Nach Eberl (2009) führt die Entwicklung der Organisation zu einer Höherentwicklung, die sich in einer Verbesserung des Problemlösungspotenzials und einer besser gelingenden Auseinandersetzung und Beeinflussung der Umweltkonstellationen äußert.

Konkrete Gestaltungsmöglichkeiten eines entwicklungsorientierten Managements sieht Eberl (1996) in der Entwicklung von Leitbildern, dem Aufbau flexibler Strukturen und der Förderung der Mitarbeiterpotenziale. *Leitbilder* erzeugen Sinntransparenz. Sie geben Auskunft über das Selbstverständnis und die Zielsetzungen der Organisation. Sie thematisieren, in welchem gesellschaftlich relevanten Gebiet sich eine Organisation bewegen will und legitimieren damit betriebliches Handeln. Strategien können auf ihre Sinnhaftigkeit überprüft werden und erlauben damit eine Identifikation der Mitglieder mit ihrer Organisation (vgl. hierzu auch Kap. 3.3.1).

Damit sich Organisationen problemadäquat und schnell auf Veränderungen einstellen können, sind nach Eberl des Weiteren flexible Strukturen erforderlich. *Flexible Strukturen* (wie z.B. Team- und Projektstrukturen) sollen gewährleisten, dass die individuellen Wissensbestände auch in der Organisation dorthin gelangen, wo sie für Problemlösungen gebraucht werden. Um Lernpotenziale nicht zu

---

[23] Eberl (2009) sieht die theoretischen Wurzeln des entwicklungsorientierten Managements in den Grundlagen der Systemtheorie (Luhmann) (wie verhalten sich Systeme?), der Entwicklungspsychologie (Piaget) (wie finden Lernprozesse statt?) und der Evolutionstheorie (Weick) (wie entwickeln sich Systeme?). Vgl. die dort angegebene Literatur.

unterdrücken, müssen die Führungsbeziehungen entsprechend flexibel gestaltet werden. Selbstorganisierende Prozesse der Selbstabstimmung, die Innovation gewährleisten, sind lose gekoppelt mit Prozessen der Fremdorganisation, die die Effizienz der Organisation sicherstellen (vgl. Eberl 2009: 9).

Den dritten wesentlichen Gestaltungsaspekt eines entwicklungsorientierten Managements sieht Eberl schließlich in der Förderung des *Mitarbeiterpotenzials*. Organisationen sind auf die individuellen Lernleistungen ihrer Mitarbeiterinnen angewiesen, da sich nur durch deren Lernpotenzial die Handlungsmöglichkeiten der Organisation erweitern lassen. Mangelnde Anerkennung der Mitarbeiter führt dazu, dass ihre Bereitschaft sinkt, sich kritisch mit den Problemfeldern der Organisation auseinander zu setzen und ihre Lernpotenziale für den Betrieb fruchtbar zu machen. Eine zentrale Funktion nimmt in diesem Zusammenhang die Förderung einer offenen Kommunikation ein.

Die zentralen Merkmale eines entwicklungsorientierten Managementverständnisses geben auch für Gesundheitsbetriebe Gestaltungsanregungen. Auch hier geht es in der Führungspraxis darum, Leitbildprozesse zur Reflexion der Sinnorientierung anzuregen, die Strukturen zu flexibilisieren und sich mit Fragen der Wissens- und Mitarbeiterpotenziale auseinander zu setzen (vgl. Kap. 3).

Kirsch (1997b: 41ff.) thematisiert ein *entwicklungsorientiertes Managementverständnis* vor dem Hintergrund des *Konzeptes der geplanten Evolution*.[24] Organisationen sind evolvierende Systeme. Durch die Eigenlogik ihrer Struktur evolvieren sie in eine offene Zukunft. Aufgabe des Managements ist es, diese Entwicklung zu steuern. Die Entwicklung vollzieht sich dabei immer in kleinen Schritten, die durch akute Ereignisse aus der Umwelt beeinflusst werden und wieder zu neuen Schritten führen. Die Schritte können aber selbst wiederum durch Mängel in den vorherliegenden Schritten ausgelöst sein. Damit diese schrittweise Entwicklung aber nicht nur reaktiv im Sinne eines „Muddling Through" (Lindblom 1965) erfolgt, wird sie durch eine *konzeptionelle Gesamtsicht* der Unternehmenspolitik gesteuert.

Die konzeptionelle Gesamtsicht – z.B. in Form eines Rahmenkonzeptes – trifft Aussagen zu allen zentralen Perspektiven des Betriebes, wie Leistungserstellung, Ressourcen, Organisation und Umweltbezüge, und legt die Strategien für die Entwicklung der Erfolgspotenziale des Unternehmens fest (vgl. Kirsch et al. 2009: 185ff. und Kap. 3.3). Diese Gesamtsicht darf dabei nicht mit einem Totalplanungssystem verwechselt werden. Unter systemischen Gesichtspunkten ist es nicht möglich, alle Aspekte des Systemverhaltens und der Umwelt so präzise zu erfassen, dass sichere Entwicklungsaussagen gemacht werden können. Dennoch ist es die Intention der konzeptionellen Gesamtsicht, die Entwicklung der Organisation (schrittweise) voranzutreiben und in eine bestimmte Richtung, wie etwa zu mehr Kundenorientierung, zu lenken. Dabei steht die Gesamtsicht unter dem

---

[24] Vgl. hierzu auch Kirsch et al. (2010: 87ff.) und die dort angegebene Literatur. Zu den Varianten einer geplanten Evolution vgl. Kirsch et al. (2009: 175ff.).

Einfluss neuer Ideen und Werte. Um ihre Entwicklung voranzutreiben und damit der fortlaufenden Entropiezunahme entgegenzuwirken, ist jedes System auf die Zufuhr von Informationen und den Aufbau von Wissen existenziell angewiesen. Mithilfe von Früherkennungssystemen (Ansoff 1976) werden aus der Umwelt nicht nur Daten über akute Umfeldentwicklungen aufgenommen, sondern ebenso Impulse aus den einschlägigen Wissenschaftsdisziplinen. Die Informationen aus dem Umfeld und den Wissenschaften fließen in die politischen Prozesse der Strategieentwicklung ein und beeinflussen die Steuerung des Unternehmens jenseits einer rein reaktiven Anpassung an Umfelderfordernisse und -störungen. Insofern sie den Vorgaben einer unternehmenspolitischen Gesamtsicht nachgeht, erfolgt die Steuerung der Unternehmensentwicklung geplant. Zwar werden immer wieder Anforderungen und Störungen aus dem Umfeld, wie z.B. kurzfristige gesetzliche Änderungen oder das Auftauchen von Mitwettbewerbern, auftreten, dennoch entwickelt der Betrieb Vorstellungen über seine langfristigen Zielsetzungen und Strategien, denen er in seinen Handlungsorientierungen folgt. Diese nehmen Bezug auf die *Erfolgspotenziale* des Betriebes und bringen die *Sinnorientierung*, der das Unternehmen bei seiner Entwicklung folgt, zum Ausdruck. Von zentraler Bedeutung ist dabei, dass die Mitarbeiterinnen über alle Unternehmensebenen hinweg im Sinne einer *strategischen Mobilisierung* an der Umsetzung der konzeptionellen Gesamtsicht mitwirken.

Das Konzept der geplanten Evolution führt damit induktive und deduktive Elemente des organisatorischen Wandels zusammen und zeichnet ein realistisches Bild der Unternehmensentwicklung: Auch die Entwicklung von Gesundheitsbetrieben verläuft in kleinen Schritten als Reaktion auf Umweltanforderungen, wie etwa die Einführung neuer Entgelt- oder Versorgungsformen. Dennoch entwickeln Gesundheitsbetriebe auch zunehmend Vorstellungen bezüglich ihrer langfristigen strategischen Ausrichtung. In diese Visionen gehen Ideen und Konzepte aus dem Umfeld und den Wissenschaften ein. Zwar muss sich das Management einerseits in seinem Führungsselbstverständnis immer über die Grenzen der Machbarkeit im Klaren sein, andererseits treiben gerade Ideen, die letztlich auch „utopische", visionäre Zukunftsentwürfe thematisieren, die Entwicklung der Betriebe voran.

Entwicklungsorientierte Aspekte des Lean Managements

Das Konzept des Lean Managements stellt einen Organisationsentwurf dar, der ursprünglich visionär anmutend, innerhalb einer Dekade die Entwicklung der Unternehmen weltweit in hohem Maße beeinflusst und „revolutioniert" hat. Betrachtet man die Gestaltungsansätze dieses ganzheitlichen Managementkonzeptes näher, so spiegeln sich die zentralen Themen eines entwicklungsorientierten Organisations- und Führungsverständnisses darin wieder, was ursächlich für den enormen Erfolg dieses Konzeptes angesehen werden kann.

Das Konzept der „Lean Production" wurde ursprünglich von Forschern des MIT (Massachusetts Institute of Technology) im Rahmen einer weltweiten Studie zur „Revolution" in der Automobilindustrie beschrieben (vgl. Womack et al.

1991). Ausgangsüberlegung war die Frage, wieso japanische Unternehmen, obwohl die Industrie nach dem 2. Weltkrieg sehr schlechte Rahmenbedingungen aufwies, in allen wesentlichen Kennzahlen eine höhere Produktivität erreichten, als vergleichbare japanische Werke in den USA, sowie amerikanische und europäische Werke. Ihre Untersuchungen des Produktionssystems bei Toyota ergaben, dass diese ein umfassendes *organisatorisches Gestaltungskonzept* entwickelt haben, das sowohl die Vorteile der Massenproduktion (z.B. Kostenvorteile durch große Mengen und Lerneffekte), als auch der Werkstattproduktion (Berücksichtigung von Spezialwünschen der Kunden, hohe Qualitätsstandards) in sich vereinigt. Da die Prinzipien nicht nur die Aspekte der Produktion, sondern alle Dimensionen des Betriebes betreffen, kann das Modell als *ganzheitliches Unternehmenskonzept* bezeichnet werden.

Wesentliches Element des Lean Managements ist die starke *Mitarbeiter- und Kundenorientierung.* Der Mensch rückt in den Mittelpunkt des betrieblichen Geschehens. Das Mitarbeiterpotenzial stellt die zentrale Ressource des Unternehmens dar. Mit dieser Sichtweise ist eine Aufwertung der Tätigkeiten in der unmittelbaren Leistungserstellung verbunden. Die Mitarbeiterinnen produzieren den zentralen Mehrwert in der Wertschöpfung. Durch eine Umgestaltung der Arbeitsorganisation erhalten die Mitarbeiterinnen in Arbeitsgruppen Entscheidungs- und Kontrollkompetenzen. Nach dem Prinzip *„Einheit von Produkt und Organisation"* werden Arbeitsgruppen im Produktionsprozess gebildet, die für die Komplettbearbeitung einer Produkteinheit zuständig sind. Durch die damit verbundene Reduktion der Arbeitsteilung vergrößert sich der Handlungsspielraum und führt damit zu einer Kompetenzerweiterung der Mitarbeiterinnen. Das Thema *Qualität* nimmt einen zentralen Stellenwert ein. Qualität wird nicht mehr am Ende eines Produktionsprozesses „erprüft", sondern in der unmittelbaren Leistungserstellung „produziert". Jede Arbeitsgruppe ist für die Qualität ihres Teilproduktes verantwortlich. Qualitätszirkel arbeiten an ständigen Verbesserungen. Durch die Organisation der Leistungserstellung in *Arbeitsgruppen* erhält die Gestaltung der Koordination der Prozesse in und zwischen den Einheiten besonderes Gewicht. Die Planung und Steuerung erfolgt dabei dezentral durch sehr einfache Methoden, wie z.B. Kanban.[25]

Durch die Zuordnung dispositiver Tätigkeiten in die Arbeitsgruppen werden mittlere Managementebenen ausgedünnt, da deren Aufgaben nun von der Basis übernommen werden. Aufgrund der flacheren Hierarchien wird das Unternehmen „schlanker". Zugleich werden die betrieblichen Tätigkeiten überprüft. Man konzentriert sich auf die *Kernprozesse.* Tätigkeiten, die nicht zu den Kernkompetenzen des Unternehmens gehören, werden abgebaut bzw. ausgelagert und über

---

[25] Kanban ist ein dezentrales Steuerungsinstrument. Bei Entnahme eines Vorproduktes wird durch die Weitergabe einer Karte mit genauen Spezifikationen an die Produktionsvorstufe ein Bestell- bzw. Produktionsvorgang ausgelöst. Waren- und Informationsfluss sind somit gegenläufig. Die Modulschranksysteme der Stationslagerhaltung im Krankenhaus arbeiten nach derselben Systematik.

den Markt eingekauft. Auch dieser Aspekt führt zu einer „Verschlankung" des Unternehmens. Durch Lieferkonzepte, wie z.B. Just in Time, bei dem die Zulieferer die Ressourcen zur vereinbarten Zeit in der richtigen Menge und in der vereinbarten Reihenfolge (Just in Sequence) direkt an den passenden Einsatzort in der Produktion bringen, werden Lagerbestände drastisch abgebaut und damit gebundenes Kapital freigesetzt. Durch das Outsourcing und die damit verbundene Risikoüberwälzung gewinnen die *Zulieferer* an Bedeutung. Diese werden über Rahmenverträge an das Unternehmen gebunden.

Die starke Kundenorientierung zeigt sich u.a. durch eine systematische Erhebung der Kundenwünsche durch Marktforschung und eine persönliche Kundenbetreuung. Das Unternehmen versteht sich als *Gemeinschaft*. Es besteht ein umfassendes Gefühl der gegenseitigen Verpflichtung zwischen Unternehmen und Mitarbeitern. Alle Mitglieder des Betriebes sind in eine sehr starke *Unternehmenskultur* eingebunden, die auch private Bereiche (Wohnungen, Freizeiteinrichtungen) umfasst.

Kennzeichen des Lean Managements ist, dass dieses Konzept sowohl strukturale als auch personale Aspekte der Organisationsentwicklung[26] berücksichtigt. Die Verflachung der Hierarchie, die Auslagerung von Aktivitäten, die starke Prozess- und Wertschöpfungsorientierung sowie die Organisation in Arbeitsgruppen führen zu einer Kompetenzausweitung für die Mitarbeiter. Die damit verbundene Verantwortungsübernahme setzt Motivations- und Selbstentfaltungspotenziale frei, die wiederum dem Unternehmen zugute kommen. Unterstützt werden diese Prozesse durch eine gezielte Personalentwicklung.

Die ganzheitliche Ausrichtung des Ansatzes kann als Ursache angesehen werden für den Siegeszug, den das Konzept weltweit angetreten hat. Anfängliche Befürchtungen bezüglich der Umsetzbarkeit aufgrund der kulturellen Unterschiede zwischen Japan und den westlichen Ländern haben sich nicht bestätigt. Auch wenn vielleicht manche Unternehmen in der anfänglichen Euphorie ihre Organisation fast „ausgehungert" und damit wichtige Erfahrungspotenziale gerade im mittleren Management vorschnell abgebaut haben, ist das Konzept mit großem Erfolg auch in Deutschland eingeführt worden. Mit seinen Prinzipien, nämlich *Konzentration auf die Kernkompetenzen, Optimierung der Wertschöpfungsprozesse, umfassendes Qualitätsmanagement, Mitarbeiter- und Kundenorientierung, produktorientierte Arbeitsorganisation, flache Hierarchien, Lieferantenanbindung sowie Ganzheitlichkeit*, hat es innerhalb weniger Jahre das Managementverständnis und die betriebliche Landschaft

---

[26] Das Konzept der Organisationsentwicklung hat seine Wurzeln in der humanistischen Organisationspsychologie und beschreibt einen Entwicklungs- und Veränderungsprozess von Organisationen, der umfassend und längerfristig angelegt ist und auf dem Lernen aller Betroffenen durch direkte Mitwirkung und praktische Erfahrung beruht. Organisationsentwicklung umfasst die gleichzeitige Veränderung von strukturalen und personalen Aspekten und zielt sowohl auf die Steigerung der Effektivität sowie der Qualität des Arbeitslebens (vgl. v. Rosenstiel 1987: 375ff.). Vgl. auch Nerdinger et al. (2008).

„revolutioniert". Die Revolution hat dabei nicht an den Grenzen der industriellen Produktion Halt gemacht, sondern auch den Dienstleistungs- und öffentlichen Sektor erfasst, wie die Schlagworte „Lean Service" und „schlanker Staat" verdeutlichen. Auch für Gesundheitsbetriebe stellen die entwicklungsorientierten Prinzipien des Lean Managements Gestaltungsanregungen bereit (vgl. Kap 3).

Um die geplante Evolution von Unternehmen voranzutreiben und die Praxis zu transformieren oder sogar zu „revolutionieren", muss sich eine Organisation als entwicklungsfähig erweisen. Eine zentrale Rolle hierbei nimmt die Fähigkeit ein, organisatorische Lernprozesse in Gang zu setzen und Impulse und Ideen aus der Umwelt und damit auch aus den Wissenschaften aufzugreifen.

Wenn die Wissenschaften zur Entwicklung von Betrieben beitragen sollen, stellt sich die Frage, wie eine Managementlehre selbst konstruiert sein muss, um den Forderungen nach Anwendungsorientierung eines evolvierenden Objektbereiches gerecht zu werden und Impulse für die Entwicklung eines strategischen Managements geben zu können.

2.2.2 Entwicklungslinien des strategischen Managements

Die Entwicklungslinien des strategischen Managements wurden maßgeblich durch die Führungsforschung im angelsächsischen und deutschen Sprachraum beeinflusst.

Das Forschungsfeld „strategisches Management"

Setzt man sich mit dem Erkenntnisobjekt strategische Führung bzw. Management auseinander, begibt man sich in ein Forschungsfeld, das durch mangelnde Einheitlichkeit der Theoriebildung gekennzeichnet ist.[27] Dies zeigt sich, wenn man die Ursprünge des Forschungsbereiches rekonstruiert.[28] Im *angelsächsischen* Sprachraum finden sich bereits seit Mitte der 50er Jahre und im deutschen Sprachraum seit Mitte der 60er Jahre Forschungsansätze zu einer strategischen Unternehmensführung, wobei diese aber auf jeweils unterschiedliche Wurzeln zurückgehen.

Nach Mintzberg (1990: 172) beziehen sich die ersten zentralen Veröffentlichungen in den 60er Jahren, die das strategische Management explizit thematisieren, auf die Auseinandersetzung mit der Business Policy an den amerikanischen Hochschulen. Hahn (1989: 326ff.) rekonstruiert in einer ersten Phase die Forschungsbemühungen als „General-Management-Area", nach deren Verständnis erfolgreiche Führung im Wesentlichen von der Qualifikation der Topmanager

---

[27] Vgl. Reinspach 1994: 3ff. und die dort angegebene Literatur.

[28] Vgl. hierzu und zum Folgenden Hahn, Klausmann (1989), zu Knyphausen (1991: 47ff.) und (1993: 459ff.) sowie Kirsch et al. (2007: 147ff.).

abhängt. In den 70er Jahren schließt sich die zweite Phase mit dem „Strategic Planning" an, die Konzepte der strategischen Planung in den Mittelpunkt strategischen Denkens stellt. Das „Strategic Management" der dritten Phase rückt schließlich die Beachtung von Implementierungsfragen und den Stellenwert der Unternehmenswerte und -kultur in den Vordergrund.

Die Forschungsbemühungen im *deutschsprachigen* Raum zu einer strategischen Unternehmensführung lassen sich, ausgehend von der Zielforschung – wie sie etwa Heinen (1966) vertritt – auf zwei dogmengeschichtliche Wurzeln zurückführen: zum einen auf die Planungsforschung, die sich immer mehr zur Langfristplanung entwickelte, und zum anderen auf die Forschungsbemühungen um einen geplanten Wandel von Organisationen.

Nach Hahn (1989: 330) zeichnet sich die angloamerikanische Forschung insbesondere durch die Dominanz einer *anwendungsorientierten*, empirischen Ausrichtung auf Basis der Arbeit mit Fallstudien aus, der jedoch kein theoretisches Modell von Führung zu Grunde liegt, während die deutschsprachige Betriebswirtschaftslehre eher (sozialwissenschaftlich) *grundlagenorientiert* ist. Die angloamerikanischen Forschungsbemühungen differenzieren zu dem explizit zwischen Strategieformulierung und -implementierung, während der Implementierung im deutschen Sprachraum häufig weniger Bedeutung zugemessen wird. Zudem ist die angloamerikanische Managementlehre im Hinblick auf ihre Strategieempfehlungen für die Praxis deutlich normativer orientiert als die deutsche Betriebswirtschaftslehre. Grundsätzlich kann man davon ausgehen, dass die amerikanischen Forschungsbemühungen im deutschsprachigen Raum explizit aufgenommen werden und sich die beiden Stränge immer mehr annähern. Dies wird deutlich, wenn man sich mit der Theoriebildung zu einer anwendungsorientierten Führungslehre auseinandersetzt.

Zur Anwendungsorientierung einer evolutionären Führungslehre

Aufgabe von Wissenschaft ist es, Erklärungs- und Handlungswissen für die Empirie bereitzustellen. Die Ausführungen in Kap. 2.1.2 zeigen, dass die Erkenntnisse über den Objektbereich nicht unabhängig von der Konstruktion des Beobachters gewonnen werden können. Die Methoden, die eine Wissenschaftlerin zur Erforschung der Wirklichkeit heranzieht, haben wiederum Rückwirkungen auf den Forschungsbereich selbst[29] und müssen bei der Interpretation der Untersuchungsergebnisse mitberücksichtigt werden. Wissenschaft kann deshalb niemals wertfrei sein. Die Implikationen, vor deren Hintergrund Forschung stattfindet, müssen offengelegt werden. Den Nutzen für die Praxis bezieht die Theoriebildung nicht aus der Tatsache, dass sie Gegebenheiten objektiv erfasst, sondern

---

[29] So sind z.B. in der Physik Messungen zum Energiegehalt von Teilchen nur möglich, wenn diese durch die Forschungsvorrichtung dahingehend angeregt werden, ihren Energiezustand zu verändern, d.h. nach der Messung des Energiezustandes hat sich dieser verändert. Das Teilchen ist nicht mehr dasselbe, wie vor der Messung. Forschung bzw. Beobachtung beeinflussen damit immer Wirklichkeit (vgl. Prigogine 1979).

vielmehr daraus, dass sie auf bestimmte Fragestellungen passt. Wobei diese Fragestellungen in einer systemisch konstruierten Welt immer hoch komplex und damit multidisziplinär sind. Gerade Managementfragestellungen zeichnen sich dadurch aus, dass sie sehr viele Kontexte berühren und damit auch immer unterschiedliche Wissenschaftsdisziplinen bezüglich ihrer Problemlösungspotenziale angefragt sind. Eine Führungslehre, die Antworten auf Managementfragen der Praxis geben will, muss deshalb *anwendungsorientiert* und *multidisziplinär* ausgerichtet sein. Da der Objektbereich der Führungslehre selbst evoluiert und Wechselwirkungen zwischen Forschung und Praxis bestehen, muss eine entsprechende Theoriekonstruktion selbst *evolutionär* und damit *selbstreferenziell* angelegt sein.

> „Die angewandte Führungslehre ist erstens durch die Anerkennung des *Erkenntnispluralismus* gekennzeichnet und insofern selbst multidisziplinär. Sie ist zweitens *selbstbezüglich*; sie geht systematisch davon aus, daß sie in ihrem Objektbereich (Unternehmen in ihrem sozio-ökonomischen Feld) vorkommt und deshalb Aussagen enthält, die sich auf diese Führungslehre selbst beziehen. Und sie versteht sich drittens als *evolutionäre Wissenschaftskonzeption*; sie geht systematisch davon aus, daß ihr Objektbereich der Evolution unterliegt, was dann natürlich aufgrund ihrer Selbstbezüglichkeit auch für die Führungslehre selbst gilt." (Kirsch 1997b: 35)

Die Multidisziplinarität und Anwendungsorientierung lassen sich mit Hilfe der Metapher eines Scheinwerfers symbolisieren (vgl. Kirsch 1997a: 224ff., Kirsch et al. 2007: 156ff.). Eine angewandte Führungslehre ist zunächst eine *Lehre von der Führung*, d.h. sie beschäftigt sich mit Problemen und Phänomenen der Führungspraxis. Zugleich verfolgt sie jedoch den Anspruch, Erklärungs- und Gestaltungswissen für die Managementpraxis zur Verfügung zu stellen und wird damit zu einer *Lehre für die Führung*. Die Auseinandersetzung mit Problemen der Führungspraxis im Sinne einer Lehre von der Führung generiert damit gleichsam ein Vorverständnis, das den Scheinwerfer ausrichtet, um unterschiedliche Disziplinen anzustrahlen. So mag z.B. ein Ablaufproblem in einem Gesundheitsbetrieb a priori ein Planungsproblem sein, das die Auseinandersetzung mit betriebswirtschaftlichen Planungstechniken erfordert, es kann aber auch ein Informationsproblem sein und Fragen der Informationstechnologien betreffen; eine weitere Analyse ergibt, dass Kommunikationsprobleme vorliegen, die eine Auseinandersetzung mit soziologischen Machttheorien erfordern. Und schließlich können auch noch Anreizfragen auftauchen, die auf psychologische Motivationstheorien verweisen. Die Auseinandersetzung mit unterschiedlichen Kontexten mag dann aber wiederum dazu führen, dass der Scheinwerfer auf zusätzliche Erklärungsansätze ausgerichtet wird. So mag es in diesem Beispiel vielleicht zu Kompetenzverlagerungen kommen, die eine arbeitsrechtliche Überprüfung des Sachverhaltes erforderlich machen (vgl. Abb. 2.1).

> „Komplexe Probleme zu lösen heißt, die Erkenntnisse mehrerer Disziplinen zu verwenden. Die Führung muss geeignete 'Arenen' schaffen, die den Kennern dieses Wissens eine Bewältigung derartiger komplexer Probleme möglich machen. Damit bekommt aber auch der Begriff einer 'wissenschaftlichen Führung' (Scientific Management) einen neuen Inhalt: 'Wissenschaftlich' ist eine Führung dann, wenn sie anstehende Probleme als Multi-Paradigma-Probleme erfaßt, die Partizi-

pation möglichst vieler Experten und Interessenten ermöglicht und trotzdem handlungsfähig bleibt." (Trux, Kirsch 1979: 218)

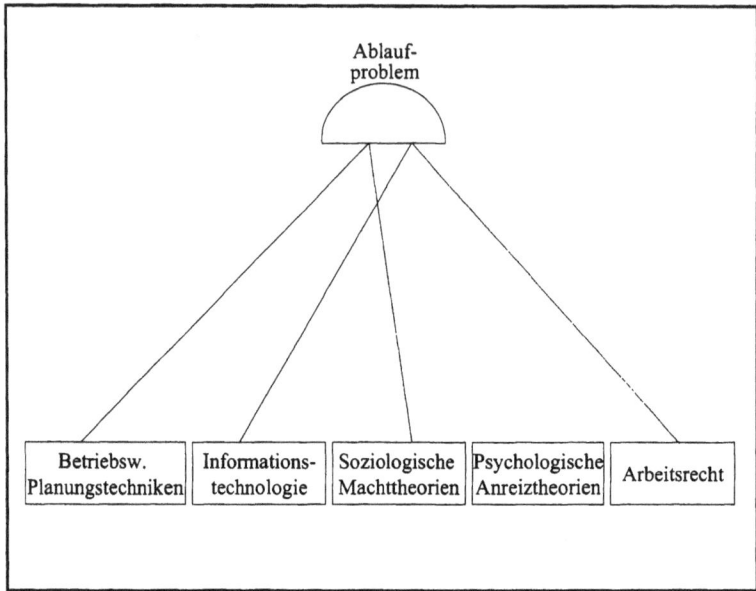

Abb. 2.1:   Die Multidisziplinarität von Managementproblemen

Gerade in der Organisationsentwicklungs- und Unternehmensberatungspraxis geschieht es sehr häufig, dass sich eine anfängliche Problemdefinition im Zuge der Auseinandersetzung ändert. Im Laufe der Bemühungen um Lösungen für ein Führungsproblem muss das von der Führung angebotene Ausgangsproblem neu definiert werden und damit der Scheinwerfer wieder neu ausgerichtet werden. Dieser Prozess der Wechselwirkungen mit der Praxis hat dann natürlich wiederum Auswirkungen auf die Führungslehre selbst.[30] Indem sie ihr eigenes Vorkommen und Einwirken in der Praxis und die damit verbundenen Wechselwirkungen in der eigenen Theoriebildung aufgreift und reflektiert, wird sie selbstbezüglich und treibt die eigene Evolution voran. Dies wird anhand der Abbildung 2.2 verdeutlicht:[31]

---

[30] Dieser Zugang findet sich im sozialwissenschaftlichen Forschungsansatz der Aktionsforschung wieder. Die Forscherin begibt sich in die Praxis und wird Teilnehmerin der betrieblichen Lebenswelt (vgl. Kap. 2.3.1). Die Veränderungen, die in einem gemeinsamen Lernprozess in der Praxis stattfinden, fließen in die Theoriebildung zurück (vgl. Kirsch 1997c: 245, Kirsch et al. 2007: 230ff. und die dort angegebene Literatur).

[31] Schmalenbach hat bereits 1911 dafür plädiert, die Betriebswirtschaftslehre als angewandte Wissenschaft zu betreiben. Er bezog sich dabei auf das Beispiel der Rechtsdogmatik, die über Einzelfallbetrachtungen zu allgemeinen Generalisierungen gelangt. Vgl. hierzu auch Kirsch (1997b: 662ff.) und Kirsch et al. (2007: 233ff.). Kirsch et al. (2007: 167ff.) unterscheiden in

```
┌─────────────────────────────────────────┐
│   Grundlagenforschung zu Führung         │
└─────────────────────────────────────────┘
        ↑↓                      ↓
┌─────────────────────────────────────────┐
│   Generalisierungen der Managementlehre  │
└─────────────────────────────────────────┘
        ↑                       ↓
┌─────────────────────────────────────────┐
│   Generalisierungen der Praxis           │
└─────────────────────────────────────────┘
    ↑          ↑            ↑
┌──────┐   ┌──────┐     ┌──────┐
│  1.  │←→│  2.  │ ←→ │  3.  │
└──────┘   └──────┘     └──────┘
         Konkrete Probleme und Praktiken
              der Führungspraxis
```

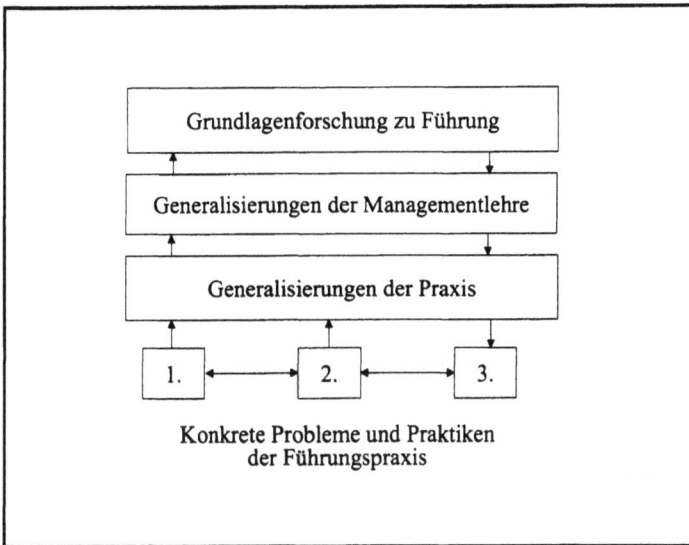

Abb. 2.2: Zusammenhang zwischen Führungspraxis und Führungsforschung

In der Praxis treten konkrete Führungsprobleme auf, und es kommen spezifische Führungspraktiken zum Einsatz. Diese Führungspraktiken sind zum einen aus der Theorie in die betriebliche Lebenswelt eingedrungen. Zum anderen stehen die Betriebe, z.B. über Benchmarking, mit anderen Unternehmen im sozioökonomischen Umfeld in Austausch. Durch Veröffentlichungen in Fachzeitschriften tauchen erste Generalisierungen bezüglich einzelner Anwendungsfälle auf. Hier spielen insbesondere auch die Beratungsunternehmen eine große Rolle. Zum einen führen sie einzelne Fälle zu Verallgemeinerungen zusammen, andererseits beeinflussen sie die individuelle Führungspraxis durch ihre generalisierten Beratungskonzepte. Da die Führungslehre anwendungsorientiert konzipiert ist, nimmt sie die Problemlagen und Generalisierungen der Praxis in ihrer Theoriebildung mit auf und entwickelt auf einem weiteren Abstraktionsniveau generalisierte Konzepte und Instrumente. Sie ist dabei einerseits von den Anforderungen der Führungspraxis, andererseits aber auch von den wissenschaftlichen Bemühungen einer Grundlagenforschung zu Führung geprägt. Die Grundlagenforschung selbst greift konkrete Führungsprobleme der Praxis auf und versucht selbst wiederum, Lösungsansätze zu generieren. Diese diffundieren z.B. dadurch in die Praxis, dass Abgänger der Disziplin Positionen in den Betrieben einnehmen und ihr Wissen in die Praxis einbringen können. Insofern taucht also die Theoriebildung der Grundlagenforschung evtl. auch via Unternehmensberatungen in der Praxis auf. Insofern sich die Grundlagenforschung oder die anwendungsorientierte Führungslehre mit Praxisproblemen auseinandersetzt, themati-

---

diesem Zusammenhang auf den einzelnen Ebenen verschiedene Sprachsphären, zwischen denen Übersetzungen stattfinden.

siert sie letztlich ihr eigenes Vorkommen in der Praxis. Dadurch wird die Theoriebildung selbstbezüglich.

Wenn etwa die Führungsforschung das Thema der mangelnden Mitarbeitermotivation in ihren Forschungen aufgreift und das Instrument des Leitbildes als Ausdruck eines sinn- und werteorientierten Managements entwickelt und Leitbilder schließlich als Generalisierungen über die Unternehmensberatungen in die Gesundheitsbetriebe diffundieren und eine jeweilige Anpassung an die Erfordernisse des individuellen Betriebes erfahren, und schließlich die Wirksamkeit des Leitbildes im Hinblick auf seine Motivationsfunktion von der Wissenschaft wieder beforscht wird, und diese Erkenntnisse wiederum einfließen in die Forschungen und Konstruktionen um ein sinnorientiertes Management, dann ist diese Theoriebildung zugleich anwendungsorientiert und auch selbstbezüglich.

Zum einen kann diese Theoriekonstruktion als evolutionär bezeichnet werden, da ihr Objektbereich, also Organisationen, selbst evoliert, und dies muss sie in ihrer Theoriebildung berücksichtigen. Andererseits treiben die Thematisierung und die Reflexion der Wechselwirkungen zwischen Theorie und Praxis die Evolution der Theoriekonstruktion selbst weiter. Die Theoriebildungen zur Führung beeinflussen nun wiederum die Ausgestaltung des strategischen Managements.

Entwicklungsniveaus des strategischen Managements

In einer *ersten* Entwicklungsstufe des strategischen Managements werden die Ziele des Unternehmens als mehr oder weniger vorgegeben angesehen.[32] Die Ziele werden als Ausdruck der Interessen der primären Nutznießer der Organisation, also z.B. bei Profit-Unternehmen der Eigentümer bzw. bei Nonprofit-Betrieben der Allgemeinheit, gesehen. Die Überlegung, dass Ziele auch geplant werden können, ist nicht Teil des strategischen Denkens dieser Generation. Strategisches Management versteht sich als ein „Management of Allocation": Von der Unternehmensbasis werden entsprechend den Zielvorstellungen in einem „Bottom-up-Prozess" Ressourcenanforderungen und Projektvorschläge formuliert, um die Strategien[33] zur Erreichung der Ziele zu realisieren. Aufgabe des Top-Managements ist es dann, diese im Hinblick auf die finanziellen Möglichkeiten zu überprüfen. Die Auswirkungen der Strategien auf die Strukturen sind sekundär und nicht Inhalt des strategischen Managements.

Eine Philosophie des strategischen Managements der *zweiten* Generation stellt die Frage nach dem Überleben der Organisation in einer sich ständig ändernden Umwelt in den Mittelpunkt. Strategisches Management wird zu einem „Management of (Adaptive) Change". Im Zentrum der Überlegungen steht die Frage,

---

[32] Vgl. hierzu und zum folgenden Kirsch (1997b: 32ff., 2001: 497f., 582ff.) und die dort angegebene Literatur.

[33] Strategien sind Prozessbeschreibungen zur Erreichung von Zielen. Vgl. zu einer weiteren Präzisierung der Begriffe Strategie und strategisch Kirsch et al. (2009: 51f. und 226f.) sowie Kap. 2.5.

wie den vielfältigen Anforderungen eines interessenpluralistischen organisatorischen Feldes Genüge geleistet werden kann, um überleben zu können. Vor diesem Hintergrund wird eine Zielplanung relevant. Die Planung bezieht sich dabei allerdings nicht mehr nur auf die Planung der Ressourcenzuordnung, sondern ist eine Planung des (angepassten) Wandels. Überlegungen zu den Strukturen werden jetzt zwar miteinbezogen, das strategische Denken geht jedoch davon aus, dass die Überlebensfrage die Ziele bestimmt, die Strategien durch die Ziele geprägt sind und die Strategien schließlich die Strukturen bestimmen. Wobei allerdings auch gesehen wird, dass die Strukturen oftmals Einfluss auf die Strategien nehmen.

Das strategische Management der *dritten* Generation kann als ein „Management of Progressive Change" bzw. als „Management of Evolution" bezeichnet werden. Strategisches Management, das nun Ziele und Strukturen systematisch einbezieht, begnügt sich nicht mehr nur mit der Allokation der Mittel und der Sicherung des Überlebens, sondern will einen unternehmerischen Beitrag zur Befriedigung der Bedürfnisse all derjenigen beitragen, die von ihrem Handeln betroffen sind. Zielsetzung dieser *„Philosophie des evolutionären Managements"* ist es, die langfristige Ko-Evolution von Unternehmung und Umwelt zu steuern.

Gesteuert wird diese *Ko-Evolution* im Sinne der Vorstellung der geplanten Evolution durch eine konzeptionelle Gesamtsicht der Unternehmenspolitik. Diese ist getragen durch eine *regulative Leitidee* der Verantwortungsübernahme für die Erfüllung der Interessen und Bedürfnisse der vom betrieblichen Handeln Betroffenen. Und dies sind nicht nur die unmittelbaren Mitglieder des Unternehmens, sondern, denken wir an die fortdauernde Diskussion um den Klimaschutz, auch die Allgemeinheit. Das bedeutet, strategisches Management reflektiert sein Handeln und sein Selbstverständnis vor dem Hintergrund der Tatsache, dass das Unternehmen immer auch Umwelt für sein Umfeld ist. Nur eine positive Entwicklung des Umfeldes kann langfristig auch eine positive Entwicklung des Unternehmens alimentieren. Mit der Thematisierung der regulativen Leitidee, die die Unternehmensentwicklung immer wieder ausrichtet, greift die Philosophie des strategischen Managements die Frage nach der Sinnorientierung, die durch die Diskussion um einen gesellschaftlichen Wertewandel ausgelöst wurde, explizit auf. Strategisches Management wird damit gleichsam zu einem *Sinnmanagement*, das die Frage der unternehmerischen Verantwortung für die Gesellschaft neu zu stellen versucht.[34]

Überträgt man die Rekonstruktion der Entwicklungsniveaus eines strategischen Managements auf Gesundheitsbetriebe, so ist festzustellen, dass diese sich – insbesondere wenn sie dem Nonprofit-Bereich zuzuordnen sind – in ihrem Selbstverständnis durch eine explizite Sinnorientierung auszeichnen, die die sozi-

---

[34] Vgl. hierzu auch die Ausführungen von Borsi, Schröck (1995) zum Management als Sinnarbeit sowie Kirsch et al. (2010), die Sinnmodelle dem Handeln in Organisationen zugrunde legen.

ale und gesellschaftliche Verantwortung auf hohem Niveau reflektiert. Zu befürchten ist, dass sich angesichts der massiven Anforderungen aus der Umwelt die Sichtweise eines strategischen Managements stark auf die Ressourcenallokation und das Überleben einengt. Diese Engführung würde aber – vor dem Hintergrund möglicher Entwicklungsstufen – eine Unterbewertung des normativen Potenzials bedeuten, das diese Betriebe gerade aufgrund ihrer Geschichte und Identität für die Bewältigung zukünftiger strategischer Aufgaben mitbringen (vgl. Kap. 2.7.2 und 4).

Zusammenfassend kann festgehalten werden, dass sich ein evolutionäres Führungsverständnis dadurch auszeichnet, dass es Gesundheitsbetriebe als evolvierende und entwicklungsfähige Systeme begreift, deren Steuerung im Sinne einer geplanten Evolution eingeschränkt unter dem Einfluss der Führung steht. Ausgerichtet wird diese Steuerung durch eine konzeptionelle Gesamtsicht der Unternehmenspolitik. Das Denken in Wissens- und Sinnpotenzialen ist hierbei von besonderer Bedeutung. Im Konzept des Lean Managements finden sich zentrale Prinzipien eines entwicklungsorientierten Managementverständnisses wieder, die Entwicklungsanstöße für die Gestaltung von Gesundheitsbetrieben geben. Die Theoriebildung, die Antworten auf Fragen der Unternehmensevolution geben will, muss dabei anwendungsorientiert, multidiziplinär und selbstreferenziell angelegt sein. Diese Forderung gilt auch für Theoriebildungen zum Management von Gesundheitsbetrieben. Das strategische Management durchläuft schließlich selber Entwicklungsstufen und wird zu einem entwicklungsorientierten Management. Mit der Philosophie des strategischen Managements der dritten Generation als höchste Entwicklungsstufe wird schließlich eine Philosophie vorgestellt, die normative und auch visionäre Implikationen für das betriebliche Handeln birgt. Denn:

> „Fruchtbare Sozialwissenschaft muß sehr weitgehend ein Studium dessen sein, was nicht ist: Eine Konstruktion hypothetischer Modelle von möglichen Welten, die existieren könnten, wenn einige veränderbare Bedingungen anders gestaltet würden." (von Hayek 1980: 33)

2.3 Gestaltungsansätze der Führung von Gesundheitsbetrieben

Mit der Philosophie des Strategischen Managements wurden Ideen und Konzepte vorgestellt, die die Unternehmensführung von Gesundheitsbetrieben auf dem Weg zur Professionalisierung unterstützen sollen. Um Aussagen zum strategischen Management treffen zu können, ist es erforderlich, die Führungspraxis zu analysieren. Mit dem Begriff der Praxis wird ein verstehender Zugang zum Objektbereich der Gesundheitsbetriebe gewählt. Aus einer erklärenden Perspektive steht die Analyse der Führungsstrukturen im Vordergrund. Um Gestaltungsansätze der Führung aufzeigen zu können, ist es nötig, einerseits die lebensweltlichen Regeln des betrieblichen Handelns zu verstehen, andererseits die betrieblichen Strukturen im Rahmen der systemischen Eigenlogik zu erklären (2.3.1). Beide Zugänge sind für eine Auseinandersetzung mit Phänomenen der Führung gleichermaßen relevant. Beschäftigt man sich mit den Möglichkeiten und Grenzen der Führung von Gesundheitsbetrieben, wird deutlich, dass Gestaltungsansätze sowohl systemische Aspekte der Steuerung als auch lebensweltliche Elemente der Abstimmung aufweisen (2.3.2).

2.3.1 Führungsstrukturen und Führungspraxis

Nähert man sich den Führungsphänomenen der Praxis, kann dies vor dem Hintergrund einer lebensweltlichen oder einer systemischen Perspektive geschehen.

System und Lebenswelt

Das betriebliche Handeln von Gesundheitsbetrieben vollzieht sich in einem internen und externen organisatorischen Feld, in dem eine Vielzahl von Akteuren agiert, die dem Unternehmen gegenübertreten. Dieses organisatorische Feld kann als Lebenswelt betrachtet werden. Nach Habermas (1981a,b) bildet die Lebenswelt die zentrale *Ressource*, vor deren Hintergrund Menschen fühlen, denken und handeln. Jeder Mensch verfügt über einen sprachlich organisierten Vorrat an Hintergrundannahmen, der sich durch kulturelle Überlieferungen reproduziert. Dieses Hintergrundwissen sorgt dafür, dass die Handelnden den Zusammenhang zwischen objektiver, sozialer und subjektiver Welt interpretieren können. Auch wenn sie den Kontext einer gegebenen Situation überschreiten, finden sie eine neue vorinterpretierte Situationsdefinition vor. Neben den kulturellen Wissensbeständen umfasst die Lebenswelt „institutionelle Ordnungen" und die „Persönlichkeitsstrukturen" als weitere Komponenten. Damit gehören zum lebensweltlichen Hintergrund die individuellen Fertigkeiten, also das Wissen, wie man eine Situation bewältigt, aber auch jene sozialen Praktiken, die eine entsprechende Verhaltenssicherheit in Situationen geben.

Mitglieder einer lebensweltlichen Kontextgemeinschaft zeichnen sich durch geteilte Lebens- und Sprachformen aus, deren Regeln und Grammatik sie intuitiv beherrschen.[35] Zwischen den Mitgliedern bestehen weniger verbale bzw. nonverbale Verständigungsprobleme als mit Außenstehenden. Die Teilhabe an den Regeln einer gemeinsamen Lebenswelt ermöglicht einen verstehenden Zugang, der in Interaktionszusammenhängen eine Koordination durch die Herstellung gemeinsamer *Handlungsorientierungen* erlaubt. Im Falle der lebensweltlichen Betrachtung erfolgt die soziale Integration des Handlungssystems durch einen normativ gesicherten oder kommunikativ erzielten Konsens.

---

[35] Kirsch et al. gehen davon aus, dass mit den jeweiligen unterschiedlichen Sprach- und Lebensformen auch unterschiedliche Wissensformen einhergehen. Vgl. Kirsch et al. (2010: 15ff.) und die dort angegebene Literatur.

Diese Betrachtungen beziehen sich zunächst auf die *originäre* private Lebenswelt. Doch auch in Organisationen bilden sich gleichsam abgeleitete *derivative* Lebens- und Sprachformen aus (vgl. Kirsch 1997a: 78ff., Kirsch et al. 2010: 23ff.). Das bedeutet, dass sich auch in Gesundheitsbetrieben ein kulturelles Hintergrundwissen ausbildet, das bestimmten (intuitiv beherrschten) Regeln folgt und Auswirkungen auf die institutionellen Ordnungen, wie z.B. Pflegerituale, hat. Diese Regeln geben Sicherheit im Handeln und ermöglichen eine verständigungsorientierte Abstimmung über die Ausbildung gemeinsamer Handlungsorientierungen. Verständigungsprobleme zwischen Abteilungen und Teams, aber auch beruflichen Disziplinen können vor diesem Hintergrund nachvollzogen werden. Immer wenn man Mitglied einer neuen Organisation wird, hat das Auswirkungen auf die persönliche Sozialisation und Enkulturation. Man muss sich zunächst die spezifischen Lebens- und Sprachformen aneignen, um sich durch Regelpartizipation als kompetentes Mitglied der neuen Organisation bzw. Kontextgemeinschaft zu erweisen.

Im Zuge der Evolution hat die Gesellschaft nach Habermas eine zunehmende Arbeitsteilung und *Ausdifferenzierung* erfahren. Damit verbunden ist, dass die Handlungskoordination nicht mehr kommunikativ durch die Ausbildung von Handlungsorientierungen erfolgt, sondern durch Mechanismen der funktionalen Vernetzung von *Handlungsfolgen*. Märkte und Organisationen, im Sinne von Kontroll-Netzwerken, stellen solche Systeme dar. Sie leisten die Koordination von Handlungen über die zentralen Medien „Geld" und „Amtsmacht". Um sich in Interaktionszusammenhängen zu koordinieren, ist a priori keine verständigungsorientierte Kommunikation zur Ausbildung gemeinsamer Handlungsorientierungen mehr nötig. Die Abstimmung erfolgt vielmehr dadurch, dass man um die Folgen einer Handlung weiß und entsprechend sein Verhalten ausrichtet. So ist es i.d.R. in marktlichen Tauschprozessen eindeutig, welche geldwerten Leistungen erwartet werden können bzw. welche Konsequenzen die Abweichung von der im Mitarbeitergespräch vereinbarten Zielerreichung im Gesundheitsbetrieb nach sich zieht.

Obwohl diese systemische Ausdifferenzierung der Gesellschaft erhebliche Rationalisierungsvorteile gebracht hat, konstatiert Habermas eine *Entkoppelung* von System und Lebenswelt, die sogar zu einer *Mediatisierung* der originären Lebenswelt geführt hat. Ein Indiz für diese Entwicklung sieht er in der zunehmenden Verrechtlichung der Gesellschaft, deren Handlungen immer präziser juristisch geregelt werden müssen. Im Laufe der Evolution der Gesellschaft differenzieren sich zunehmend komplexere (Teil-)Systeme heraus, die in ihrem Funktionieren in einem lebensweltlichen Kontext immer weniger durchschaubar sind. Zudem beginnen die systemischen Steuerungsmedien auch die originären lebensweltlichen Koordinationen zu dominieren. Handlungen werden damit auch in privaten Interaktionszusammenhängen nicht mehr ausschließlich über Kommunikation und Angleichung der Orientierungen geregelt, sondern z.B. über Geld, wenn Kinder etwa für bestimmte Schulleistungen bezahlt werden. Damit nehmen Akteure (hier die Eltern) gegenüber anderen Akteuren (hier die Kinder) im Rahmen ihres sozialen Handelns eine sog. erfolgsorientierte Einstellung ein. Habermas (1981a: 384ff.) bezeichnet diesen Typ des sozialen Handelns auch als strategisches Handeln: Wenn ein Akteur erfolgsorientiert auf einen anderen Akteur zugeht, steht die Zielerreichung und damit ein teleologisches Handeln im Vordergrund seiner Interessen. Der andere Akteur im Interaktionszusammenhang wird als „Objekt" seiner Umwelt betrachtet. Im Falle des zweiten Typs sozialen Handelns konstituiert er die anderen Akteure als „Ko-Subjekte", mit denen er über eine verständigungsorientierte Einstellung zu einer gemeinsamen Situationsdefinition zu gelangen sucht.

Die Bedeutung der beiden Medien Geld und Macht bzw. Hierarchie für Organisationen ist offensichtlich. Vor dem Hintergrund der zunehmenden Bedeutung eines Sinnmanagements wird jedoch eine verständigungsorientierte Einstellung zur betrieblichen Steuerung immer wichtiger. Gerade wenn es um die Entwicklung von Strategien geht, ist eine durch Amtsmacht autorisierte Zielsetzung nicht mehr angemessen. Vielmehr stehen bei der Genese von Strategien Kommunikationsprozesse zur Angleichung der Handlungsorientierungen und Interessen im Vordergrund (vgl. Kap 2.5).

Mit einer Annäherung an Führungsphänomene durch eine systemische bzw. lebensweltliche Betrachtung ist zugleich eine *methodologische* Unterscheidung in Außen- und Binnenperspektive verbunden (vgl. Habermas 1981b: 179ff.). Diese Unterscheidung steht in einem engen Zusammenhang mit der Erklären/Verstehen-Kontroverse in den Sozialwissenschaften (vgl. Kirsch et al. 2001: 71ff.). Um einen sozialen Zusammenhang erklären zu können, reicht eine Beschränkung auf die Außenperspektive. Um diesen Zusammenhang aber in seinem lebensweltlichen Kontext verstehen zu können, muss man sich in die Binnenperspektive begeben und an der jeweiligen Lebenswelt teilnehmen.

Wenn man sich aus einer Außenperspektive mit Führungsphänomenen von Gesundheitsbetrieben befasst, kann man gegebenenfalls bestimmte Regelmäßigkeiten beobachten. Wenn sich diese durch Wiederholung bestätigen, können dadurch Gesetzmäßigkeiten im Handeln rekonstruiert werden. So können aus einer Außenperspektive bestimmte Pflegerituale oder Ablaufstrukturen beobachtet und formalisiert werden. Welche Rolle diese Abläufe und Rituale jedoch für die interne Koordination der Leistungserstellung spielen, kann durch einen Akteur nur erfasst werden, wenn er sich in die Lebenswelt des Gesundheitsbetriebs begibt und versucht, die Regeln, die das Verhalten steuern, zu verstehen. Da die Regeln durch Sozialisation erworben sind und meist nur intuitiv beherrscht werden, ist dieses Vorhaben höchst anspruchsvoll und setzt eine hohe Sprach- und Handlungskompetenz voraus. D.h., auch wenn ein kompetentes Mitglied einer Kontextgemeinschaft (z.B. der Pflege) versucht die „Grammatik" seines Verhaltens zu erklären, wird es immer Teile geben, die sich einer sprachlich vermittelten Kommunikation entziehen. Diese Vermittlung wird auch insbesondere dadurch noch erschwert, da der Beobachter die Lebenswelt vor dem Hintergrund seiner eigenen Lebens- und Sprachform, z.B. als Mediziner, Organisationsberater oder Sozialwissenschaftler, interpretiert und konstruiert.

> „Der Sozialwissenschaftler hat zur Lebenswelt grundsätzlich keinen anderen Zugang als der sozialwissenschaftliche Laie. Er muß der Lebenswelt, deren Bestandteile er beschreiben möchte, in gewisser Weise schon angehören. Um sie zu beschreiben, muß er verstehen können; um sie zu verstehen, muß er grundsätzlich an ihrer Erzeugung teilnehmen können; und Teilnahme setzt Zugehörigkeit voraus. (...) Das *Verstehen* einer symbolischen Äußerung erfordert grundsätzlich die Teilnahme an einem Prozeß der *Verständigung.* Bedeutungen, ob sie nun in Handlungen, Institutionen, Arbeitsprodukten, Worten, Kooperationszusammenhängen oder Dokumenten verkörpert sind, können nur von *innen* erschlossen werden. (...) Die Lebenswelt öffnet sich nur einem Subjekt, das von seiner Sprach- und Handlungskompetenz Gebrauch macht. Es verschafft sich dadurch Zugang, daß es an den Kommunikationen der Angehörigen mindestens virtuell teilnimmt und so selber zu einem mindestens potentiellen Angehörigen wird." (Habermas 1981a: 160 und 165)

Verhalten und Struktur sind voneinander abhängig. Lebensweltliches Handeln ist gleichsam geronnene Struktur. Strukturen engen die lebensweltlichen Regeln ein und geben aber auch Orientierungssicherheit als organisationales Hintergrundwissen. Strukturen können nicht die gesamte Varianz lebensweltlichen Handelns erklären. Zugang zu diesem Handeln, das letztlich auch wieder Strukturen verändert, gewinnt man nur über die Regelpartizipation als kompetente Teilnehmerin der Lebenswelt. Um Anschlussfähigkeit an die operational-geschlossene Struktur eines Systems zu erhalten, ist die Ausbildung lebensweltlicher Fähigkeiten, wie Kommunikationsbereitschaft, Empathie und Reflexionsfähigkeit erforderlich. Damit sind zur Analyse und Rekonstruktion von Führungsphänomenen der Gesundheitsbetriebe sowohl die systemische als auch die lebensweltliche Perspektive gleichermaßen von Bedeutung.

Die kybernetische Rekonstruktion von Führungsstrukturen

Wendet man die methodologische Unterscheidung in Außen- und Binnenperspektive auf Fragen der Führung von Gesundheitsbetrieben an, so kann man eine Differenzierung von Führungspraxis und Führungsstrukturen vornehmen (vgl. Kirsch et al. 2009: 13ff., 20ff.). Aus einer Außenperspektive kann man Handlungszusammenhänge in einer Organisation über beobachtbare Regelmäßigkeiten als Strukturen rekonstruieren. So kann ein interessierter Konsument z.B. feststellen, dass ein bestimmtes Unternehmen alle drei Jahre ein neues Produkt auf den Markt bringt und dahinter eine bestimmte Produktinnovationsstrategie vermuten. Oder Branchenbeobachter rekonstruieren, dass im Gesundheitsmarkt gehäuft Betriebszusammenschlüsse stattfinden und bringen dies mit Wachstums- und Fusionsstrategien der Gesundheitsbetriebe in Zusammenhang. Welche Handlungsorientierung in der Lebenswelt der betroffenen Unternehmen diesen strategischen Manövern[36] zugrunde liegen, kann der Beobachter nicht nachvollziehen. Um dies zu erreichen, müsste er sich innerhalb des Handlungszusammenhanges der Strategieprozesse des Gesundheitsbetriebes befinden. Mit den rekonstruierten Strukturen sind jeweils spezifische Lebens- und Sprachformen verbunden. Diese bilden den Kontext und die Ressource, für die jeweils spezifische Führungspraxis. Der Begriff der Führungspraxis beschreibt, dass es im Unternehmen *Selbstthematisierungen* darüber gibt, wie sich Führung in diesem Unternehmen vollzieht. Führungsstrukturen rekonstruieren eine spezifische Führungspraxis, die durch spezifische Führungspraktiken gekennzeichnet ist. So kann die Führungspraxis in ihrer Selbstbeschreibung z.B. durch einen partizipativen Führungsstil gekennzeichnet sein, der sich in bestimmten Praktiken der Delegation und Zielvereinbarung niederschlägt. In den spezifischen Führungspraktiken kommen die jeweiligen Lebens- und Sprachformen der Führungspraxis der fokalen Organisation zum Ausdruck.

Aus einer Außenperspektive kann die Führungspraxis über systemische bzw. kybernetische Kategorien beschrieben werden (vgl. Kirsch 1997b: 152ff.), d.h., ein Beobachter kann Teilstrukturen im Gesundheitsbetrieb (wie z.B. Vorstand und Aufsichtsrat) rekonstruieren, die andere Handlungsstrukturen asymmetrisch prägen. Diese überlagernden Handlungsstrukturen können als „Controlling Overlayer" (Etzioni 1968) formalisiert werden. In einer kybernetischen Sichtweise können Führungsstrukturen über Regelkreise abgebildet werden.[37] Der Regler hat ein bestimmtes Verantwortungsgebiet, z.B. eine Abteilung als Regelstrecke zu steuern. Die Führungsgröße, wie etwa die Vorgabe bestimmter Höchst-Liegezeiten, gibt die Sollvorstellung der Entwicklung wieder. Die Regelstrecke unterliegt dabei ständigen Einflüssen aus der Umwelt. Der Regler tastet nun die Regelstrecke auf Abweichungen der Ist-Regelgröße hin ab und korrigiert durch Rückkoppelungseffekte mit Hilfe der Stellgröße die Ausrichtung der Regelstrecke vor dem Hintergrund des Soll-Wertes.

Das kybernetische Sprachspiel sagt zunächst nichts darüber aus, wie Führung inhaltlich ausgestaltet ist.[38] So können z.B. regelmäßige Berichte der Controllingabteilung über die Varianz der durchschnittlichen Liegezeiten den korrigierenden

---

[36] Strategische Manöver bezeichnen aus einer Außenperspektive rekonstruierte Bewegungen des Unternehmens im organisatorischen Feld. Die strategischen Orientierungen, die den Handlungen und Entscheidungen zugrunde liegen, werden in einer lebensweltlichen Binnenperspektive als Strategien bezeichnet. Zur begrifflichen Abgrenzung und zum Zusammenhang zwischen strategischen Manövern, Strategien und strategischen Konzepten vgl. Kirsch (1997b: 152) und Kirsch et al. (2009: 230ff.).

[37] Der Begriff der Regelung impliziert Rückkoppelungsprozesse, während der Steuerungsbegriff auf der Basis von Daten die Regelstrecke antizipierend zu beeinflussen sucht. Zur begrifflichen Abgrenzung vgl. auch Mayntz (2009).

[38] Zu den Möglichkeiten und Grenzen eines kybernetischen Sprachspiels vgl. Kirsch et al. (2009: 16ff.).

Maßnahmen zu Grunde liegen, die der Abteilung per Anweisung mitgeteilt oder aber über partizipative Entscheidungsprozesse beschlossen und umgesetzt werden. Wie diese Führungsstrukturen also ausgefüllt und gelebt werden, erkennt man nur, wenn man die damit verbundenen lebensweltlichen Praktiken beleuchtet. Das kybernetische Sprachspiel ist auch dazu geeignet, hierarchische und *vernetzte* Führungsstrukturen darzustellen. So kann etwa zur Regelstrecke der Person A die Regelstrecke der Person B gehören, wenn z.B. die Pflegedienstleitung trotz der Zuständigkeit der Abteilungsleitungen die Gesamtverantwortung für die nachgeordneten Stellen innehat. Ebenso lassen sich sog. mehrgipfelige bzw. polyzentrische Strukturen abbilden (vgl. auch Kap. 2.4). Diese sind dadurch gekennzeichnet, dass relativ autonome Betriebseinheiten mit einer eigenen Führungsspitze bestehen. Selbständige Profit Center oder Abteilungen entsprechen dieser Struktur. Die polyzentrischen Führungsstrukturen sind wiederum über Austauschprozesse (z.B. in der Leistungserstellung) vernetzt und unterliegen einem übergeordneten Controlling Overlayer, der z.B. als Konzernspitze die Einheiten über Rahmenbedingungen führt. Innerhalb dieses Rahmens koordinieren sich die Teileinheiten selbst.

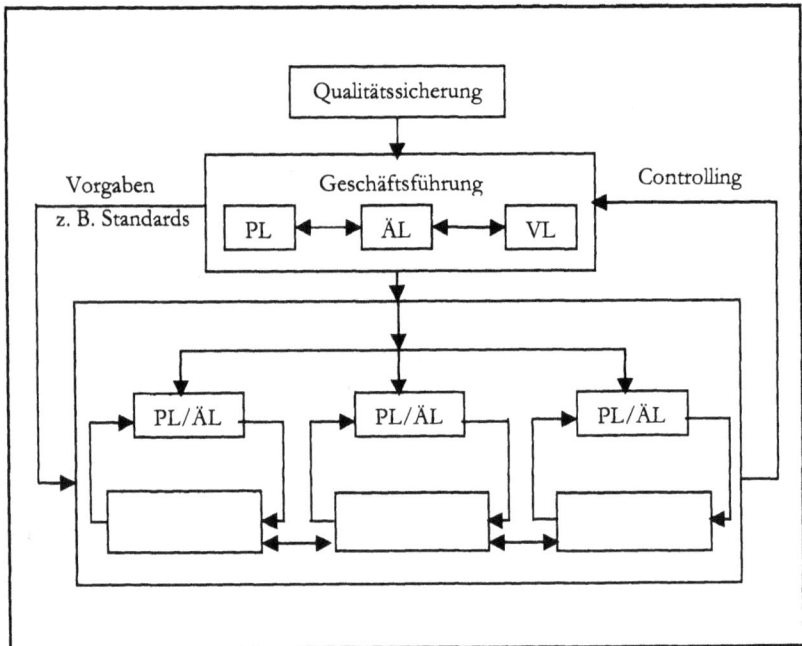

Abb. 2.3:   Die Krankenhausleitung als multiple Führungsstruktur

Auch *multiple Führungsstrukturen* können in einer kybernetischen Sichtweise rekonstruiert werden (vgl. Abb. 2.3). So bildet z.B. eine Krankenhausgeschäftsführung, bestehend aus Pflegedienstleitung, ärztlicher Leitung und Verwaltungsleitung, die überlagernde Handlungsstruktur des Betriebes. Dieser multiplen Führungsstruktur obliegt in Gesamtverantwortung die Steuerung des Betriebes. Die

Führungsgröße, die im Rahmen der Steuerung erreicht werden soll, ist etwa Qualitätssicherung oder Eigenwirtschaftlichkeit. Das Krankenhaus mit seinen jeweiligen Abteilungen stellt nun die Regelstrecke dar. Diese setzt sich aus den einzelnen Abteilungen des Hauses zusammen. Um die Regelstrecke gemeinsam auf die übergeordnete Führungsgröße ausrichten zu können, sind Überprüfungs- und Rückkoppelungsprozesse etwa über ein ausgefeiltes Berichtswesen und Controlling erforderlich. Die Maßnahmen, die zur Regelung und Störungskompensation getroffen werden, werden in Verhandlungsprozessen zwischen den Mitgliedern der Krankenhausleitung festgelegt. Die Maßnahmen können dabei den Gesamtrahmen des Betriebes – im Sinne einer Arenaregelung – betreffen. Innerhalb dieses Rahmens, der z.B. bestimmte Leistungsgrundsätze und Qualitätsanforderungen enthält, müssen sich die einzelnen untergeordneten Regelstrecken selbstorganisierend koordinieren, um die Ist-Situation der Soll-Vorstellung anzugleichen.

Da die einzelnen Mitglieder der Geschäftsführung selbst wiederum eine eigene Regelstrecke, z.B. den Pflegedienst oder den ärztlichen Dienst, zu verantworten haben, kann die Steuerung auch direkt durch die Beeinflussung der Führungsgrößen der eigenen Regelstrecke erfolgen. Um die untergeordnete Regelstrecke zu steuern, sind wiederum Überprüfungs- und Rückkoppelungsprozesse bezüglich der eigenen Berufsgruppe erforderlich. Übergeordnet beschlossene Maßnahmen können damit direkt im eigenen Bereich umgesetzt werden. Doch auf der untergeordneten Ebene der betrieblichen Leistungserstellung müssen sich die Leitungen des Pflegedienstes, des ärztlichen Dienstes und der Verwaltung koordinieren, da ihre Regelstrecken im Zuge der Leistungserstellung zusammenarbeiten müssen und auf den wechselseitigen Austausch angewiesen sind. Führt man dieses Bild fort, so würden im Falle einer *kooperativen Abteilungsleitung* Pflegeleitung und ärztliche Leitung wiederum einen gemeinsamen Controlling Overlayer mit einer gemeinsamen Gesamtverantwortung für ihre Sparte, aber auch mit getrennten Verantwortungsbereichen für ihre jeweilige Disziplin bilden. Damit kann die Führungsstruktur im Krankenhaus als ein komplexes vermaschtes, hierarchisches System von multiplen Führungsstrukturen mit jeweils gemeinsamen und getrennten Regelstrecken kybernetisch rekonstruiert werden.

Die beschriebenen multiplen Führungsstrukturen eines Krankenhauses können für eine Vielzahl von Gesundheitsbetrieben in vergleichbarer Weise durch entsprechende Organigramme rekonstruiert werden, mit welchen Praktiken diese Strukturen jedoch ausgefüllt werden, kann nur mit lebensweltlichen Kategorien erfasst werden. Nach welchen Regeln z.B. die Entscheidungen in der Abteilung herbeigeführt und umgesetzt werden, erschließt sich nur aus der jeweiligen Binnenperspektive und mag zwischen den einzelnen Organisationseinheiten stark variieren, da Organisationen selbst wiederum keine homogene Kontextgemeinschaft darstellen. So können sich z.B. in der Pflege ganz andere Führungs- und Anreizpraktiken ausbilden, wie in der Verwaltung, obwohl beide Bereiche denselben formulierten Führungsgrundsätzen zu folgen haben. Auch hier spielt die operationale Eigenlogik der Teilsysteme wiederum eine bedeutende Rolle.

Aspekte der Gestaltung von Führungsstrukturen

Führungsstrukturen sind ein Ausdruck verschiedenartiger lebensweltlicher Praktiken. Diese schlagen sich in einer Vielzahl möglicher Gestaltungsvarianten nieder, die über eine Reihe von Merkmalen mit unterschiedlicher Ausprägung beschrieben werden können (vgl. Kirsch 2001: 80ff.).

Der Grad der *Delegation* von Entscheidungsbefugnis weist darauf hin, inwieweit Entscheidungsstrukturen zentral oder dezentral ausgestaltet sind. Delegation bedeutet, dass Aufgaben bzw. Kompetenzen in der Hierarchie an nachgeordnete Organisationseinheiten, z.B. von der Geschäftsführung an die Abteilungsleitungen, weitergegeben werden. Das Konzept des Lean Managements weist dieses Gestaltungsprinzip in dezentraler Ausprägung auf. In dezentralen Strukturen werden die Entscheidungsbefugnisse soweit als möglich nach unten an die dafür kompetenten Personen gegeben. Dadurch erhöhen sich der Handlungsspielraum und die Motivation der Mitarbeiterinnen. Die höheren Führungsebenen werden zugleich entlastet.

Grundsätzlich kann man davon ausgehen, dass in komplexen Organisationen, wie sie Gesundheitsbetriebe darstellen, Entscheidungen immer interdependent sind und damit *Koordination* erfordern. Die Abstimmung kann ebenfalls zentral oder dezentral erfolgen. In einem klassischen Führungsverständnis nimmt eine Führungsperson oder -gruppe die Aufgabe der Koordination in Form von Machtausübung wahr, d.h. der Koordinator gibt inhaltliche Anweisungen. Bei der dezentralen Abstimmung legt die Führung Rahmenbedingungen fest, innerhalb derer sich die Akteure selbst abstimmen. Es werden z.B. Budgetziele für die Abteilungsleitung bzw. Sparte definiert und für die einzelnen Mitarbeiterinnen präzisiert. Innerhalb dieses Budgetrahmens koordinieren die Mitarbeiterinnen die Leistungserstellung über Aushandlungsprozesse selbst. Für die Selbstkoordination können dabei bestimmte Regeln (z.B. Abstimmungsprozeduren) gelten.

Mit der Frage der Koordination interdependenter Akteure ist auch die Frage nach der *Kontrolle* verbunden. Wenn über Rahmenvorgaben geführt wird, findet eine Ergebniskontrolle statt. Es wird die Zielerreichung überprüft. Die Wege zum Ziel sind dabei zunächst offen. Meist gibt es aber auch hier Prozeduren, wie z.B. die Einhaltung von Qualitätsstandards, die die Lösungswege absichern und in eine bestimmte Bahn lenken. Bei der Verhaltenskontrolle wird das direkte Handeln der Mitarbeiter beobachtet und beurteilt.

Aufgrund ihrer Positionsmacht in der Hierarchie kann Führung grundsätzlich die Handlungen nachgeordneter Instanzen bestimmen. Zur *Willensdurchsetzung* stehen ihr dabei eine Vielzahl von Taktiken zur Verfügung. Diese reichen von Anweisungen, Androhung von negativen Sanktionen, über Versprechen von Vergünstigungen und Überreden bis hin zum Überzeugen. Nur beim Überzeugen werden Informationen zum Problem gegeben und versucht ein rationales Einverständnis zu erlangen.

Im Rahmen der *Partizipation* – als weiteres Gestaltungsmerkmal von Führung – werden untergeordnete Stellen an den Führungsentscheidungen beteiligt. Bei einer partizipativen Entscheidungsfindung werden die Vorstellungen und Interessen der Mitarbeiterinnen miteinbezogen. Der Grad der Partizipation kann dabei unterschiedliche Ausprägungen annehmen und von einer Anhörung über ein Vetorecht bis hin zu einem gleichberechtigten Mitentscheidungsrecht reichen. Durch die Einbeziehung unterschiedlicher Positionen wird die Meinungsbildung angereichert und die Problemlösungskapazität erhöht. In einer systemischen Sichtweise ist die Betrachtung aus unterschiedlichen Perspektiven erforderlich. Die Entscheidungsprozesse werden durch die Einbeziehung z.B. von Experten aus anderen Abteilungen zwar aufwändiger, das Ergebnis kann aufgrund der steigenden Akzeptanz der Betroffenen aber leichter umgesetzt werden.

Koordination und Aufgabenerfüllung setzen immer *Kommunikation* voraus. Die Gestaltung der Kommunikation kann dabei in formalisierter, also *gebundener* Form erfolgen. Die Informations- und Kommunikationsinhalte und -wege sind damit an bestimmte Vorgaben gebunden. Es wird festgelegt, wer wann welche Information über welches Medium erhält und in welchem Turnus bei welchen Zusammenkünften bestimmte Kommunikationen stattfinden (z.B. Übergabebesprechung bei Schichtwechsel; Pflegevisiten, Ausschusssitzungen usw.). Meist folgen die Informationswege dem Instanzenweg. Dadurch, dass immer nur bestimmte Personen und Themen in diesen Arenen zugelassen sind, kann Information in einer gebundenen Struktur als Machtpotenzial aufgebaut werden. Würdigt man die Bedeutung von Information und Kommunikation für die Entwicklung von Organisationen, so ist vor diesem Hintergrund die frei zugängliche Information zu favorisieren. Freie, ungebundene Kommunikation muss dann nicht informell und gleichsam nebenbei erfolgen, sondern wird unter dem Gesichtspunkt der Offenheit und Transparenz gefördert. Jeder stellt seine Lernpotenziale – z.B. via Intranet – zur Verfügung und kann die Wissenspotenziale der anderen für seine Aufgabenerfüllung im Sinne eines systematischen Wissensmanagements nutzen (vgl. Kap. 2.6.2).

Die Darstellung der Gestaltungsvarianten von Führungsstrukturen macht deutlich, dass zur Erfassung von Führungsphänomenen immer auch ein Rückgriff auf lebensweltliche Regeln und Praktiken erforderlich ist, um die Wirklichkeit annähernd zu erfassen. Je nach Ausprägung der Merkmale wird man das Führungssystem mehr einem bürokratischen oder organischen Modell zu ordnen. Dezentrale Koordination über ein hohes Maß an Delegation und Partizipation, Kontrolle über Ziele und Ergebnisse, freie Kommunikation sowie Überzeugungsarbeit bei Entscheidungen können als jene Ausprägungen beschrieben werden, die einem entwicklungsorientierten Management entsprechen. Dies kann man sich nochmals verdeutlichen, wenn man sich mit Möglichkeiten und Grenzen der Führung auseinandersetzt.

2.3.2 Möglichkeiten und Grenzen der Führung: systemische und lebensweltliche Elemente der Steuerung

In einer systemischen Sichtweise stellen Gesundheitsbetriebe Organisationen dar, die sich aufgrund von Umfeldeinflüssen und ihrer operationalen Eigenlogik ständig verändern. Die zentrale Frage für die Führung ist, wie sie diese Entwicklung beeinflussen kann. In einer lebensweltlichen Perspektive bestehen in der Organisation Selbstbeschreibungen darüber, wie Führung verstanden wird und wie sie sich ausgestaltet. In diese Selbstbeschreibungen gehen immer auch Konzepte und Ideen darüber ein, welchen Einfluss das Umfeld auf die Unternehmensentwicklung nimmt und wie sich die Handlungsspielräume für das Management darstellen.

Führung und Umfeldrestriktionen

Mit dem Einfluss von Umfeldbedingungen auf die Handlungsmöglichkeiten der Führung haben sich insbesondere evolutionstheoretische Ansätze beschäftigt. So geht der *Population-Ecology-Ansatz*[39] von einer deterministischen Sichtweise aus. Die Umwelt stellt für die Organisationen beschränkende Rahmenbedingungen dar. Der Selektionsprozess bewirkt, dass im Konkurrenzkampf weniger effektive Unternehmen unterliegen und die verbleibenden Organisationen immer homogener werden, da erfolgreiche Strategien imitiert werden. Dies würde z.B. bedeuten, dass nur die Gesundheitsbetriebe, die der Tendenz der Organisationsgestaltung hin zu einer flexiblen Prozessorganisation folgen, langfristig überleben werden. Mit der starken Betonung der Umweltrestriktionen ist die Annahme verbunden, dass das Management nur in sehr begrenztem Umfang die Entwicklung intentional steuern kann.

Im Vergleich dazu nimmt der *Institutionalization-View* eine gemäßigt deterministische Grundhaltung ein. Auch hier führen die Wettbewerbskräfte zu einer strukturellen Entsprechung von organisatorischen Formen und Verhaltensweisen, wobei allerdings institutionelle Merkmale des Feldes, wie etwa die Professionalisierung und die Einflussnahme des Staates, immer bedeutender werden. Betriebe stehen damit nicht nur im Wettkampf um Ressourcen und Kunden, sondern auch um institutionelle Legitimation. Nur wenn sie den institutionellen Erwartungshaltungen des Umfeldes entsprechen, erhalten sie die nötige Unterstützung. So können z.B. die Bemühungen der Pflege um eine Akademisierung oder die betrieblichen Angleichungen im Bereich der Leistungsdokumentation in diesem Sinne interpretiert werden. Dadurch, dass sich die Unternehmen den Erwartungen anpassen, werden ihre Betriebe immer isomorpher. Um den Erwartungen bezüglich der institutionellen Angleichung – zumindest nach außen – entsprechen zu können, bewegen sich Betriebe in einer *kontextuellen Doppelstruktur* (Türk 1989: 39): In einem materiellen Kontext geht es um Effizienz, in einem

---

[39] Vgl. zu einem Überblick zu den evolutionstheoretischen Ansätzen Reinspach (1994: 48ff.) und die dort angegebene Literatur.

normativen Kontext um Legitimation. Den damit verbunden widersprüchlichen Anforderungen versuchen Betriebe durch eine Entkoppelung der materiellen und institutionellen Kontexte und durch Vertrauensbildung zu begegnen. So neigen Organisationen zum Aufbau einer möglichst undurchdringlichen Legitimationsfassade, etwa mit Hilfe eines förderlichen Images oder der Etablierung einer Unternehmensphilosophie. Gerade für Gesundheitsbetriebe, die Vertrauensgüter produzieren und immer im besonderen Interesse der Öffentlichkeit stehen, ist dies von großer Bedeutung.

Ähnlich wie die vorgestellten Ansätze geht der *Social-Ecology-Ansatz* oder auch *Collectiv-Action-View* von einer Vielzahl historischer, politischer, ökonomischer und sozialer Faktoren aus, die die Handlungsmöglichkeiten der einzelnen Organisation determinieren. Die zunehmenden Umweltinterdependenzen führen aber dazu, dass sich die Betriebe zu Kooperationen und Netzwerken sowie Verbänden zusammenschließen, um so Einfluss auf die Gestaltung der Rahmenbedingungen ihrer Branche nehmen zu können.

Mit der Betrachtung der evolutionstheoretischen Ansätze geraten die Makroperspektive und damit die bestimmenden Faktoren des Umfeldes ins Blickfeld der Unternehmensentwicklung. Rekonstruiert man die Entwicklungen in der Gesundheitsbranche, so kann man hier tatsächlich einen sehr hohen Selektionsdruck wahrnehmen, wie z.B. die sinkende Zahl von Krankenhäusern und die Reduktion der Betten belegen. Auch bezüglich der Angleichung der Strukturen kann eine Tendenz zur Isomorphie festgestellt werden. So tauchen etwa Gestaltungsansätze, wie das Prozessmanagement, auf, die von allen Betrieben schrittweise adaptiert werden, um den Anschluss an die Mitwettbewerber nicht zu verlieren. Auch werden die institutionellen Erwartungen der Öffentlichkeit und der Politik immer deutlicher. Qualitätsstandards und Behandlungsleitlinien ebenso wie eine Professionalisierung der Mitarbeiterinnen werden eingefordert und vorausgesetzt. Vertrauensbildende Maßnahmen, wie eine verstärkte Öffentlichkeitsarbeit, sind die Folge, ebenso wie die Tendenz, sich zu immer größeren Unternehmensketten, z.B. durch Fusionen, zusammenzuschließen.

Im Gegensatz zu einer voluntaristischen Sichtweise von Management, die von der Annahme der „Machbarkeit" ausgeht, relativieren die evolutionstheoretischen Modelle die Vorstellung der vollständigen Handlungsfreiheit der Führung. In einer langfristigen Perspektive unterliegen die Unternehmen extern vorgegebenen Bedingungen, die sie zu Anpassungen zwingen; dennoch können Unternehmen Strategien entwickeln, um ihre Rahmenbedingungen, z.B. durch Kooperationen und verbandliche Einflussnahme, zu verändern. Strategien dienen dazu, neue Wege zu beschreiten und nach neuen Spielregeln im Markt zu suchen, um durch das Finden einer neuen Nische die vorgegebenen Invarianzen aufzubrechen. Trotz der aufgezeigten Beschränkungen kann man immer davon ausgehen, dass sich Gestaltungsspielraume für das Management durch strategisches Handeln erschließen lassen.

Handlungsspielräume des Managements

Trotz zahlreicher Beschränkungen geht das Konzept des Handlungsspielraums davon aus, dass es für Akteure in der Organisation grundsätzlich Wahlmöglichkeiten und damit Freiheitsgrade in ihren Handlungsvollzügen gibt (vgl. Sachs 1994: 16ff.).

> „The point is, that not only corporations but hospitals, schools, governments, and other organizations as well, all exhibit a great deal of variation, so management has a considerable choice of design." (Khandwalla 1977: 263)

Organisationen unterliegen zwar Zwängen, die aber nicht deterministisch interpretiert werden, da jede strukturierte Situation auch zugleich Freiräume beinhaltet, die für eine intentionale Gestaltung genutzt werden können. Der Handlungsspielraum ist damit durch zwei zentrale Elemente gekennzeichnet: die *Gestaltungsalternativen* und die *Constraints*, also die Grenzen des Spielraums.

> „Handlungsspielräume bezeichnen einen Ausschnitt der Bedingungen, unter denen (intentional) gehandelt wird, und verweisen gleichzeitig auf das Erkenntnisinteresse, mit dem diese Handlungsbedingungen untersucht werden: das Aufzeigen sowohl der Grenzen bzw. Restriktionen als auch der Möglichkeiten des Handelns, die mit dem Begriff des Spielraums bereits impliziert sind." (Sydow 1985: 257)

Der Handlungsspielraum umfasst den Entscheidungs-, Tätigkeits- und Kontrollspielraum. Damit beschreibt er das Ausmaß der Entscheidungskompetenz, Art und Umfang der Aufgabenfelder und Art und Weise der Aufgabenerledigung. Der Handlungsspielraum von Management beinhaltet insbesondere organisationale und gesamtsystemische Gestaltungsmöglichkeiten sowie die Definition der Handlungsspielräume der nachgeordneten Systemmitglieder.

Der Handlungsspielraum bezieht sich immer auf einen bestimmten Gegenstand, das *Handlungsfeld*. Die Alternativen können ergebnis- oder prozessorientiert sein und müssen für die gegebene Situation relevant sein. Handlungsalternativen sind nie statisch, sondern verändern sich insbesondere durch die *Lernprozesse* der Akteure. Eine zentrale Rolle in diesem Zusammenhang spielt die *Wahrnehmung*. Existenz und Wahrnehmung sind nicht identisch, d.h. auch wenn tatsächlich Freiheitsgrade im Handeln bestünden, haben sie keine Relevanz für den Akteur, da sie in seiner Wirklichkeitskonstruktion nicht vorkommen.

Auch die Restriktionen einer Situation unterliegen der Wahrnehmung. Die Constraints begrenzen tatsächlich oder vermeintlich die Handlungs- und Entscheidungsmöglichkeiten. *Aufgabenconstraints* liegen in den Merkmalen der Aufgaben selbst, wie Schweregrad, verfügbare Technologie usw. *Personenconstraints* dagegen beziehen sich auf die Einschränkungen in den Eigenschaften der Systemmitglieder, etwa durch Ausbildung oder durch den soziokulturellen Hintergrund. Wesentlich zur Qualifizierung der Constraints ist, inwiefern sie Bindungswirkung entfalten. Constraints sind grundsätzlich interessengebunden und Ausdruck von *Machtbeziehungen* im System.

Handlungsspielräume definieren die jeweilige Handlungsautonomie im System und erscheinen zumindest kurzfristig als fix. Langfristig sind sie veränderbar, dadurch dass neue Alternativen auftauchen und/oder die beschränkenden Rahmenbedingungen sich wandeln. Die Handlungsspielräume des Managements sind gekennzeichnet durch Aufgabenanforderungen, sog. *Demands*. Ihre Erfüllung unterliegt zwar Restriktionen, *Constraints*, aber dennoch gibt es immer, auch in einer noch so beschränkten Situation, Wahlmöglichkeiten, *Choices*. Nach Sachs (1994: 177ff.) stellen die Unternehmensverfassung, die übergeordnete Planung, interne und externe Kontrolle, die Art der Finanzierung und die (Leitungs-) Struktur die wesentlichen Rahmenbedingungen für das Handeln von Management dar. Ihre empirischen Untersuchungen im Krankenhaussektor bestätigen die Wahrnehmungsgebundenheit der Handlungsspielräume durch das Management. Die Ergebnisse zeigen, dass häufig mehr Einschränkungen, trotz objektiv gegebener Wahlmöglichkeiten des Handelns, wahrgenommen werden. Diese Wahrnehmungsdifferenzen führen dann zu Effizienzeinbußen, da Gestaltungsoptionen nicht realisiert werden.[40]

Im Bereich der Strategieentwicklung sieht Porter (1999a) den Handlungsspielraum des Managements durch externe, wie sie die evolutionstheoretischen Ansätze thematisieren, aber auch interne Faktoren bestimmt. Die externen Faktoren beziehen sich auf die spezifischen Gefahren und Gelegenheiten der Branche und auf die allgemeinen Erwartungen der Umwelt. Die Restriktionen des Wettbewerbes und die institutionellen Anforderungen durch die Umwelt werden explizit in den evolutionstheoretischen Forschungen aufgegriffen. Interne Faktoren, die den Handlungsspielraum begrenzen, sieht Porter in den Stärken und Schwächen der Organisation (vgl. Kap. 3), aber auch in den *subjektiven Werten* der wichtigsten Führungskräfte. Diese Werte spielen gerade in den häufig normativ ausgerichteten Gesundheitsbetrieben eine zentrale Rolle. Werte und Normen prägen in einer konstruktivistischen Sichtweise die Wahrnehmung und bestimmen, welche Strategien bzw. Gestaltungsalternativen zur Steuerung überhaupt zur Verfügung stehen. Die Gestaltungsoptionen werden dabei aber nicht nur über die externen Constraints und die internen Werte des Managements bestimmt, sondern sind in einer systemischen Sicht insbesondere auch abhängig von der selbstreferenziellen und operationalen Eigenlogik der Systeme.

Ansätze der systemischen und lebensweltlichen Steuerung

Gesundheitsbetriebe in systemischer Sicht sind dadurch gekennzeichnet, dass sie sich in Teilsysteme ausdifferenzieren. Durch ihre selbstreferenzielle Geschlossenheit orientieren sie sich in erster Linie an sich selbst und nehmen ihre Umwelt nur sehr selektiv im Rahmen ihrer eigenen Struktur wahr. Nach Willke (2009) ist diese Abgrenzung erforderlich, um die eigene Identität angesichts einer zuneh-

---

[40] Vgl. hierzu auch die empirische Untersuchung von Kraus (1998), die die Auswirkungen des Gesundheitsstrukturgesetzes auf die Handlungsspielräume des Krankenhausmanagements thematisiert.

menden Umweltkomplexität wahren zu können. In einer lebensweltlichen Betrachtung bedeutet die Ausdifferenzierung, dass ein System keine homogene Kontextgemeinschaft ausbildet, sondern die Teilsysteme durch jeweils spezifische Lebens- und Sprachformen gekennzeichnet sind. Das bedeutet, dass z.B. ein Krankenhaus zwar eine gemeinsame derivative Lebenswelt konstituiert, die einzelnen Berufsgruppen und Abteilungen aber nach jeweils spezifischen Regeln operieren, die sich a priori den anderen Teilsystemen nicht selbstverständlich erschließen. Für die Führung heißt dies, dass das Gesamtsystem, aber auch die Teilsysteme nicht mehr als mechanistische Input-/Output-Modelle im Sinne „trivialer Maschinen" (Schimank 1987: 53), bei denen ein bestimmter Input zu einem prognostizierbaren Output führt, konstruiert werden können. Vielmehr zeichnen sich selbstreferenzielle Systeme als „nicht-triviale Maschinen" durch einen „*Withinput*" (Easton 1965: 27) aus, der durch die jeweilige Eigenlogik des Systems bestimmt wird. Interventionen des Managements müssen damit immer die Systembarriere überwinden und anschlussfähig an das „eigensinnige" Verhalten des Systems sein. Intentionale Steuerungseingriffe in den Betrieb werden damit ausgesprochen problematisch.

> „Interventionen in selbstreferentielle Systeme können also nicht nach dem Modell des unmittelbaren Durchgriffs, der zentralen Planung, der direkten Steuerung, insgesamt also der linearen, instrumentellen Verursachung von bestimmten Wirkungen ablaufen, sondern vielmehr in Form einer *Konditionierung der Selbststeuerung*." (Willke 1987: 12; Hervorhebung im Original)

Interventionen, die der selektiven Struktur des Systems nicht genügen, werden gar nicht wahrgenommen oder führen zu unerwarteten dysfunktionalen Ergebnissen. Die Steuerung des Systems kann damit nur sehr indirekt über eine Veränderung der Kontextbedingungen erfolgen. Diese gehen in das System ein und wirken sich als „Interpunktion *systemeigener* Prozesse" (Willke 1993: 129; Hervorhebung im Original) aus.

Kontextsteuerung setzt voraus, dass innerhalb des Betriebes Prozesse der *Selbststeuerung* zugelassen sind. Dies bedeutet, die Organisation muss die Möglichkeit erhalten, dass sich Teilsysteme ausdifferenzieren können, denen entsprechende Ressourcen und Entscheidungskompetenzen zugeordnet werden. Eine weitere Option für Prozesse der Selbststeuerung stellt die Rücknahme des alleinigen Führungsanspruchs der (verfassungsmäßigen) Leitungsorgane dar. Eine weitere Voraussetzung für Selbststeuerung ist – trotz der Binnendifferenzierung – ein „Mindestmaß an gemeinsamer Orientierung oder 'Weltsicht'" (Willke 1993: 58). Der Aufbau einer gemeinsamen Sicht der Welt im Gesundheitsbetrieb erfolgt über den Einbau reflexiver Strukturen in das System. *Reflexion* bedeutet, dass das System Selbstbeschreibungen vornimmt, die zugleich das Eingebundensein in ein Gesamtsystem mitthematisieren. D.h., das Krankenhaus oder die Altenpflegeeinrichtung thematisieren vor dem Hintergrund ihrer Tiefenstruktur[41] ihre *Identität*

---

[41] Der Begriff der Tiefenstruktur umfasst die lebensweltlichen Regeln, während die Oberflächenstruktur sich in Regelmäßigkeiten äußert, die ein Außenstehender beobachten kann.

und berücksichtigen zugleich, dass sie immer in einer aus anderen Systemen bestehenden Umwelt operieren. Ob sich der Betrieb als feindliche oder förderliche Umwelt für andere versteht, findet seinen Ausdruck in der jeweiligen Selbstbeschreibung. Damit ist systemische Steuerung immer abhängig von der lebensweltlichen Fähigkeit der *Empathie*, also dem Vermögen, Ereignisse auch immer vor dem Hintergrund der Sicht des jeweils anderen Systems wahrzunehmen.

Empathie ist einerseits von der Zugänglichkeit und Verarbeitungsfähigkeit von Informationen abhängig. Andererseits setzt sie aber auch *Kommunikations- und Handlungsbereitschaft* voraus. Nur dadurch kann es zu einer Parallelisierung der Realitätskonstrukte kommen, vor deren Hintergrund dann eine gemeinsame Situationsdefinition möglich wird. Nur in dem Maße, in dem sich Kontexte bzw. Lebens- und Sprachformen angleichen und damit entsprechende Übersetzungsleistungen möglich werden, kann das andere System auch „verstanden" werden. Wichtig ist also, dass *systemische Diskurse* im Gesundheitsbetrieb etabliert werden, die der Kommunikation und wechselseitigen Sozialisation dienen und damit den Aufbau von Empathie fördern. Die *Durchlässigkeit* der Teilsystemstrukturen erlaubt einen Teilnehmerwechsel innerhalb der organisatorischen Verhandlungs- und Entscheidungsarenen des Betriebes und fördert damit eine Annäherung der jeweiligen Selbstbeschreibungen. Die Selbststeuerung der Teilsysteme, wie Abteilungen und Stationen, auf der Grundlage reflexiver Prozesse umfasst aber auch Elemente einer *zentralen* Steuerung, die insbesondere auf die Berücksichtigung gesamtsystemischer Belange abzielt.

> „Selbst bei wachsender Fähigkeit der Teile zu Reflexion und Selbstthematisierung ist Selbststeuerung der Teilbereiche doch zwingend beschränkt auf die Einhaltung von Kompatibilitätsbedingungen und mithin auf eine weitgehende statische Re-Integration und Koordination des Ganzen. Dies ist solange unschädlich, als das Ganze ... seine Überlebensfähigkeit schon durch Anpassung an kontinuierlich sich verändernde Umweltbedingungen gewährleisten kann. Wo über Anpassung hinaus aktive Steuerung erforderlich ist, dort reicht die Selbststeuerung der Teile nicht aus. Unumgänglich ist hier eine intentionale Kontrolle möglicher Entwicklungspfade auf jene Optionen, die (minimal) größere Katastrophen vermeiden und (optimal) die Entwicklungsbedingungen des Ganzen verbessern." (Teubner, Willke 1984: 14)

Um die Einheit in der Vielfalt der Teilsysteme zu gewährleisten, muss die Selbststeuerung mit Elementen der *Fremdsteuerung* verbunden werden. Diese Steuerung kann freilich nur über eine sehr indirekte Beeinflussung der Kontextbedingungen geschehen. Als Instrument der Kontextsteuerung stellt *Interferenz* den Versuch dar, eine gemeinsame Sprache als Grundlage für die Kommunikation im Gesundheitsbetrieb zu schaffen. Spezifische Planungssprachen können als Versuch in diesem Sinne gewertet werden. I.d.R. wird aber die Umgangssprache und nicht

---

Veränderungen in der Oberflächenstruktur müssen damit immer auf die Grammatik der Tiefenstruktur Bezug nehmen. Vgl. hierzu auch Kirsch (1992: 134ff.) und Kirsch et al. (2009: 241).

Spezialsemantiken die Ressource darstellen, vor deren Hintergrund man sich zu verständigen sucht (vgl. Habermas 1992: 422). Durch das Bemühen, sich in einer systemübergreifenden Sprache zu verständigen, wächst die Chance, die Konsequenzen des eigenen Handelns für andere abzuschätzen. Im Falle der *Modulation* als weiterem Instrument der Kontextsteuerung werden die Operationen der Teilsysteme durch das Setzen von Rahmenbedingungen, z.B. durch die Zuteilung von Ressourcen bzw. Budgets, beeinflusst. Dadurch wird versucht, die Prozesse im Betrieb in bestimmte Bahnen zu lenken. Und schließlich wird durch *Konditionierung* erreicht, dass bestimmte Reaktionen im System hervorgerufen werden. Durch das Setzen von Stimuli, z.B. durch die Gewährung von Anreizen, werden bestimmte systemische Aktivitäten bewusst ausgelöst.

> Selbststeuerung durch Selbstorganisation

> Fremdsteuerung durch prozedurale Führung

> Systemische Diskurse

> Aufbau reflexiver Strukturen

> Selbstthematisierung von Identität

> Aufbau einer gemeinsamen Sprache durch Interferenz

> Modulation durch das Setzen von Rahmenbedingungen

> Konditionierung durch Stimuli

> Empathie und Kommunikation

Abb. 2.4: Aspekte der kontextuellen Steuerung

Vergegenwärtigt man sich die Aspekte einer *kontextuellen Steuerung* (vgl. Abb. 2.4), so wird deutlich, dass sich das Führungshandeln im Gesundheitsbetrieb im Rahmen einer systemischen Steuerung immer mehr von einem *substantiellen* Handeln, das inhaltliche Anweisungen gibt, zu einem *prozeduralen* Führungshandeln entwickeln muss. Durch die Ausbildung von abteilungsdurchlässigen und disziplinenübergreifenden Strukturen werden Möglichkeiten des wechselseitigen Austausches zur Angleichung der Kontexte und Sprachformen gegeben, die in die jeweilige Weltsicht eingehen und eine Verständigung über Systemgrenzen hinweg erlaubt. Voraussetzung für den Aufbau reflexiver Strukturen ist die Fähigkeit zu Empathie.

Führung versteht sich vor diesem Hintergrund als zuständig für die Gestaltung der Rahmenbedingungen im Sinne einer „Arenaregelung".[42] Damit ist Führung mit einem *Katalysator* zu vergleichen, der Anstöße für bestimmte Steuerungs- und Formierungsprozesse gibt, denn Betriebe brauchen als Steuerungsinstanzen „. . . not doers and commanders, but catalysts and cultivators of a selforganizing system in an evolving context . . ." (Malik, Probst 1984: 118).

Zusammenfassend lässt sich festhalten, dass die Steuerung von Gesundheitsbetrieben sowohl externen Restriktionen durch die evolvierenden und selektiven Umfeldbedingungen als auch Einschränkungen durch die selbstreferenzielle, operational-geschlossene Eigenstruktur der Systeme unterliegen. Dennoch erschließen sich dem Management immer Handlungsspielräume der Gestaltung. Die Elemente der kontextuellen Selbststeuerung umfassen dabei sowohl systemische als auch lebensweltliche Elemente. Selbststeuerung ist immer aus einer gesamtsystemischen Sicht mit Fremdsteuerung verbunden, auch wenn die Machbarkeitsvorstellungen relativiert werden müssen. Führungshandeln entwickelt sich immer mehr zu einem prozeduralen Führen im Sinne von Kultivieren und Katalysieren unterschiedlicher Anforderungen und Interessen. Diese gilt es, im Rahmen der unternehmenspolitischen Prozesse im Gesundheitsbetrieb aufzugreifen und zu bearbeiten.

2.4 Unternehmenspolitische Prozesse in Gesundheitsbetrieben

Die entwicklungsorientierte Steuerung von Gesundheitsbetrieben erfolgt vor dem Hintergrund einer konzeptionellen Gesamtsicht, die Ausdruck der Politik des Unternehmens ist (vgl. Kap. 2.2). Die Unternehmenspolitik stellt den Inbegriff der grundlegenden Maximen, also der zentralen Ziele und Strategien der Organisation dar. Die Formulierung der Unternehmenspolitik obliegt den dafür in der Verfassung autorisierten Leitungsgremien. Bei der Ausgestaltung der politischen Prozesse werden Aspekte relevant, die darauf zurückzuführen sind, dass Gesundheitsbetriebe in ihrem Umfeld einer Vielzahl von Interessen und Ansprüchen zu genügen haben. Die Aufgabe der Unternehmenspolitik ist es, diese im Rahmen ihrer Zielbildung zu berücksichtigen und zu einem Ausgleich zu führen. Diese Gestaltungsaufgabe obliegt dem politischen System der Organisation. Durch die zunehmende Binnendifferenzierung der Unternehmen kann man nicht mehr von eingipfligen Leitungsstrukturen ausgehen. Das politische System von Gesundheitsbetrieben weist vielmehr mehrgipflige, polyzentrische Strukturen auf (2.4.1). Die damit verbundene interne und externe Interessenpluralität

---

[42] Der Begriff der Arenaregelung bezieht sich auf die Theorie kollektiver Entscheidungsprozesse. Um die Komplexität von Problemlösungsprozessen abzubilden, werden Arenen geschaffen, in denen selbstorganisierend die relevanten Betroffenen bzw. Kontexte Zugang haben. Vgl. hierzu Kirsch (1988: 153ff.), Kirsch et al. (2009: 18f., 168ff.) und Kap. 2.4.2.

gilt es im Rahmen von betrieblichen Verhandlungssystemen und kollektiven Entscheidungsprozessen zu bändigen, um eine Einheit in der Vielfalt und damit eine einheitliche strategische Ausrichtung des Unternehmens zu gewährleisten (2.4.2).

2.4.1 Gesundheitsbetriebe als interessenpluralistische Systeme

Das Handeln von Gesundheitsbetrieben vollzieht sich in einem pluralistischen Feld, das eine Vielzahl von Interessenten und Betroffenen umfasst, deren Ansprüche in den unternehmenspolitischen Prozessen der Organisation Berücksichtigung finden müssen (vgl. Kirsch et al 2009: 31). Diese Interessenten stehen dem Betrieb i.d.R. nicht nur als Einzelpersonen gegenüber, vielmehr schließen sie sich zu Koalitionen und Organisationen zusammen. Sie konstituieren damit relevante Systeme im betrieblichen Umfeld, die sich wiederum durch eine spezifische Eigenlogik der Operationen und eigene Lebens- und Sprachformen abgrenzen.

Die Stakeholder und Shareholder von Gesundheitsbetrieben

Bei der Diskussion um die Anspruchsgruppen des Betriebes nehmen die Shareholder, also die Anteilseigner, eine prominente Rolle ein. Bei Gesundheitsbetrieben, die als erwerbswirtschaftliche Unternehmen verfasst sind, sind das die Eigenkapitalgeber, also z.B. die Gesellschafter der GmbH oder die Aktionäre der AG. Bei gemeinwirtschaftlichen Betrieben sind es die jeweiligen öffentlichen und freien Träger, wie Kommunen, Ordensgemeinschaften und Wohlfahrts- bzw. Sozialverbände. Der *Shareholder Value* sieht im Wert des Unternehmens für die Anteilseigner das zentrale Kriterium für die Messung des Unternehmenserfolges. Dadurch, dass die Eigentümer das finanzwirtschaftliche Risiko für das Unternehmen tragen, müssen ihre Interessen vor allen anderen Mitgliedern und Anspruchsgruppen in der Unternehmenspolitik Berücksichtigung finden, so die zentrale Begründung für die Ausrichtung aller Aktivitäten des Betriebes auf die Befriedigung der Eigentümerinteressen.

Der Shareholder Value-Ansatz beschreibt den Wert (Value) eines Anteils (Share) für den Anteilseigner am Unternehmen. Dieser Wert muss nicht mit dem Bilanzwert oder bei börsennotierten Unternehmen mit dem Aktienkurs übereinstimmen. Grundsätzlich gibt es unterschiedliche Methoden, um den Shareholder Value zu berechnen.[43] Ziel der Analyse des Shareholder Value ist es, die *Wertsteigerung* des Unternehmens, insbesondere bei der Beurteilung von Unternehmensakquisitionen zu erfassen. Die zentrale Bewertungskomponente stellt dabei der *Free Cash Flow*, also der Teil des erwirtschafteten Zahlungsüberschusses dar, der zur Ausschüttung an die Eigen- bzw. Fremdkapitalgeber zur Verfügung steht. Unter einer rein monetären Betrachtungsweise müssen die Wettbewerbsvorteile

---

[43] Vgl. Müller (2000: 43ff.) sowie Bea, Haas (2009: 82ff.) und die dort angegebene Literatur.

durch das Geschäft höher als die Kapitalkosten sein und sich im freien Cash Flow niederschlagen. Dieser berücksichtigt in seinem Barwert zudem die Risikoneigung, bzw. Mindesterwartungen an Kapitalverzinsung der Kapitalgeber durch eine entsprechende Diskontierung. Positiv bei der Ermittlung des freien Cash Flow wirken sich zum Betriebsergebnis (vor Steuern und Zinsen) die Abschreibungen und Nettozuführungen zu den langfristigen Rückstellungen aus, die um Steuerzahlungen, Ersatz- und Erweiterungsinvestitionen in das Anlagevermögen und Erhöhungen des langfristigen Umlaufvermögens zu kürzen sind. Bei der Ermittlung des Unternehmenswertes wird der Barwert des freien Cash Flow errechnet, der die Risikoneigung bzw. Mindestrenditeerwartung der Kapitalgeber berücksichtigt. Zudem finden die diskontierten Werte der betriebsnotwendigen und nicht-notwendigen Aktiva Eingang in die Bewertung. Aufgabe des Managements ist es, die Werttreiber, die den freien Cash Flow beeinflussen, wie z.B. Umsatzwachstum, Anlagevermögen, Nettoumlaufvermögen oder Kapitalkosten, zu steuern.

Der Shareholder-Ansatz ist nicht ohne Kritik geblieben: Trotz der Aufwändigkeit des Modells, kann die betriebliche Komplexität nicht umfassend abgebildet werden, zumal Prognoseungenauigkeiten nicht zu vermeiden sind. Zudem werden Wirkungszusammenhänge zwischen den Werttreibern vernachlässigt und qualitative Einflussfaktoren gänzlich ausgeblendet. Bestandteile der Wertsteigerungsanalyse werden unterschiedlich definiert, was zu einer Methodenunsicherheit führt, so dass Horvath, Kaufmann (1998: 39) vermuten, dass nicht einmal ein Drittel der 30 größten deutschen Unternehmen in der Lage sind, das tägliche Handeln mit diesem Ansatz zu verbinden. Die Hauptkritik setzt jedoch an der normativen Grundaussage an:

> „Die normative Grundaussage der Shareholder-Value-Konzepte lautet (zumindest in der angelsächsischen Grundversion), dass das Management der Unternehmung, welches die Eigentümer vertritt, den Shareholder Value zu steigern und keine anderen Zielsetzungen zu verfolgen hat. Die Ansätze ... implizieren zum einen, dass es eine und nur eine Anspruchsgruppe in der Unternehmung gibt, die artikulieren kann, welche Zielvorstellungen in der Unternehmung vorherrschen. Bei dieser Anspruchsgruppe handelt es sich um die Eigentümer der Unternehmung. Und die Ansätze gehen zum anderen davon aus, dass die Eigentümer am Aktionärsvermögen als Zielgröße einer Unternehmung ansetzen. Dabei wird angenommen, dass diese Anspruchsgruppe ausschließlich an einer Maximierung des Aktionärsvermögens interessiert ist." (Schmid 1998: 220f.)

Gerade bei Gesundheitsbetrieben kann man davon ausgehen, dass die Eigentümer und Träger dieser Einrichtungen nicht ausschließlich Eigeninteressen im Auge haben, vielmehr verfolgen diese aufgrund der Aufgabenstellung auch soziale bzw. Gemeinwohlinteressen.[44] Zudem kann man a priori nicht annehmen,

---

[44] Bereits Oettle (1983) weist in diesem Zusammenhang auch für erwerbswirtschaftlich orientierte Gesundheitsbetriebe auf deren Sozialbindung in der Zielsetzung hin, wenn er diese Unternehmen als sog. ständische Betriebe bezeichnet.

dass Managementinteressen und Eigentümerinteressen immer deckungsgleich sind. Gerade Gesundheitsbetriebe bewegen sich in einem interessenpluralistischen Feld. Um hier langfristig überleben zu können, muss ein *werteorientiertes Management* nicht nur für die Anteilseigner, sondern insbesondere für die Kundinnen, die Mitarbeiterinnen, die Lieferanten und für die Gesellschaft Werte schaffen. Um den Unternehmenswert langfristig (auch für die Anteilseigner) zu steigern, müssen im Handeln und der Zielbildung des Managements die Ansprüche einer Vielzahl von Interessenten und Betroffenen mitberücksichtigt werden. Diesen Sachverhalt formalisiert der *Stakeholder-Ansatz*.

Der von Freeman (1984) entwickelte Ansatz wird insbesondere im angloamerikanischen Raum als ein Managementkonzept für den öffentlichen Sektor und für Krankenhäuser angesehen (vgl. Sachs 1994: 265ff.). Als Stakeholder werden Individuen oder Gruppen bezeichnet, die Einfluss auf die Zielbildung des Betriebes nehmen können bzw. von den betrieblichen Zielen betroffen sind. Als effizient erweist sich eine Organisation, die in der Lage ist, die entsprechenden Ansprüche angemessen zu berücksichtigen. Die Effizienzkriterien der Organisation werden damit nicht einseitig vom Unternehmen definiert, sondern in einem Interaktionsprozess mit den relevanten Interessenten(-gruppen) entsprechend ihrer jeweiligen Machtpotenziale ausgehandelt.[45]

Ausgangspunkt hierbei ist, dass das Unternehmen die wesentlichen Stakeholder identifiziert und ihre Ansprüche (Stakes) bestimmt. Diese können materieller und immaterieller Natur sein und sich u.a. auf ökonomische, soziale, ökologische oder politische Forderungen beziehen. Gerade Gesundheitsbetriebe sind dabei nicht nur mit dem Anspruch des Kunden nach einer individuellen Gesundheitsleistung konfrontiert, sondern mit einer Vielzahl von Ansprüchen aus dem Umfeld, die sich auf kollektive soziale und gesellschaftliche Bedürfnisse beziehen. Des Weiteren werden die jeweiligen *Machtgrundlagen* der einzelnen Stakeholder beurteilt. Von Bedeutung in diesem Zusammenhang ist, ob die Gruppen u.U. dazu neigen sich zu Koalitionen zusammenzuschließen, um dadurch ihr Machtpotenzial auszubauen. Schließlich gilt es, zu qualifizieren, inwiefern bisher auf die Ansprüche eingegangen wurde, und Strategien für einen angemessenen Umgang zu entwickeln.

Blair und Witehead (1988) entwickeln zur Analyse der Stakeholder-Ansprüche und Strategieentwicklung eine Vier-Felder-Matrix. Sie unterscheiden die Interessentengruppen dabei nach ihrem Bedrohungs- und Kooperationspotenzial. Das Bedrohungspotenzial ergibt sich aus der Macht der Interessenten bzw. der Abhängigkeit des Betriebes. Umgekehrt bedeutet die Abhängigkeit der Interessenten, dass von der Bereitschaft zur Kooperation ausgegangen werden kann. Unterstützende Stakeholder, die ein geringes Bedrohungs- und hohes Kooperationspotenzial darstellen, sind in das unternehmerische Handeln mit einzubezie-

---

[45] Vgl. zur Stakeholder-Analyse und zum Stakeholder-Dialog Vahs, Weiand (2010: 141ff.).

hen (vgl. Abb. 2.5). Die Anspruchsgruppen, die sowohl über ein niedriges Bedrohungs- als auch Kooperationspotenzial verfügen, stellen für das Unternehmen eine Randerscheinung dar und sind lediglich zu beobachten. Gegen diejenigen Interessenten, die das Unternehmen stark bedrohen können und denen auch eine geringe Kooperationsbereitschaft zugeschrieben wird, muss sich der Betrieb schützen. Von besonderer strategischer Bedeutung sind schließlich die sog. „Mixed-Blessing Stakeholder", zu denen eine wechselseitige Abhängigkeit besteht. Sie können einerseits von hohem Nutzen für das Unternehmen sein, es aber auch andererseits massiv schädigen. Mit diesen gilt es zusammenzuarbeiten. Von zentraler Bedeutung für die Einordnung der Anspruchsgruppen und die Entwicklung gezielter Strategien für deren Umgang ist der Sachverhalt, dass die Interessenten im Laufe der Zeit ihre Position verändern können. Dies muss in der Zielsetzung frühzeitig berücksichtigt werden.

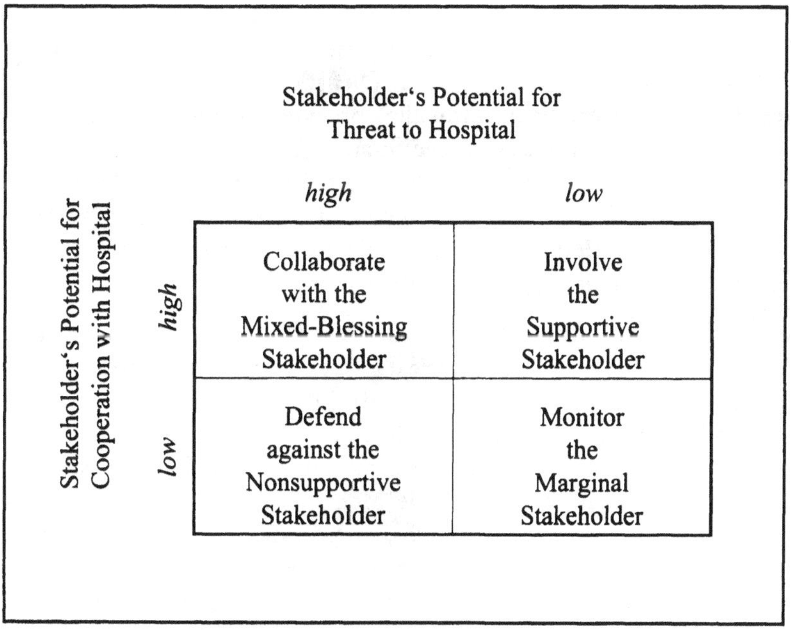

	Stakeholder's Potential for Threat to Hospital	
	high	*low*
high	Collaborate with the Mixed-Blessing Stakeholder	Involve the Supportive Stakeholder
low	Defend against the Nonsupportive Stakeholder	Monitor the Marginal Stakeholder

Stakeholder's Potential for Cooperation with Hospital

Abb. 2.5:   Generic Hospital Stakeholder Management Strategies

(aus: Blair, Whitehead 1988: 160)

So wurden z.B. im deutschen Gesundheitssystem die *Patientinnen* lange Zeit als zu vernachlässigende strategische Größe betrachtet. Durch die Entwicklungen hin zum Status der Kundin hat sich ihre Position aber stark verändert. So entwickeln sie sich etwa vom Supportive mit zunehmender Marktmacht hin zum Mixed-Blessing Stakeholder. Angesichts der Finanzierungslage hat sich auch die Position der Politik bzw. des *Gesetzgebers* von einer ursprünglich eher unterstützenden zu einer Mixed-Blessing Position hin verändert und in der Wahrnehmung mancher Gesundheitsbetriebe vielleicht sogar zu einer Nonsupportive, gegen die es sich zu verteidigen gilt. Wichtig in diesem Zusammenhang ist auch die Stärkung der Macht der *Kassen* gegenüber den Gesundheitsbetrieben. Während sie früher häufig nur als Ausführungsorgane wahrgenommen wurden, entwickeln sie sich immer mehr vom „Global Payer" zum „Global Player", der z.B. über Einkaufsmodelle an Marktmacht gewinnt und der besonderen Aufmerksamkeit bedarf.

Gesundheitsbetriebe stehen aufgrund der Bedeutung ihres spezifischen Gutes, das sie erstellen, im verstärkten Interesse der *Öffentlichkeit*. Zwar können die Gesundheitsbetriebe bisher von einer hohen Legitimation ihres betrieblichen Handelns in der Gesellschaft ausgehen, dennoch dürfen sie sich nicht mit einem Monitoring gesellschaftlicher Entwicklungen zufrieden geben, vielmehr müssen sie nun zunehmend aktive Strategien entwickeln, um ihre gesellschaftliche und zunehmend auch ökologische Verantwortung zu dokumentieren.[46] Zudem haben gesellschaftliche Veränderungen – wie etwa die Singularisierung und der Wertewandel – unmittelbar Auswirkungen auf ihre Leistungserstellung. In diesem Zusammenhang gilt es auch die Effizienzkriterien im Hinblick auf die zentralen internen Stakeholder, nämlich die *Mitarbeiterinnen*, zu überprüfen. Die Mitarbeiterinnen stellen in der personenbezogenen Dienstleistung die zentrale Ressource dar. Gerade in der Pflege, die turnusmäßig von einer quantitativen bzw. qualitativen Knappheit erfasst wird, sind aktive Strategien der Personalentwicklung und -bindung für den Erfolg des Unternehmens erforderlich. Zwar kann man bei einer Mehrzahl der Mitarbeiter sicherlich nach wie vor von einer starken normativen Bindung an die Betriebe ausgehen, die Anreizsysteme müssen aber auch hier der zunehmenden utilitaristischen Ausrichtung Rechnung tragen.[47]

Eine empirische Untersuchung von Fottler u.a. (1989) bestätigt für den Krankenhaussektor die Relevanz einer Vielzahl von Interessentengruppen, die zum Teil sehr unterschiedliche Ansprüche stellen. Die erhobenen Forderungen und die bestehenden Abhängigkeiten sowie Entwicklungstendenzen der Stakeholder-Positionen werden vom Management jeweils sehr unterschiedlich beurteilt. Zudem ignorieren die meisten Betriebe die Mehrzahl ihrer Stakeholder und konzentrieren sich nur auf die drei Anspruchsgruppen, die sie für besonders einflussreich erachten. Dieses Ergebnis kann bezüglich seiner Relevanz auch für deutsche Gesundheitsbetriebe angenommen werden. Auch hier ist zu vermuten, dass

---

[46] Vgl. zur Diskussion um die Notwendigkeit zur Übernahme gesellschaftlicher und ökologischer Verantwortung durch die Unternehmen auch Kreikebaum (1997: 150ff.) sowie Hinterhuber (2004a: 136ff.).

[47] Die Unterscheidung geht auf die Typologie von Etzioni (1973) zurück: Im Falle einer normativen Bindung an die Organisation leisten die Mitglieder ihre Beiträge aufgrund emotionaler und moralischer Aspekte, da sie sich mit der Organisation identifizieren. In utilitaristischen Organisationen beruht die Teilnahme auf der bewussten Abwägung der Vor- und Nachteile der Austauschbeziehung. Bei Zwangsorganisationen leisten die Mitglieder schließlich ihre Beiträge, da sie Sanktionen befürchten, bzw. – wie im Falle einer Strafvollzugsanstalt – dazu gezwungen sind. Die Typen der Bindungen können sich im Laufe der Organisationszugehörigkeit verändern bzw. in Mischformen auftreten.

das Management i.d.R. nur die Ansprüche weniger Interessenten berücksichtigt und bezüglich ihrer Positionierung zu unterschiedlichen Einschätzungen kommt. Die Anwendung der vorgestellten Typologie kann jedoch zu einer diskursiven Auseinandersetzung über die abweichenden Einschätzungen anregen und dazu beitragen, dass sich die Handlungsorientierungen im Unternehmen angleichen und Strategien entwickelt werden, die zu einer Wertsteigerung für eine Vielzahl der Interessenten und Betroffenen und damit letztlich auch zu einem (messbaren) Erfolg für die Anteilseigner führen. Die Aufgabe, die unterschiedlichen Interessen zum Ausgleich zu bringen, obliegt dabei dem politischen System der Unternehmung.

Das politische System der Unternehmung

Mit der Fragestellung, wie mit den Forderungen der Anspruchsgruppen in der Unternehmung umgegangen wird, hat sich insbesondere die Theoriebildung der *Neuen Politischen Ökonomie* auseinandergesetzt.[48] Nach Easton ist es Aufgabe des politischen Systems der Organisation, die grundsätzlichen Ziele und Strategien der Unternehmenspolitik zu formulieren. Die durch die Verfassung festgelegten Organe, wie etwa der Vorstand eines Krankenhauses, produzieren als Output ihrer Entscheidungsprozesse von der Organisation autorisierte und damit verbindliche Entscheidungen. Diese wirken auf das inner- und außerorganisatorische Umfeld. Dabei wird neben dem Output aber auch immer ein *Outcome* als nicht intendierte Handlungsfolgen der Entscheidungen produziert (vgl. Easton 1965: 108ff.). Als Input gehen in das politische System die *Forderungen* der Anspruchsgruppen, wie etwa der Patienten nach einer kundenorientierten Leistungserstellung, ein. Diese können durch die Sichtweise der Mitglieder des politischen Systems, also z.B. durch die Vorstellungen der Krankenhausleitung zur Kundenorientierung, selbst wieder verändert werden. I.d.R. werden die Forderungen reaktiv aufgenommen und gebündelt bzw. sequenziell abgearbeitet. Häufig scheitern sie aber auch an den *Gate Keepern* des Systems, die den Zugang von Personen und Themen zu den jeweiligen Entscheidungsarenen kontrollieren, und versanden im System.

Grundsätzlich ist es die Zielsetzung des politischen Systems, die *Unterstützung* der relevanten Anspruchsgruppen, wie Mitarbeiter, Kunden und Öffentlichkeit, zu gewinnen und zu erhalten. Die Gewährleistung einer ausreichenden Unterstützung stellt damit die kritische Variable für das System dar. Unterstützung bedeutet, dass Leistungen (Ressourcen usw.) zur Alimentierung des politischen Zentrums bereitgestellt werden. *Spezifische* Unterstützung wird von der Erfüllung einer bestimmten Forderung abhängig gemacht. *Diffuse* Unterstützung ist dagegen

---

[48] Die Theoriebildung der Neuen Politischen Ökonomie (synonym werden auch die Begriffe „Ökonomische Theorie der Politik" oder „Theory of Collective Action" verwendet) versucht mit dem Instrumentarium der Ökonomie politische Strukturen und Prozesse sowie das Verhältnis zwischen Wirtschaft und Politik zu erfassen (vgl. Kirsch, G. 1983: 1). Vgl. hierzu auch Kirsch et al. (2009: 28ff.).

unabhängig von der Erfüllung bestimmter Forderungen (vgl. Easton 1965: 171ff.).

Falls die Anforderungen des Interessenten nicht angemessen erfüllt werden, stehen ihm nach Hirschman (1974: 4) als Reaktion auf die „wachsende ... Nicht-übereinstimmung mit den Grundsätzen und Aktionen der Organisation" grund-sätzlich zwei Handlungsoptionen zur Verfügung: die Abwanderung und der Widerspruch. Im Zuge der *Abwanderung* stellt das Mitglied seine Austauschbezie-hungen mit der Organisation ein bzw. verlässt die Organisation. Dieser ökono-mische Korrekturmechanismus der Unternehmenspolitik funktioniert allerdings nur, wenn die Anzahl der Abwanderer so groß ist, dass die Unzufriedenheit auch wahrgenommen wird und das politische System um seine Unterstützung fürch-ten muss. Betrachtet man sich die hohen Fluktuationszahlen gerade im Bereich des Pflegepersonals, können diese durchaus als ein Korrektursignal interpretiert werden. *Widerspruch* als weiterer, nicht marktlicher Mechanismus bedeutet,

> „... daß man als Kunde oder Mitglied den Versuch macht, die Praktiken, Grund-
> sätze der Firma, bei der man kauft, bzw. der Organisation, der man angehört, zu
> ändern. Als Widerspruch gilt dabei jeder wie immer geartete Versuch, einen un-
> günstigen Zustand zu verändern, anstatt ihm auszuweichen, sei es durch individu-
> elle oder kollektive Petition an die unmittelbar Verantwortlichen, durch Berufung
> an eine höhere Stelle in der Absicht, einen Führungswechsel zu erzwingen, oder
> durch verschiedene Arten von Aktionen und Protesten, einschließlich jener, die
> zur Mobilisierung der öffentlichen Meinung dienen sollen." (Hirschman 1974: 25)

Widerspruch kann sich in vielfältiger Weise äußern. Die Reaktionsmöglichkeiten können von der Beschwerde und der Leistungsreduktion bis hin zur Mobilisie-rung der Öffentlichkeit über die Medien reichen. Die Betroffenen können der Organisation als Individuen gegenübertreten oder ihre Verhandlungsmacht durch die Bildung von Koalitionen und den Zusammenschluss in Interessen-gruppen, wie sie etwa die Berufsverbände darstellen, stärken. Für das Manage-ment ist es von Bedeutung, dass sich der Widerspruch aktiv äußert, auch wenn dieser Weg zunächst unbequem erscheint und mit höheren Kosten (z.B. der Konfliktlösung) verbunden ist, da nur so Verbesserungen in die Wege geleitet werden können. In diesem Sinne ist ein systematisches *Beschwerdemanagement*[49] für interne und externe Mitglieder des Gesundheitsbetriebes von Bedeutung, da es hilft, die Unterstützung für das politische System langfristig zu sichern. Mitglie-der, die widersprechen, zeigen Engagement und Loyalität für ihr Unternehmen. *Loyalität* beinhaltet die Annahme, dass sich die Dinge bessern werden. Loyalität stellt damit die informelle Schranke dar, die Mitglieder an der Abwanderung hindert (vgl. Hirschman 1974. 66ff.). Sie bindet die Mitglieder an die Organisati-on und eröffnet dadurch dem Management Handlungsspielräume.

Das politische System der Unternehmung ist ein dynamisches System. Durch die Verarbeitung der Forderungen in Form von autorisierten Entscheidungen gehen

---

[49] Vgl. zu einem Überblick z.B. Stauss, Seidel (2007).

diese in das inner- und außerorganisatorische Umfeld ein, verändern dieses und wirken durch die Modifikation bzw. Produktion neuer Forderungen wieder auf das System ein. Das politische System ist damit über Rückkoppelungsschleifen an sein Umfeld gebunden. Dadurch, dass es über seine Entscheidungen wiederum die Forderungen und die Unterstützung beeinflusst, wird das System selbstreferenziell und entwickelt sich weiter. Die Steuerungsmechanismen des Widerspruchs, der Loyalität und der Abwanderung sind hierbei von Bedeutung.

Organisationen zeichnen sich dadurch aus, dass sie sich in Teilsysteme ausdifferenzieren. Das Gesetz der „Requisite Variety" von Ashby geht davon aus, dass die Leitungsstrukturen eines Betriebes die Umweltkomplexität zumindest annähernd abbilden müssen, um sie verarbeiten zu können. Vor diesem Hintergrund bilden sich in der Praxis von Gesundheitsbetrieben i.d.R. mehrgipfelige, polyzentrische Leitungssysteme aus.

Polyzentrische Führungsstrukturen

Die Unternehmenslandschaft ist dadurch geprägt, dass sich Betriebe zu immer größeren Agglomeraten zusammenschließen. Durch die allgemeinen wirtschaftlichen Globalisierungstendenzen neigen Unternehmen verstärkt zu grenzüberschreitenden Internationalisierungsaktivitäten. Gesundheitsbetriebe stehen erst am Anfang dieser Entwicklung. Doch auch in dieser Branche kann eine Tendenz zu Größenwachstum durch Fusionen und Zusammenschlüsse in Unternehmensketten festgestellt werden. Dieser Trend bringt mit sich, dass sich die Unternehmensgebilde immer mehr in relativ autonome Teilsysteme, z.B. durch eine Sparten- bzw. Profit Center-Organisation, ausdifferenzieren. Die Teilsysteme, wie etwa die Abteilungen eines Gesundheitsbetriebes, sind durch jeweils spezifische Lebens- und Sprachformen gekennzeichnet. Das bedeutet, dass Entscheidungen in diesen Teilsystemen entsprechend dem Eigensinn der Operationen der Abteilungen getroffen werden. Die Ausdifferenzierung in Teilsysteme führt dazu, dass man nicht mehr davon ausgehen kann, dass der Gesundheitsbetrieb von nur einem politischen System geführt wird. Vielmehr ist anzunehmen, dass jedes autonome Teilsystem eigene Führungsstrukturen, z.B. in Form einer kooperativen Sparten- bzw. Abteilungsleitung, ausbildet, die die Entscheidungen für den jeweiligen Unternehmensteil treffen. Auch wenn es ein übergeordnetes multiples Führungssystem etwa durch eine Konzernleitung gibt, tendieren die einzelnen Systeme aufgrund ihrer operational-geschlossenen, selbstreferenziellen Struktur zur Ausdifferenzierung eines eigenen Führungssystems. Vergegenwärtigt man sich die Überlegungen zu den spezifischen systemischen Merkmalen und Verhaltensweisen von Teileinheiten, so liegt ja gerade in der Binnendifferenzierung des Systems die Chance, die Umweltkomplexität angemessen bearbeiten zu können.[50]

---

[50] Vgl. hierzu auch die Diskussion zur Corporate Governance, die die Abgrenzung und Zusammenarbeit der internen und externen Leitungs- und Kontrollorgane des Unternehmens thematisiert und durch Kodices die Voraussetzungen für eine gute und verantwortungsvolle

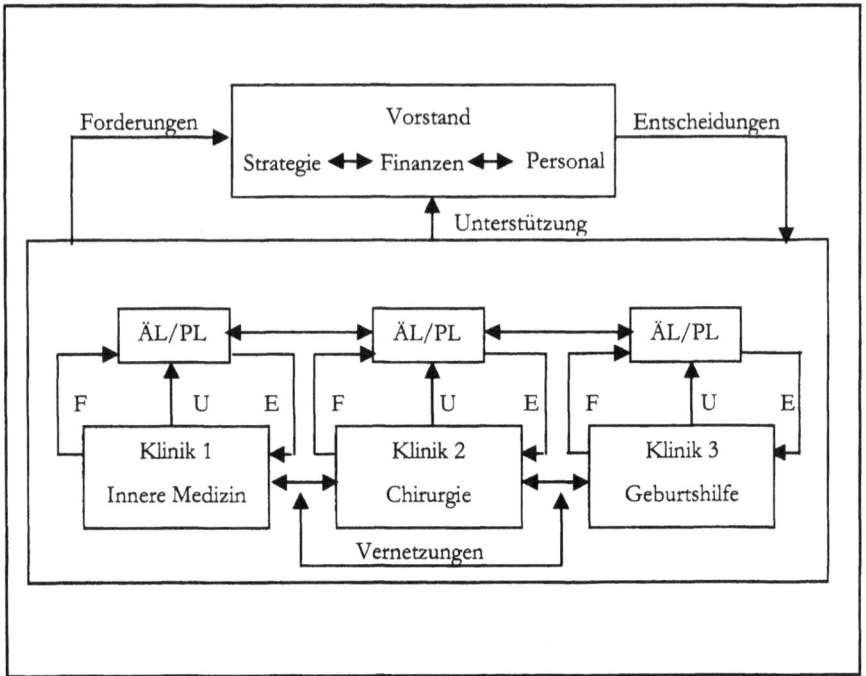

Abb. 2.6: Polyzentrische Führungsstrukturen im Krankenhaus

Geht man von mehreren Teilsystemen aus, so kann für die autonome Einheit jeweils wieder ein politisches System rekonstruiert werden. Damit besitzen Unternehmen mehrere politische Zentren und weisen sog. *polyzentrische Strukturen* auf (vgl. Obring 1992, Kirsch et al. 2009: 36ff.). So kann die Führungsstruktur eines Krankenhauses etwa durch das politische System des Vorstandes für Strategie, Finanzen und Personal beschrieben werden, dessen Domäne der Gesamtbetrieb ist. Kennzeichnet man die einzelnen Sparten bzw. Kliniken mit ihrer kooperativen Führungsstruktur aus Ärztlicher Leitung und Pflegedienstleitung als Teilsysteme, so bilden die Mitglieder der jeweiligen Spartenleitung für ihre Domänen zusammen etwa mit ihren Stellvertretungen und weiteren Führungskräften sowie Experten ihres Aufgabenbereiches (wie den Controlling- oder Qualitätsverantwortlichen) weitere politische Systeme im Gesundheitsbetrieb (vgl. Abb. 2.6). Entsprechend den spezifischen lebensweltlichen Führungspraktiken im jeweiligen Teilsystem werden nun Forderungen, etwa nach einer Flexibilisierung der Arbeitszeiten, erhoben und im politischen System nach der Eigenlogik der Struktur verarbeitet. Als Output bzw. Outcome werden Entscheidungen für die Domäne, d.h. etwa den Führungsbereich der Pflege, getroffen und damit spezielle und diffuse Unterstützung produziert. Die Art und Weise, wie die Bedürfnisse in Forderungen transformiert werden, wie mit diesen verfahren wird,

---

Unternehmensführung festlegt. Vgl. z.B. Bachert, Vahs (2007: 252ff.), Lohse (2008: 469ff.), Bea, Haas (2009: 86ff.) und Theuvsen (2011: 131ff.).

wie die Entscheidungen zu Vorgaben für die Domäne werden und wie über Rückkoppelungsprozesse Unterstützung generiert wird, kann dabei von System zu System unterschiedlich sein. So wird sich z.B. eine Sparte oder Abteilung systematisch mit Widerspruch in Form eines Beschwerdemanagements auseinandersetzen, während es der Führungspraxis eines anderen Teilsystems im Gesundheitsbetrieb entspricht, Konflikte nicht proaktiv wahrzunehmen.

Trotz der operational-geschlossenen und damit weitgehend autonomen Struktur der einzelnen Betriebsteile ist davon auszugehen, dass zwischen den Teilsystemen Vernetzungen aufgrund vielfältiger Interdependenzen bestehen, die wiederum zu Koppelungen der politischen Systeme in Form von Forderungen und Unterstützung führen. Thompson (1967: 54ff.) unterscheidet drei Formen von *Interdependenzen*. Bei der *gepoolten* Interdependenz leistet jeder Akteur einen Beitrag zu einem gemeinsamen Ganzen und zieht umgekehrt Nutzen aus dem Ganzen. Die Abhängigkeit von einem gemeinsamen Ressourcen-Pool ist Ausdruck dieser Interdependenzform. Im Vergleich dazu liegen *sequenzielle* Interdependenzen vor, wenn zwischen den Akteuren einseitige Input-/Output-Beziehungen bestehen, die aber wechselseitige Abhängigkeiten begründen. Die *reziproke* Interdependenz ist durch direkte wechselseitige Abhängigkeiten gekennzeichnet. Grundsätzlich kann davon ausgegangen werden, dass für die Teilsysteme in Gesundheitsbetrieben, z.B. Abteilungen oder Berufsgruppen, alle drei Formen von Interdependenzen bestehen. Alle Abteilungen greifen über die Budgetaufteilungen auf gemeinsame Ressourcen zurück und stehen im Rahmen der Leistungserstellung in Austauschbeziehungen, die etwa über das Instrument der internen Leistungsverrechnung abgebildet werden. Die wechselseitigen Abhängigkeiten führen dazu, dass zwischen den einzelnen Systemen Forderungen erhoben werden, die bei Entscheidungen in der eigenen Domäne Berücksichtigung finden, um die erforderliche wechselseitige Unterstützung zu erhalten. So wird man z.B. auf die Forderung der Nachbarabteilung bzgl. gewisser Prozessänderungen eingehen, weil man selbst auf ein reibungsloses Schnittstellenmanagement angewiesen ist.

Die Mitglieder der einzelnen politischen Systeme setzen sich nicht nur aus den in der Verfassung vorgesehenen Teilnehmern zusammen. Aufgrund des internen und externen Interessenpluralismus können Personen zum politischen System gerechnet werden, die aufgrund ihrer Expertenkompetenz oder ihres Machtpotenzials, wie z.B. Bankenvertreter, Eingang in die politischen Entscheidungsarenen finden.[51] Auch auf der Gesamtbetriebsebene können lebensweltliche Prakti-

---

[51] Kirsch (1997a: 151ff.) geht davon aus, dass sich in Unternehmen sog. dominierende Koalitionen ausbilden, die das Unternehmen beherrschen. Zum inneren Kreis gehören i.d.R. das Topmanagement und die aktiven Kapitaleigner. Zum zweiten Kreis gehören die übrigen Mitglieder der dominierenden Koalition, wie z.B. Arbeitnehmervertreter. Der dritte Kreis gehört nicht mehr zur dominierenden Koalition. Er umfasst aber alle Personen, die versuchen, auf politische Entscheidungen aktiv Einfluss zu nehmen. Der vierte Kreis umfasst schließlich all diejenigen, die sich als Anpasser verhalten und die Entscheidungen als gegeben hinnehmen. Vgl. hierzu auch Kirsch et al (2009: 30ff.).

ken die Zusammensetzung des politischen Systems beeinflussen. So mag z.B. im Bereich der Konzernleitung eine besonders erfolgreiche Führungskraft aus einem Unternehmensteil oder eine aus dem Aufsichtsrat längst ausgeschiedene „graue Eminenz" Einfluss auf die Entscheidungen haben. Häufig wechseln auch die einzelnen Mitglieder, die Eingang in das politische System finden, temporär und nach Themenstellung. Da Gesundheitsbetriebe in ihrem interessenpluralistischen Umfeld mit anderen Systemen über Interdependenzen vernetzt sind, kann das Umfeld selbst wiederum als polyzentrische Struktur beschrieben werden. Wie die Betriebsleitung aufgrund der inner- und außerorganisatorischen polyzentrischen Strukturen die Einheit in der Vielfalt bzw. die unterschiedlichen Interessen zum Ausgleich bringen kann, wird im Folgenden betrachtet.

2.4.2 Betriebliche Verhandlungssysteme und kollektive Entscheidungsprozesse

Gesundheitsbetriebe bewegen sich in einem inner- und außerorganisatorischen polyzentrischen Umfeld. Aufgabe des Managements ist es, die unterschiedlichen Interessen der internen und externen Stakeholder, die als Forderungen an das politische System herangetragen werden, in Verhandlungs- und Entscheidungsprozessen zu berücksichtigen und nach Möglichkeit zum Ausgleich zu bringen.

Verhandlungsprozesse im Betrieb

Polyzentrische Strukturen können als dezentrale intra- und interorganisationale Beziehungen zwischen autonomen Akteuren beschrieben werden. Die Interaktionen spielen sich auf horizontaler Ebene ab, auch wenn es durchaus – aufgrund der ungleichen Verteilung von Machtpotenzialen – zu asymmetrischen Interdependenzen kommen kann.[52] Nach Mayntz erfolgt die Abstimmung zwischen autonomen aber abhängigen Akteuren, wie etwa Abteilungen, die unterschiedliche aber interdependente Interessen verfolgen, durch *Austausch* und *Aushandeln* (Bargaining). Der Austausch bezieht sich nicht auf einen marktmäßigen Tausch von Gütern gegen Geld, sondern auf einen politischen Tausch von Forderungen und Unterstützung, der Verhandlungen erforderlich macht. *Verhandlungen* zielen typischerweise auf ein gemeinsames Ergebnis ab. Natürlich können Verhandlungen auch mit Taktiken der Manipulation, wie Drohungen und Überreden einhergehen, primär ist allerdings davon auszugehen, dass Akteure, z.B. die Vertreter

---

[52] Vgl. hierzu und zum folgenden Mayntz (1992a: 25ff.) und (1997: 239ff.), die ihre Theoriebildung im Rahmen der politischen Gesellschaftsforschung vor dem Hintergrund sog. Politiknetzwerke entwickelt. Vgl. hierzu auch das Konzept der Governance, in dem sie die politische Regelung von der Steuerung begrifflich abgrenzt. Das Konzept der Governance umfasst verschiedene politische Regelungsstrukturen und –formen, von der institutionalisierten zivilgesellschaftlichen Selbststeuerung, über die Zusammenarbeit privater Akteure mit staatlichen Akteuren (etwa im Rahmen der Public Private Partnership) bis hin zu hoheitlichem staatlichem Handeln, um kollektive Problemlösungen (etwa zum Thema Umweltschutz) oder kollektive Güter (wie etwa die Energieversorgung) zu produzieren (vgl. Mayntz 2009).

der einzelnen Abteilungen und Stationen, die in Verhandlungen eintreten, zu einem Kompromiss bereit sind. Kompromisse sind dadurch gekennzeichnet, dass im Falle eines Konfliktes Ausgangsforderungen schrittweise zurückgenommen werden (vgl. Benz 1991: 15).

Weitere Möglichkeiten, um einen Interessenausgleich in Verhandlungen herbeizuführen, sieht Scharpf (1991: 20ff.) in der Option der wechselseitigen *Ausgleichszahlungen* der Verhandlungspartner und in Form von *Koppelgeschäften*. Letztere sind dadurch gekennzeichnet, dass nicht nur über einzelne Streitpunkte (Issues), sondern über ganze Themenpakete verhandelt wird. Durch die inhaltliche Erweiterung der Entscheidungsarena soll vermieden werden, dass man sich auf einzelne Problemfelder kompromisslos festsetzt. Mit der Erweiterung des Verhandlungsbereichs wird zugleich der „*Win Set*", also der mögliche Lösungsraum, erweitert. Ein Nachgeben in einem Bereich, etwa bezüglich bestimmter Ressourcenzuweisungen, kann durch Zugeständnisse bei anderen Themen, wie z.B. der betrieblichen Prozessgestaltung, ausgeglichen werden.

Auch wenn die Teilnahme an Verhandlungen zunächst vom Eigeninteresse geleitet ist, kann davon ausgegangen werden, dass sich aufgrund des Austausches von Informationen in Verhandlungen auch die Bereitschaft zum Finden einer Lösung für ein gemeinsames Problem oder einer „gerechten" Verteilung ungleich verteilter Ausgangspositionen zunimmt. Selbst wenn es am Anfang der Verhandlungen, etwa im Rahmen der Budgetzuordnung auf die einzelnen Bereiche und Abteilungen im Gesundheitsbetrieb, keine Regeln für eine gerechte Verteilung gibt, beginnen sich diese im Laufe der Verhandlungsprozesse herauszubilden (vgl. Benz 1991). Stabilisiert werden Verhandlungssysteme durch die Einhaltung bestimmter *Spielregeln*, die sich an einem fairen Austausch, an Reziprozität oder an einer fairen Verteilung von Kosten und Nutzen einer gemeinsamen Entscheidung orientieren. Förderlich hierfür ist die Herstellung von „*Common Knowledge*", also von geteiltem Wissen über eine Gesamt-Nutzenbilanz (vgl. Scharpf 1991: 29ff.). Diese *Fairnessnormen* bedingen beim einzelnen Akteur eine freiwillige Selbstbeschränkung der Handlungsfreiheit,

> „ ... indem er die möglicherweise divergierenden Interessen anderer Teilnehmer sowie die Auswirkungen der jeweils eigenen Handlungen auf sie berücksichtigt – *nicht* nur, um ihre eventuellen Sanktionen zu antizipieren und zu vermeiden, sondern auch, weil man jedem Akteur den legitimen Anspruch auf eine solche Respektierung seiner Interessen zugesteht." (Mayntz 1992a: 27; Hervorhebung im Original)

Durch die Angleichung der jeweiligen Situationsdefinitionen wird über Verhandlungen die Herausbildung eines *institutionellen Grundkonsenses* gefördert, der das Bewusstsein stärkt, dass man für das jeweils andere System, also die Nachbarstation oder die Funktionsabteilung, stets ein Teil von dessen Umwelt ist. Dieser Sachverhalt bildet den Kerngedanken der Steuerung hochdifferenzierter Systeme durch den Aufbau reflexiver Strukturen.

Obwohl Verhandlungssysteme den Vorteil besitzen, dass auch bei divergierenden Interessen eine Zusammenarbeit möglich wird, weisen sie auch Nachteile auf. Verhandlungssysteme zeichnen sich nach Mayntz (1992a: 28) durch „schmerzhafte Trägheit, suboptimale Ergebnisse und sogar völlige Blockaden" aus, insbesondere wenn es zur Ausbildung eines vorgängigen institutionellen Konsenses gekommen ist. Scharpf (1993: 15ff.) sieht die Grenzen der Koordination durch Verhandlungen im *opportunistischen* Verhalten der Akteure begründet, zumal Verhandlungen kooperative Einstellungen und Verhaltensweisen erfordern, wenn sie zu kreativen Lösungen führen sollen. Gerade bei Verteilungsfragen, wie sie etwa die Budgetverhandlungen darstellen, zeigen die Beteiligten häufig kompetitive Orientierungen, was zu einem *„Verhandlungsdilemma"* und zu suboptimalen Lösungen beiträgt. Zudem steigen in Verhandlungssystemen die Koordinationskosten mit der Zahl der Beteiligten und deren interdependenten Handlungsoptionen enorm an.

Um die genannten Nachteile zu kompensieren, schlägt Scharpf (1993: 18ff.) die Einbettung selbstkoordinierender Verhandlungsprozesse in hierarchische Strukturen vor. Dabei unterscheidet er grundsätzlich zwei Formen der *Selbstkoordination*. Die *positive* Koordination stellt den Versuch dar, die gemeinsamen Handlungsoptionen mehrerer Systeme zu nutzen und damit die Effizienz und Effektivität der Ergebnisse zu steigern. Dies geschieht prozedural durch multilaterale intra- und intersystemische Verhandlungen, etwa in Form von abteilungs- und disziplinenübergreifenden Teambesprechungen, die die Handlungsoptionen aller Beteiligten mitberücksichtigen. Die *negative* Koordination zielt dagegen auf die Vermeidung von Störungen ab, welche durch die Orientierung der Beteiligten an den eigenen Zielen in den anderen Systemen ausgelöst werden können. Prozedural erfolgt diese Form der Koordination durch bilaterale Abstimmung mit denjenigen Systemen, die potenziell durch die Verhandlungsergebnisse betroffen sind. Die Handlungsoptionen dieser Systeme stehen dabei nicht zur Disposition. Es geht dabei vielmehr um den Aufbau von *Veto-Positionen*, um negative Auswirkungen auf andere Systeme zu vermeiden.

Hierarchische Strukturen – im Sinne von *Fremdsteuerung* – definieren nun den Kontext, in den die Verhandlungen eingebettet sind. Dies kann in der Form geschehen, dass Verhandlungen initiiert werden, dass die Spielregeln für die Verhandlungen festgelegt oder überprüft werden und schließlich die Ergebnisse auch den Nutzenvorstellungen einer höheren Ebene entsprechen müssen. Dadurch wird opportunistisches Verhalten zumindest eingeschränkt. Häufig wird das Verhandlungsdilemma in Verhandlungssystemen schon dadurch überwunden, dass wenigstens eine der Beteiligten es übernimmt, übergeordnete oder unterrepräsentierte Interessen kognitiv zu identifizieren und argumentativ zu vertreten. Diese Aufgabe mag hier – insbesondere bei Verteilungsverhandlungen um betriebliche Ressourcen – dem Management der Gesundheitsbetriebe zukommen.

Die Funktionen der hierarchischen Einbettung von Selbstkoordinationsprozessen können nach Scharpf (1993: 23ff.) auch von *Netzwerkstrukturen* übernommen werden. Dies setzt allerdings voraus, dass sich diese Netzwerke als vertrauensvolle Dauerbeziehungen konstituieren (vgl. auch Axelrod 1991). Während das Management nicht vertretene Interessen durch negative Koordination im Rahmen der Verhandlungen berücksichtigt, reduziert *Vertrauen* opportunistisches Verhalten und erleichtert so zwischen den Netzwerkpartnern die positive Koordination. Zudem sind viele Verhandlungsteilnehmer in mehreren Verhandlungssystemen tätig.

> „Wo immer dies der Fall ist, wird der mit dem Versuch der positiven Koordination implizierte kollektive Egoismus konterkariert durch das individuelle Eigeninteresse von Verhandlungspartnern, die ihre Vertrauensbeziehung zu außenstehenden Dritten schützen müssen. Sie müssen, während sie das bestmögliche Ergebnis in den aktuellen Verhandlungen zu erreichen suchen, zugleich immer die Auswirkungen einer möglichen Einigung auf die Interessenposition ihrer externen Partner im Blick haben. Wenn diese verletzt werden sollte, so könnte dies Vertrauensbeziehungen gefährden, die durch kostspielige Investitionen in der Vergangenheit aufgebaut wurden und von denen noch ein dauerhafter Strom künftigen Nutzens erwartet werden kann. Es wird vermutlich nicht viele Fälle geben, in denen der in aktuellen Verhandlungen erreichbare Vorteil einen so hohen Preis Wert wäre." (Scharpf 1993: 33f.)

Um Vertrauensbeziehungen gerade zu externen Verhandlungspartnern nicht zu gefährden, sitzen diese also immer zumindest als „stille Verhandlungspartner" mit am Tisch. Damit werden über die negative Koordination Verhandlungssysteme zumindest virtuell erweitert. Das bedeutet, wenn sich die Pflege etwa Gedanken zur Verbesserung ihrer Abläufe macht, wird sie zugleich auch die Auswirkungen auf den medizinischen Dienst mitberücksichtigen. Um mit externen Partnern erfolgreich verhandeln zu können, muss der Interessenpluralismus aber zunächst systemintern über kollektive Entscheidungsprozesse „kleingearbeitet" werden.

Kollektive Entscheidungsprozesse

Gesundheitsbetriebe zeichnen sich i.d.R. durch multiple Führungsstrukturen aus. Dies führt dazu, dass Entscheidungsprozesse *kollektiv* ablaufen, d.h. an den Entscheidungsprozessen sind mehrere Personen beteiligt, die in einem Interaktionszusammenhang unter wechselseitiger Beeinflussung stehen (vgl. Kirsch 1988: 153ff.). So setzt sich der Vorstand im Krankenhaus etwa aus Vertreterinnen der Pflege, der Ärzte und der Verwaltung zusammen, die gemeinsam die Belange des Betriebes zu steuern und zu verantworten haben. Im Anschluss an Coleman (1979) und Vanberg (1982) lassen sich drei alternative Entscheidungsprinzipien rekonstruieren. Das *Konkordanzprinzip*, das jedem Beteiligten ein Vetorecht gibt, führt letztlich zur *Einstimmigkeit* der Entscheidungen, da Verhandlungen so lange fortgesetzt werden, bis niemand mehr widerspricht. Nach dem *Jedermannsprinzip* darf jedes Mitglied für das gesamte Kollektiv bindende Entscheidungen treffen. Beim *Mehrheitsprinzip* bedürfen alle Entscheidungen der Zustimmung der einfachen oder qualifizierten Mehrheit. I.d.R. wird man in Gesundheitsbetrieben das Mehrheitsprinzip vorfinden. Die Praxis zeigt jedoch, dass gerade kleinere Gremien zur wechselseitigen Absicherung der Verantwortlichen nach dem Konkordanzprinzip vorgehen. Das Primat der Einstimmigkeit erhöht zwar die Loyalität und die Bindungswirkung, kann jedoch im Einzelfall durch Inflexibilität und Schwerfälligkeit die Entscheidungsprozesse konterkarieren. Da jedes Mitglied im Entscheidungsgremium nicht nur die Gesamtinteressen des Systems, sondern auch die spezifischen Interessen der eigenen Abteilung oder Berufsgruppe vertritt, ist der Verhandlungsspielraum beim Einstimmigkeitsprinzip sehr eingeschränkt, da im Falle von anstehenden Kompromissen über Rückkoppelungen die Meinungsbildung im Teilsystem weitergetrieben werden muss. Das Mehrheitsprinzip eröffnet hier zunächst mehr Handlungsspielraum, allerdings bleibt dann die Frage, wie diejenigen, die eine andere Meinung als die Mehrheit vertreten, in die betrieblichen Entscheidungen integriert werden können.

Grundsätzlich sind kollektive Entscheidungsprozesse durch divergierende Interessenlagen, die vor dem Hintergrund unterschiedlicher Sprach- und Lebensformen artikuliert werden, gekennzeichnet. Im Rahmen von Verhandlungen in und zwischen den betrieblichen Teilsystemen soll durch sprachlich vermittelte Interaktionen der Aufbau gemeinsamer Situationsdefinitionen und die Parallelisierung der Realitätskonstrukte herbeigeführt und damit ein Ausgleich der Interessen ermöglicht werden. Auf die Bedeutung von Vertrauen und Fairnessregeln wurde bereits hingewiesen. Dennoch kann man bei kollektiven Entscheidungsprozessen a priori nicht immer von einer vorgängigen kooperativen Einstellung ausgehen. Entscheidungsprozesse sind vielmehr häufig konfliktbeladen und werden damit zu Prozessen der *Konflikthandhabung*, die in Anlehnung nach March und Simon (1958) in vier Arten eingeteilt werden können:

> „(1) *Problem Solving*: Die Kooperationsbereitschaft der Beteiligten ist so hoch, dass sie sich auf eine völlig kooperative Diskussion beschränken und zu einem authentischen, nicht manipulierten Konsens zu gelangen trachten.
> (2) *Persuasion*: Eine kooperative Diskussion ist hier zwar noch vorzufinden, die Beteiligten betreiben aber nur noch dort eine offene, wechselseitige Aufklärung, wo sie nicht eine Verschlechterung ihrer Position im kollektiven Entscheidungsprozess befürchten müssen.
> (3) *Bargaining*: Hier tritt eine kooperative Diskussion in den Hintergrund; wechselseitige Machtausübung dominiert, und die Beteiligten schrecken nicht davor zurück, durch Drohungen, Versprechungen und entsprechende Bluffs die anderen zu Zugeständnissen zu bewegen. Die Problemlösungs- und Konsensbildungsbemühungen werden immer mehr durch Aushandeln überlagert.
> (4) *Politics*: Hier wird die gleiche Situation wie im 'Bargaining' unterstellt. Die Arena wird jedoch von den Beteiligten nicht als fixiert angesehen. Dies ist u.a. dahingehend zu verstehen, dass über die Spielregeln der Arena keine volle Übereinstimmung besteht." (Kirsch et al. 2009 : 159f.; Hervorhebungen im Original)

Nach Walton (1966) können Prozesse der Konflikthandhabung dadurch unterschieden werden, ob sie sich eher durch einen *distributiven* oder *integrativen* Charakter auszeichnen. Auch Entscheidungsprozesse, die ein Verteilungsthema, wie z.B.

Budgetverhandlungen zwischen den Abteilungen, zum Inhalt haben, können integrativ im Sinne eines Problem Solving vor sich gehen. Im Falle des Bargaining und der Politics dominieren dagegen die distributiven Elemente. Welche Merkmale im Vordergrund stehen, ist dabei auch abhängig von der Wahrnehmung der Interdependenzen der Betroffenen. Gehen sie von der Einstellung aus, dass die Entscheidungen anderer Teilsysteme gravierende Auswirkungen auf das eigene Partialsystem haben, werden sie verstärkt versuchen, Einfluss, notfalls auch durch Taktiken der Manipulation, zu nehmen. Die Wahrnehmung der Interdependenzen erfolgt dabei immer im Kontext der eigenen lebensweltlichen Praxis. So wird die Pflege u.U. stärkere Abhängigkeiten im betrieblichen Arbeitsgeschehen vom medizinischen Bereich erleben als umgekehrt. Je größer die Divergenz dieser Kontexte ist, desto schwieriger werden die Verhandlungsprozesse um eine „faire" Lösung, da ein gemeinsamer Referenzpunkt zunächst nicht vorhanden ist und sich erst im Laufe der Interaktionen ausbilden muss. Kollektive Entscheidungsprobleme stellen damit *komplexe* Probleme im Sinne von *Multi-Kontext-Problemen* dar, die durch einzelne Kontexte nur partiell erfasst werden können. Sie sind häufig *schlecht strukturierte* Probleme, die vielfach gar nicht gelöst werden können und wieder zu Folgeproblemen führen, die letztlich auch wieder nur gehandhabt werden können.

Um komplexe Probleme handhaben zu können, greifen die Akteure in Entscheidungsprozessen auf *Erkenntnis-, Macht-* und *Konsenspotenziale* zurück. Entscheidungsprozesse sind gleichsam als Episoden in ein organisatorisches Umfeld eingebettet. Die Potenziale, die im Umfeld aufgebaut werden, bilden die Ressourcen, die in Entscheidungsprozessen aktiviert und reproduziert werden. So kann ein Geschäftsführer z.B. die Machtpotenziale, die er in Verhandlungen mit den Kassen aufgebaut hat, nutzen, um Konsenspotenziale in innerbetrieblichen Entscheidungsprozessen glaubwürdig zu mobilisieren. Grundsätzlich kann man davon ausgehen, dass Machtpotenziale bei distributiven Entscheidungsprozessen vorherrschen, während in integrativen Prozessen den Wissens- und Konsenspotenzialen besondere Bedeutung zukommt.

Die Komplexität von Entscheidungsprozessen wird u.a. auch dadurch erhöht, dass Entscheidungsarenen zwar organisatorisch unabhängig sind, aber funktional und inhaltlich zusammenhängen, wie das Beispiel der Budgetverhandlungen mit den Kassen zeigt. Diese *verbundenen Entscheidungsarenen* zeichnen sich nach Benz (1991: 2ff.) dadurch aus, dass sich die Akteure in einer Zwickmühle befinden. Als sog. *Boundary Spanners*, die an den Grenzen der Organisation agieren, müssen sie die innerbetrieblichen Vorgaben beachten und zugleich aber auch in externen Verhandlungsprozessen beeinflusste Positionen nach innen vertreten. Um auch bei konfliktären Interessenlagen in verbundenen Entscheidungsarenen zu Kompromisslösungen zu kommen, schlägt Benz (1991: 23ff.), wie oben bereits ausgeführt, eine Erweiterung des „*Win Sets*", die Zahlung von „*Side Payments*" und die Verknüpfung von Verhandlungsobjekten durch „*Issue Linkage*" vor. Durch die *Generalisierung von Tausch* werden Ressourcen mobilisiert, die die „Double Coincidence of Wants" (Coleman 1990) erfüllen, d.h. die Gegner mobilisieren Ressourcen, die die wechselseitigen Partner jeweils höher bewerten. Da Entscheidungen zeitgebunden sind, besteht eine weitere Möglichkeit darin, die *Entscheidungssequenz* zu verändern. Und schließlich können Konflikte auch durch opportunistisches Verhalten gehandhabt werden. *Opportunismus* bedeutet, sich an die Möglichkeiten der Situation flexibel anzupassen. „Gemeint ist damit eine Strategie, die das Entscheidungsverhalten von sich situativ bietenden Chancen abhängig macht und den Weg des geringsten Widerstands geht." (Benz 1991: 39; Fußnote weggelassen)

Eine besondere Bedeutung zur Handhabung von Entscheidungsproblemen in verbundenen Arenen stellt die Entwicklung informeller Beziehungen dar. Durch diese „sekundären" Beziehungen werden Unsicherheiten für den eigenen Handlungsbereich abgebaut. Im Ergebnis führt dies zur Ausbildung *informeller Netzwerke* vielfältiger, wenig formalisierter, dezentraler Verhandlungsstrukturen zwischen interdependenten Teilsystemen. Insbesondere wenn in formalen Entscheidungsarenen der realisierbare Lösungsraum gegen Null geht, bieten sekundäre Netzwerke Möglichkeiten der Auslotung zusätzlicher Alternativen, denn sekundäre Verbindungen dienen

„- dem Abbau von Unsicherheit, indem sie den wechselseitigen Informationsaustausch zwischen Arenen verstärken;
- der Frühwarnung über potentielle Konflikte und Blockaden, indem sie Interessendivergenzen und erwartete Widerstände gegen Entscheidungen rechtzeitig sichtbar machen;
- der wechselseitigen Annäherung von Problemeinschätzungen, Interessendefinitionen und Interaktionsorientierungen, indem sie Vertrauen und reziproke Beziehungen aufbauen;
- der Modifikation einseitiger Machtverhältnisse, indem sie zusätzliche Einflussmöglichkeiten eröffnen." (Benz 1991: 46)

Die Interaktionen in sekundären Netzwerken begünstigen eine Parallelisierung der Realitätskonstrukte der Akteure und führen zu einer Annäherung der lebensweltlichen Kontexte. Wenn also im Krankenhaus eine Renovierung von Betriebsteilen erforderlich ist, helfen informelle politische Netzwerke bereits im Vorfeld abzuklären, wie hoch die Chancen zur Genehmigung der erforderlichen Investitionsfinanzierung sind und welche Bemühungen zur Unterstützung einer positiven Meinungsbildung noch erforderlich sind. Damit übernehmen sekundäre Beziehungen Vermittlungs- und Übersetzungsleistungen im Hinblick auf die Abstimmung divergierender Ansprüche im interessenpluralistischen Feld der Betriebe.

Zusammenfassend kann festgehalten werden, dass sich Gesundheitsbetriebe in einem inner- und außerorganisatorischen interessenpluralistischen Feld bewegen. Durch die ständige systemische Ausdifferenzierung kommt es zur Ausbildung interner und externer polyzentrischer Strukturen. Zwischen den betrieblichen Teilsystemen und dem Gesamtbetrieb bestehen Interdependenzen, ebenso wie zu den Akteuren bzw. Systemen im Umfeld.

Aufgabe des Managements ist es, die Anforderungen der Stakeholder aufzugreifen und im Rahmen der Verhandlungssysteme und kollektiven Entscheidungsprozesse zu einem Ausgleich zu bringen. Die Forderungen des internen und externen interessenpluralistischen Feldes beeinflussen damit die unternehmenspolitischen Prozesse der Strategieentwicklung im Unternehmen.

2.5 Die Entwicklung von Strategien für Gesundheitsbetriebe

Gesundheitsbetriebe bewegen sich in einem interessenpluralistischen Feld, das Einfluss auf die Entwicklung von Strategien im Unternehmen nimmt. Die Einflussstrukturen führen dazu, dass der Output bzw. der Outcome der politischen Prozesse oft nicht dem ursprünglich Intendierten entspricht. Fraenkel hat dafür die Metapher der Resultante geprägt.

> „In der Gegenwart stellen politische Entscheidungen zumeist die Resultante im Parallelogramm von Kräften dar, an deren Zustandekommen die Interessenorganisationen maßgeblich teilhaben." (Fraenkel 1979: 45)

Aufgrund des spezifischen Systemverhaltens und der zahlreichen internen und externen Einflussfaktoren gestaltet sich der Prozess der Strategieentwicklung als höchst komplex. Häufig stellen dabei explizite Strategieformulierungen den Endpunkt einer Entwicklung dar, bei der sich Strategien als lebensweltliche Praktiken und Prinzipien im Gesundheitsbetrieb zunächst vorgängig formieren, bevor sie aus einer Außenperspektive als strategische Muster rekonstruiert werden können (2.5.1). Eine besondere Bedeutung im Rahmen der Genese von Strategien kommt dabei den Managementsystemen, als Instrumente zur Unterstützung der Führung, zu (2.5.2).

2.5.1 Prozesse der Strategieformierung und -formulierung

Nach Kreikebaum (1997: 17) sind die Begriffe „Strategie" und „strategisch" zu Modewörtern geworden und damit von ihrer inhaltlichen Festlegung her unklar und vieldeutig. Grundsätzlich werden Strategien immer mit dem Zielsystem des Unternehmens in Verbindung gebracht.

Das Zielsystem von Gesundheitsbetrieben

Im herkömmlichen Sprachgebrauch werden die Begriffe Strategie[53] und Ziel häufig synonym verwendet. In einem engeren Begriffsverständnis stellen Strategien jedoch „Prozessbeschreibungen" zur Erreichung von Zielsetzungen dar. Strategien beschreiben also den Weg, um zu einem bestimmten Ziel zu gelangen. In einer erweiterten Sichtweise umfassen Strategien Wegbeschreibungen, Grund-

---

[53] Vgl. zu den etymologischen Wurzeln des Begriffs Kreikebaum (1997: 17f.).

sätze als generelle Regelungen betrieblichen Handelns und auch Ziele (vgl. Kirsch et al. 2009: 51f.).

Grundsätzlich stellt eine Strategie zunächst nur ein gedankliches Konstrukt dar, eine Vision über eine zukünftige Entwicklung und Annahmen darüber, wie diese Entwicklung zu bewerkstelligen ist. So stellt Mintzberg (1987: 16) fest:

> „It is important to remember that no-one has ever seen a strategy or touches one; every strategy is an invention, a figment of someone's imagination."

Wie aufgezeigt wurde, haben in einem pluralistischen Feld sehr viele Akteure und Gruppen Vorstellungen über die Handlungen und Zielsetzungen der Organisation. Diese Ideen können nun zunächst als *individuelle* Ziele betrachtet werden, die einen inhaltlichen Bezug zum Unternehmen haben. Wenn z.B. eine Mitarbeiterin eines Gesundheitsbetriebes die Vorstellung vertritt, dass ihr Unternehmen durch entsprechende Entsorgungspraktiken ökologische Verantwortung übernehmen soll, so ist dies zunächst nur eine persönliche Zielvorstellung im Hinblick auf den Betrieb. Erst wenn die Mitarbeiterin ihre Vorstellung als Forderung an das politische System richtet und dieser Forderung vielleicht durch eine entsprechende Mobilisierung der internen Öffentlichkeit Nachdruck verleiht, wird ihre Idee zu einem Ziel *für* das Unternehmen. Zu einem Ziel *des* Gesundheitsbetriebes wird ihre Forderung aber erst, wenn diese als Entscheidung, die bindend für das Unternehmen ist, in einem politischen Willensbildungsprozess von den Kernorganen autorisiert wird.[54]

Unternehmen zeichnen sich dadurch aus, dass sie eine Vielzahl von formierten und explizit formulierten Zielen verfolgen. Zwischen diesen Zielen bestehen Relationen. Heinen (1985: 93) hat dafür den Begriff des *Zielsystems* geprägt. So werden für Zielsetzungen unterschiedliche Dringlichkeiten und damit *Präferenzen* formuliert. *Interdependenzrelationen* geben an, in wiefern es Korrelationen zwischen der Erreichung von Zielen gibt. Die Beziehungen können *komplementär* sein, d.h. sie ergänzen sich in ihrer Ergebnisdimension. Konkurrenz bedeutet, dass sich Ziele in ihrer Realisierung behindern. So werden gerade im Sozial- und Gesundheitssystem die Ziele Qualität und Wirtschaftlichkeit immer noch als *konkurrent* angesehen. Ziele können sich auch neutral bzw. *indifferent* zueinander verhalten und sich nicht gegenseitig beeinflussen. Zwischen Zielen können *Instrumentalbeziehungen* bestehen, wenn ein Ziel als Mittel zur Erreichung eines anderen Zieles dient. So stellt z.B. die Zielsetzung der Liquidität eine Voraussetzung für das Überleben eines jeden Betriebs dar.

Nach Schneck (Hrsg. 1998: 685, 687) können Ziele bzw. Strategien nach ihrem Gegenstand eingeteilt werden.[55] Nach ihrem *organisatorischen Geltungsbereich* kön-

---

[54] Vgl. Kirsch (1997a: 460ff., 2001: 489ff.) und Kirsch et al (2009: 222ff.).

[55] Vgl. zur Klassifizierung von Strategien auch Bea, Haas (2009: 179ff.) und Porter (1999a). Zur inhaltlichen Präzisierung und Umsetzung der Strategien vgl. Kap. 3.

nen Unternehmensgesamt-, Geschäftsbereichs- und Funktionsbereichsstrategien unterschieden werden. *Funktionsbereichsstrategien* reichen über Absatz-, Produktions-, Investitions-, Finanzierungs-, Personal- bis hin zu Forschungs- und Entwicklungszielen. Entsprechend ihrer *Entwicklungsrichtung* lassen sich Wachstums-, Stabilisierungs- sowie Schrumpfungsstrategien abgrenzen. Bezogen auf das *Marktverhalten* können Unternehmen Angriffs- oder Verteidigungsstrategien anwenden. *Produkt-* und *Marktstrategien* als *Wertschöpfungsstrategien* beziehen sich auf Aspekte der Marktdurchdringung, Marktentwicklung, Marktbereinigung, Produktentwicklung, Produktbereinigung und Diversifikation. Entsprechend dem *regionalen Geltungsbereich* können ferner lokale, multinationale und globale Strategien unterschieden werden.

Für erwerbswirtschaftliche Unternehmen wird gemeinhin das *Formalziel* Gewinn als oberste Maxime der Unternehmenspolitik angenommen. Heinen (1985: 116ff.) sieht für private nicht-erwerbswirtschaftliche Betriebswirtschaften ebenso wie für öffentliche Betriebe das *Sachziel* der Versorgung als oberste Unternehmensmaxime. Im Bereich der Gesundheitsbetriebe umfasst nach Morra (1996: 24ff.) das Zielsystem Leistungserstellungs-, Bedarfsdeckungs-, Angebotswirtschafts-, Personalwirtschafts-, Finanzwirtschafts- sowie Autonomie- und Integrationsziele. Damkowski et al. (2000: 71) identifizieren genau dieselben Ziele, ergänzen sie aber noch um die Ziele des *Unternehmensverständnisses*, wie Qualitäts- und Akzeptanzziele. Zielsetzung im Rahmen des betrieblichen Selbstverständnisses ist es zudem, sich als sog. Vertrauensorganisation zu etablieren. Mit Ausnahme des Bedarfsdeckungszieles unterscheidet sich somit das Zielsystem von Gesundheitsbetrieben nicht von den herkömmlichen Zielsystemen erwerbswirtschaftlicher Unternehmen. Auch diese verfolgen im Rahmen ihrer unternehmenspolitischen Zielsetzungen Qualitäts- und Akzeptanzziele und versuchen über entsprechende Marketingaktivitäten das Vertrauen des Kunden und der Öffentlichkeit in ihr Produkt und ihr Unternehmen aufzubauen.

Blickt man dagegen in die neuere Literatur zum Management von Gesundheitsbetrieben, so zeigt sich ein differenziertes Bild. Zwar finden sich auch hier ökonomische Unternehmensziele, dennoch wird nun in den Zielsetzungen stärker auf das „Spezifische" dieser Organisationen abgestellt. So bestehen für Bruhn (2005: 158ff.) etwa für Nonprofit-Organisationen aufgrund ihrer spezifischen Aufgaben im sozialen, politischen, ökologischen und gesellschaftlichen Bereich durchaus Unterschiede zu den Zielsystemen erwerbswirtschaftlicher Betriebe, und er identifiziert für NPOs Leistungsziele, Beeinflussungsziele, wirtschaftliche Ziele, potenzialorientierte Ziele, Marktstellungsziele, Imageziele, soziale Ziele und ökologische Ziele. Ackermann (2008: 99ff.) postuliert für Gesundheitsbetriebe ethische und humanitäre Ziele, medizinische Ziele, ökonomische Ziele und Macht- und Prestigeziele. Fleßa (2010: 86ff.) schließlich unterscheidet die Zielsysteme von Krankenhäusern danach, ob sie sich in öffentlicher, freigemeinnütziger oder privater Trägerschaft befinden. Für öffentliche Krankenhäuser sieht er als Ziele Wirksamkeit und Qualität, Nachhaltigkeit und Überlebensfähigkeit und Effizienz. Für freigemeinnützige Krankenhäuser, die zu einem Drittel in kirchlicher Trägerschaft sind, thematisiert er die Bedeutung ihres *normativen Selbstverständnisses*, etwa in Form eines christlichen Werte- und Zielsystems, für das betriebliche Zielsystem. Bei privatwirtschaftlichen Krankenhäusern sieht er dagegen die Sachziele durch ökonomische Formalziele, wie etwa das Gewinnziel, dominiert. Der erwerbswirtschaftliche Charakter profitorientierter Gesundheitsbetriebe findet hier seinen Niederschlag auch in den Zielen und Strategien.

Im deutschsprachigen Raum werden Strategien mit der Entwicklung von *Potenzialen* in Verbindung gebracht (vgl. Kap. 2.6). Strategien (im engeren Sinne) sind „allgemeine Verfahrensrichtlinien" (Ulrich 1990: 107), die Aussagen darüber machen, wie ein Unternehmen seine Potenziale einsetzt und entwickelt, um den Umfeldanforderungen aktiv zu begegnen und seine betrieblichen Zielsetzungen zu erreichen. Nach Kreikebaum (1997: 19) kommen im Strategiebegriff folgende Elemente zum Ausdruck:

> „(1) Unternehmensstrategien werden beeinflußt durch Veränderungen der Umweltbedingungen. Sie können letztere entweder aktiv gestalten, oder sie können reaktive Anpassungsstrategien sein. Die Umweltänderungen können bereits eingetreten sein oder erst noch erwartet werden.
> (2) Unternehmensstrategien lassen erkennen, in welcher Weise das intern vorhandene Potential unter Ausnutzung der bestehenden und der zukünftigen Stärken eingesetzt werden kann, um die Absichten des Unternehmens zu erfüllen.
> (3) Unternehmensstrategien geben die allgemeine Richtung an, in die hinein sich ein Unternehmen langfristig entwickelt. Sie müssen deshalb durch nachfolgende Maßnahmen ergänzt bzw. ausgefüllt werden.
> (4) Das Ziel ist der Aufbau nachhaltiger Erfolgspotentiale durch Ausnutzung von Wettbewerbsvorteilen."

Auch in Gesundheitsbetrieben wird beim Aufbau von Erfolgspotenzialen die Gewinnung von Wettbewerbsvorteilen thematisiert, zumal auch in der Gesundheitsbranche Überlegungen zur langfristigen Entwicklung und strategischen Ausrichtung der Institutionen und Einrichtungen immer mehr an Bedeutung gewinnen, um in einem zunehmend wettbewerbs- und marktorientierten Umfeld bestehen zu können.

Die Genese von Strategien

Zum gegenwärtigen Zeitpunkt kann man davon ausgehen, dass viele Gesundheitsbetriebe keine umfassenden Ziel- und Strategie*formulierungen* für die langfristige Unternehmensentwicklung besitzen.[56] Ursache hierfür ist in der derzeit dominierenden kurzfristigen Planungsfortschreibung der zentralen Daten der Betriebe im Rahmen der Budgetverhandlungen zu sehen. Aufgrund der zunehmenden Marktorientierung der Institutionen und Einrichtungen wird eine langfristige Betrachtung der Entwicklung der Erfolgspotenziale aber immer bedeutender.

---

[56] Laut empirischer Ergebnisse der Gebera Strategiestudie betreiben nur 33% der Krankenhäuser eine systematische Strategieentwicklung. Vgl. Hofmann (2010: 80) und die dort angegebene Literatur.

Trotz fehlender Strategieformulierungen kann man dennoch annehmen, dass in jedem Gesundheitsbetrieb vorgängig *formierte* Strategien vorhanden sind, an denen sich die Akteure in ihren Handlungen und Entscheidungen in den Organisationen orientieren.

I.d.R. finden in jedem Gesundheitsbetrieb Interaktionen statt, in denen über das Vorgehen im Unternehmen und in den Abteilungen bezüglich des betrieblichen Handelns diskutiert wird und eine Meinungsbildung zu aktuellen Themen stattfindet. Dies geschieht in Teamsitzungen ebenso wie in Verhandlungen mit den Leistungsträgern. Meist wird in diesen Interaktionszusammenhängen nicht explizit über Strategien verhandelt, vielmehr werden Entscheidungen über konkrete Maßnahmen des betrieblichen Handelns getroffen. Der Austausch in diesen Kommunikationszusammenhängen führt nun dazu, dass man sich, ausgehend von konkreten operativen Erfordernissen, wie Entscheidungen über betriebliche Prozesse oder Fragen zum Personaleinsatz, zugleich über die jeweiligen Vorstellungen und lebensweltlichen Praktiken austauscht. Dieser Austausch führt dazu, dass die Beteiligten sich in ihren Einschätzungen annähern und wechselseitig Praktiken, z.B. im Bereich der Mitarbeiterführung, aufgreifen und in die eigene Arbeitsdomäne übernehmen. Damit erweitert sich der gemeinsame Erfahrungshorizont, und dies ist wiederum förderlich für die Annäherung der jeweiligen Situationsdefinitionen. Damit wächst die Wahrscheinlichkeit, dass man künftig Personalführungsfragen ähnlich beurteilt und auf ähnliche Praktiken und Lösungsmuster zurückgreift.

Je mehr diese Praktiken zu generalisierenden *Prinzipien* und übergreifenden Orientierungsmustern werden, denen im betrieblichen Alltag gefolgt wird, desto weiter schreitet die Formierung der Strategien fort. In den Teilbereichen und schließlich im Gesamtunternehmen wird nun bestimmten Prinzipien der Mitarbeiterführung gefolgt. Diese Prinzipien sind im Gesundheitsbetrieb allgemein bekannt, und man geht implizit davon aus, dass dieses Führungsverhalten unternehmenspolitisch sanktioniert, wenn nicht gar gewollt ist. Auch wenn im Einzelnen diese Personalstrategie von den politischen Gremien nicht explizit verabschiedet ist, wird ihr dennoch ein politischer Wille attribuiert. Damit bilden sich allmählich bestimmte Personalmanagementstrategien heraus, die die Entwicklung der Mitarbeiterpotenziale zum Inhalt haben, ohne dass diese vorgängig explizit formuliert und vom politischen System verabschiedet wurden. Und dennoch werden sie in der Organisation handlungsleitend und reproduzieren sich über die Anwendung in der täglichen Führungspraxis.[57]

Man kann also in der Praxis von Gesundheitsbetrieben davon ausgehen, dass ständig *Basisprozesse* ablaufen, in denen ein Austausch über lebensweltliche Praktiken stattfindet, der die Genese von Strategien im Sinne gemeinsamer Handlungsorientierungen vorantreibt. Eine *Entfaltung* erfährt dieser Basisprozess,

---

[57] Vgl. Kirsch (1997b: 272ff.) und Kirsch et al. (2009: 224ff. und 241ff.).

wenn explizite *Reflexionen* über die Prinzipien des Handelns erfolgen. Dies bedeutet, die Führungskräfte verdeutlichen sich ausdrücklich, wie sie in einzelnen Fragen der Personalführung vorgehen, welches Menschenbild sie vertreten, welche Philosophie dem Personalmanagement zu Grunde liegt und welche Instrumente der Personalsteuerung zum Einsatz kommen. Werden im Zuge dieser Reflexionen nun auch noch Fragen thematisiert, die das gemeinsame Vorgehen implizit oder explizit mit den *Erfolgspotenzialen* des Betriebes in Verbindung bringen, so erfährt dieser Basisprozess eine zusätzliche *Erweiterung*. D.h. im Rahmen der Auseinandersetzung mit lebensweltlichen Prinzipien der Personalführung wird nun auch darauf eingegangen, welche Bedeutung dem Mitarbeiterinnenpotenzial im Rahmen der Unternehmensentwicklung zukommt und wie dieses Potenzial explizit im Zuge einer systematischen Team- und Personalentwicklung aufgebaut und genutzt werden kann.

Denkbar ist nun, dass es im Zuge der Reflexionen des Basisprozesses in den Interaktionen zu politischen Entscheidungsprozessen kommt, in denen die formierten Strategien formuliert und autorisiert werden. Die Autorisierung ist dabei aber nicht zwingend. Bei schwierigen Fragestellungen kann es häufig sogar hilfreich sein, auf eine explizite Verabschiedung zu verzichten, da ein formulierter Konsens aufgrund divergierender Interessenlagen zunächst nicht erreichbar ist. Häufig hat sich gerade in Leitungsgremien die Praktik bzw. Strategie herausgebildet – und das abweichend von der formulierten und autorisierten Strategie des Mehrheitsentscheids –, dass weitreichende Entscheidungen nach dem Prinzip der Einstimmigkeit getroffen werden. Meist ist es aber sehr aufwändig, diese Einstimmigkeit herbeizuführen. Um die Handlungsfähigkeit des Gremiums dennoch zu gewährleisten, ist es sinnvoll, auf eine explizite (autorisierte) Formulierung zu verzichten, um ein „Verhandlungsdilemma" zu vermeiden. Dennoch wird die Auseinandersetzung zum Thema dazu führen, dass über die Handlungsprinzipien reflektiert wird, und diese werden implizit – zumindest im Zuge der negativen Koordination – ihren Niederschlag in der Betriebspraxis finden.

Gerade auch sog. *handlungsentlastete* Interaktionszusammenhänge, wie Kamingespräche und Empfänge, sind in diesem Zusammenhang von Bedeutung (vgl. Kirsch 2001: 373f.). Ohne sofort zu einem Sachverhalt offiziell und bindend Stellung nehmen zu müssen, kann über die jeweiligen Vorstellungen und Vorgehensweisen bezüglich strategischer Fragestellungen „laut" und unverbindlich nachgedacht werden. Die Bedeutung *informeller* Beziehungen und Netzwerke zum Aufbau von Vertrauen und der Annäherung von Standpunkten wird hier erneut deutlich. Um Prozesse der Strategieformierung im Gesundheitsbetrieb zu unterstützen, ist es grundsätzlich wichtig, einen Rahmen vorzugeben, in dem es zu sprachlich vermittelten Interaktionen zur Angleichung der Handlungsorientierungen kommen kann.

Anknüpfend an die empirischen Ergebnisse aus Beratungsprojekten in der Unternehmenspraxis kann man davon ausgehen, dass sich als zentrale auslösende bzw. förderliche Faktoren für die Entwicklung von Strategien einerseits *Hand-*

lungsstrukturen, die die Möglichkeit zu vertrauensbildenden (formellen und informellen) Interaktionszusammenhängen schaffen, und andererseits *prominente Ereignisse*, die für die Mitglieder der Unternehmen einen problemerzeugenden Charakter annehmen, erweisen (vgl. Reinspach 1994: 216ff., 1995a). Solche Ereignisse sind z.B. gesetzliche Änderungen, wie etwa die Einführung der Diagnosis Related Groups, die von den Gesundheitsbetrieben nicht ignoriert werden können. Zentrale Aufgabe des Managements ist es nun, nicht zu warten, bis Probleme auftauchen und zu einer reaktiven Strategieentwicklung zwingen, sondern die Voraussetzungen für eine proaktive Auseinandersetzung sowohl durch die Förderung vertrauensbildender Interaktionszusammenhänge als auch durch die Antizipation problemerzeugender Ereignisse zu schaffen. Dadurch, dass Arenen aufgebaut werden, in denen die Mitglieder des Gesundheitsbetriebes auch teilsystemübergreifend in Austauschbeziehungen treten können, und indem diese Arenen sich mit problemerzeugenden Ereignissen, wie z.B. die Veränderungen im Umfeld von Gesundheitsbetrieben, auseinandersetzen, mögen Reflexionen angestoßen werden, die zur Überprüfung und Neuausrichtung der handlungsleitenden Regeln und Prinzipien führen.

Als hilfreich im Rahmen der Genese von Strategien erweist sich zudem die Auseinandersetzung mit *Managementsystemen* (vgl. Abb. 2.7). Diese Systeme dienen der Unterstützung der Unternehmensführung und stellen Instrumente und Konzepte zur Verfügung, anhand derer über das lebensweltliche Vorgehen reflektiert werden kann. So kann eine Controllingabteilung z.B. Daten über das strategische Verhalten der Mitwettbewerber oder interne Leistungszahlen vorlegen, die das Vorgehen in bestimmten Abteilungen oder Geschäftsfeldern hinterfragen und Anstöße für Investitionen in neue Aktivitäten anregen. Die Einschätzung und Interpretation der Informationen mögen dabei bei den Beteiligten sehr divergent sein, die Auseinandersetzung führt aber zu einem Austausch über die Handlungsorientierungen und fördert eine allmähliche Angleichung. Häufig ist der *Prozess* der Auseinandersetzung mit Inhalten des unternehmenspolitischen *Rahmenkonzeptes*, das die zentralen Themen und Strategien des Gesundheitsbetriebes abbildet (vgl. Kap. 3.3), wichtiger als das formulierte Ergebnis, zumal dieses roulierend überprüft und weiterentwickelt werden muss. Der Prozess der Rekonstruktion der zentralen Handlungsorientierungen ist dabei das zentrale Element der Strategieentwicklung, da im Prozess divergierende Meinungen offengelegt und angeglichen werden können. Sehr häufig machen diese Prozesse deutlich, dass man nicht von einem vorgängigen einheitlichen Selbstverständnis im Unternehmen ausgehen kann. Strategieentwicklungs- und Formulierungsprozesse offenbaren – und das auch in stark normativ orientierten Organisationen, wie sie Gesundheitsbetriebe darstellen –, dass es beträchtliche Unterschiede im Selbstverständnis z.B. der Mitarbeiterinnen und der Leitung oder zwischen den einzelnen Teilsystemen geben kann. Um Divergenzen zwischen den formulierten und den vorgängig lebensweltlich formierten Strategien zu vermeiden, ist immer ein besonderes Augenmerk auf die Strategieentwicklungsprozesse zu legen, damit auch über die Vielfalt der einzelnen Unternehmensteile hinweg eine allmähliche Einheit in der Ausrichtung entstehen kann.

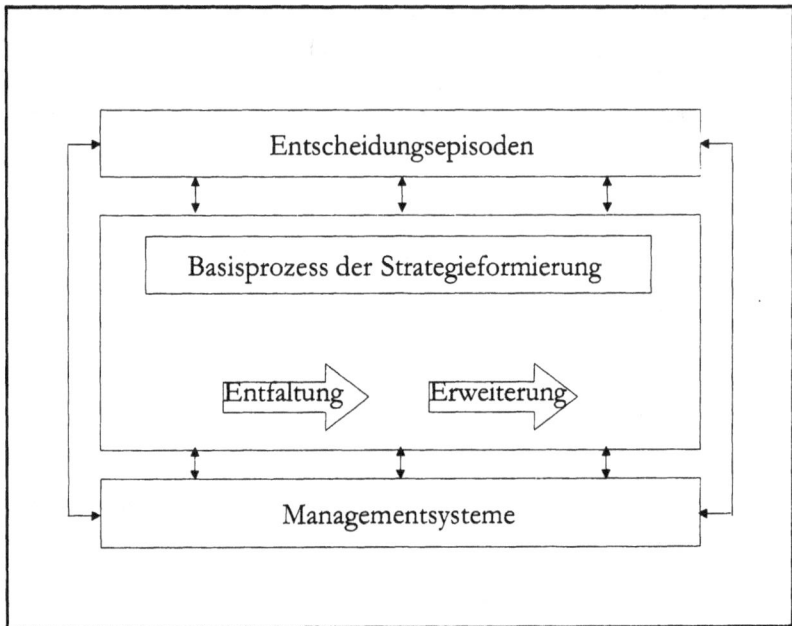

Abb. 2.7:   Prozesskategorien der Genese von Strategien (aus: Kirsch et al. 2009: 244)

Unterstützend können sich in diesem Zusammenhang auch Unternehmensberatungsprojekte erweisen. Die Berater können gleichsam aus einer *Außenperspektive* regelmäßige Entwicklungsmuster als strategisches Verhalten des Gesundheitsbetriebes rekonstruieren und das Unternehmen damit konfrontieren. Diese Konfrontation kann dazu genutzt werden, vor dem Hintergrund der Fremdbeobachtung die eigenen Selbstbeschreibungen des Handelns zu rekonstruieren und zu reflektieren. Die Auseinandersetzung mit Unternehmensberatungsprojekten erlaubt dem Unternehmen, sich in die Außenperspektive zu sich selber zu begeben und mit dieser Distanz über die eigenen Praktiken nachzudenken. Die Aufgabe, dem Unternehmen gleichsam einen Wechsel in die Außenperspektive zu ermöglichen und damit den Prozess der Strategieentwicklung zu unterstützen, kommt organisationsintern den Managementsystemen zu.

2.5.2 Managementsysteme zur Unterstützung der Führung

Die Aufgabe von Managementsystemen ist es, die Führung von Gesundheitsbetrieben durch die Bereitstellung und Aufbereitung anwendungsorientierter Informationen bei den betrieblichen Entscheidungen zu unterstützen. Durch die Konfrontation der Führung mit entscheidungsrelevanten Daten zum Verhalten und den Entwicklungen bei den zentralen internen und externen Stakeholdern, wird die Unternehmensführung gleichsam in die Außenperspektive der Fremd-beobachtung versetzt. Dieses Vorgehen hilft, die eigene lebensweltliche Füh-rungspraxis zu erweitern und gibt Impulse für die Entwicklung und Umsetzung von Strategien. Eine zentrale Funktion kommt dabei jenen Regelwerken, Kon-zepten und Instrumenten der Analyse, Planung und Steuerung zu, die helfen das strategisch Gewollte in das operative Tagesgeschäft überzuführen (vgl. Kap. 3).

Strategisches versus operatives Denken

Managementsysteme dienen der Entwicklung und Umsetzung von strategischen Entwicklungszielen in operative Maßnahmen zur Erreichung der Ziele. Der Be-griff des Strategischen darf dabei nicht einengend auf die zeitliche Dimension reduziert werden (vgl. Pfohl 1981: 123). Die *Fristigkeit* von Managementproble-men bezieht sich auf den Planungshorizont von Vorgaben. Pläne, deren Progno-sereichweite unter fünf Jahren liegt, werden als kurzfristig, Pläne bis zehn Jahre als mittelfristig und Pläne, die einen Zeitraum von über zehn Jahren erfassen, als langfristig bezeichnet. Die operative Planung kann insofern als kurzfristig be-zeichnet werden, als sie sich auf i.d.R. einjährige Vorgabeplanungen über Bud-gets für einzelne Funktionen und Bereiche bis hin zur wochen- und taggenauen Steuerung, z.B. in Form der Personaleinsatzplanung auf Station, bezieht. Bezüg-lich des *Aggregation*sniveaus unterscheiden sich strategische Pläne von operativen durch das Maß ihrer Differenziertheit. Strategische Pläne fokussieren auf das Gesamtunternehmen, während sich auf der operativen Ebene viele Teilpläne, z.B. für das Personalmanagement oder das Marketing, ausdifferenzieren. Dies hat Auswirkungen auf die *Detailliertheit* der Pläne. Die Merkmale der strategischen Pläne beziehen sich auf sehr globale Problemfelder und Größen, während sich operative Pläne auf Detailfragen und -größen richten. Insofern finden sich be-züglich der *Präzision* in diesen Plänen möglichst exakte Größen, während strate-gische Pläne häufig nur sehr grobe Informationen enthalten. Bezüglich der *Prob-lemstruktur* kann man davon ausgehen, dass strategische Pläne schlecht struktu-riert sind und sich deshalb der Suchraum für zulässige Lösungen – im Vergleich zu den wohl-definierten operativen Fragestellungen – nur schwer abgrenzen lässt. Zudem wird *normativen* Informationen auf strategischer Ebene mehr Bedeu-tung zugemessen als auf operativer Ebene.[58]

Die aufgeführten Merkmale machen deutlich, dass sich strategisches und opera-tives Denken in unterschiedlichen *Kontexten* vollzieht. Diese Kontexte finden ihren Ausdruck in differierenden Lebens- und Sprachformen bzw. Praktiken in den jeweiligen Managementsystemen. Während sich das strategische Manage-ment darum bemüht, „die *richtigen* Dinge zu tun" (Doing the Right Things), geht es im operativen Management darum, „die Dinge *richtig* zu tun" (Doing the Things Right). Dies kommt dadurch zum Ausdruck, dass das strategische Den-

---

[58] Pfohl (1981: 123) siedelt zwischen strategischer und operativer Ebene als dritte Ebene die taktische an, die in Zusammenhang mit der angesprochenen Umsetzungsproblematik ge-bracht werden kann.

ken ein Denken in Erfolgspotenzialen (wie z.B. Innovationsfähigkeit) ist. Überlegungen zum Aufbau und der Entwicklung von Potenzialen stehen im Vordergrund. Im Rahmen des operativen Managements geht es dagegen um das Ausschöpfen der Potenziale durch die Überführung in konkrete Erfolgsgrößen, wie Umsatz und Gewinn. Während auf der strategischen Ebene beim Entwurf „möglicher Welten" – etwa in Form der Vision, wo der Gesundheitsbetrieb in zehn Jahren stehen soll – eine abstrakte, kreativ-intuitive Denkweise vorherrscht, geht es im operativen Geschäft um praktisches Denken und Detailwissen. Im strategischen Management stehen regulative Leitideen im Sinne der Entwicklung einer konzeptionellen Gesamtsicht der Unternehmenspolitik unter Einbeziehung umweltorientierter Informationen im Vordergrund, während im operativen Management die Verarbeitung und Nutzung unternehmensinterner Informationen zur Steuerung der unmittelbaren Wertschöpfung fokussiert werden. Während das strategische Management immer das Gesamtsystem im Blick haben und damit eine bereichsübergreifende Perspektive einnehmen muss, werden die einzelnen Teilsysteme vor dem Hintergrund ihrer selbstreferenziellen Struktur in ihren Entscheidungen häufig von „Ressortegoismus" geleitet. Und schließlich schlagen sich die Unterschiede der Kontexte auch in der Verwendung der jeweiligen Konzepte und Instrumente der Analyse und Planung nieder. Auf der operativen Ebene werden Praktiken bevorzugt, die mit quantifizierbaren Größen, wie Kosten- und Leistungszahlen, arbeiten, dagegen kommen auf der strategischen Ebene häufig Methoden zum Einsatz, wie die Szenario-Technik oder die Portfolio-Analyse, die eine diskursive Auseinandersetzung der Beteiligten erforderlich machen (vgl. Kap. 3).

Die dargestellten Aspekte verdeutlichen, dass strategische und operative Kontexte und damit auch die korrespondierenden Managementsysteme vor dem Hintergrund stark differierender Lebens- und Sprachformen operieren. Die unterschiedlichen Ebenen verwenden nicht nur unterschiedliche Praktiken und Größen, sondern konstruieren die zu steuernde betriebliche Praxis von Gesundheitsbetrieben vor dem Hintergrund gänzlich verschiedener Perspektiven. Die Unterschiedlichkeit der Kontexte führt zu erheblichen *Übersetzungsproblemen* zwischen der strategischen und operativen Ebene im Unternehmen. Sie stellt damit eine zentrale Ursache für die Probleme dar, die mit der Umsetzung des strategisch Gewollten ins betriebliche Tagesgeschehen einhergehen. Die Umsetzungsproblematik kann damit nicht nur auf Mängel in den Instrumenten zurückgeführt werden, sondern liegt häufig daran, dass sich die jeweiligen Verantwortlichen im Gesundheitsbetrieb vor dem Hintergrund ihrer Weltsicht einfach im wahrsten Sinne des Wortes nicht „verstehen". Strategisches Denken muss letztlich bis auf die Ebene der unmittelbaren Leistungserstellung getragen werden, um die operative Wirksamkeit von Strategien zu gewährleisten. Bei der Steuerung der Umsetzung des strategisch Intendierten übernehmen Managementsysteme eine zentrale Funktion.

Denkmodelle und Betriebsmodelle von Managementsystemen

Managementsysteme[59] dienen der Unterstützung der Unternehmensführung. Sie stellen Informationen und Instrumente der Analyse, Planung, Steuerung und Kontrolle zur Verfügung und erhöhen das Reflexionspotenzial im Rahmen betrieblicher Gestaltungs- und Entscheidungsprozesse. Insofern kann man davon sprechen, dass Managementsysteme zur Professionalisierung der Unternehmensführung von Gesundheitsbetrieben beitragen. Managementsysteme sind zusätzliche Organisationsschichten, die die Basisorganisation gleichsam überlagern. Der Grad der Ausdifferenzierung dieser zusätzlichen Organisationsschichten ist dabei von Unternehmen zu Unternehmen sehr unterschiedlich.

Auch in Gesundheitsbetrieben kann man davon ausgehen, dass in einigen Bereichen noch keine umfassenden *Gesamtarchitekturen* von Managementsystemen installiert sind, doch auch hier wird man unterschiedlich ausdifferenzierte *Betriebsmodelle* vorfinden. Es bilden sich in der Praxis z.B. Regelwerke darüber aus, wie in bestimmten Fällen zu verfahren ist. So kann etwa festgelegt sein, nach welchen Prozeduren und Standards im Einzelfall zu pflegen ist. Eine weitere Systematik differenziert sich aus, wenn diese Qualitätsstandards in bestimmte Pflegeplanungen und -prozesse integriert und überprüft werden. Dies mag dazu führen, dass sich nun *Aufgaben* und *Rollen* ausdifferenzieren, die sich auf die Sicherung und Weiterentwicklung der Pflegequalität beziehen. Diese Rollen werden nun zunächst in der Basisorganisation selbst übernommen. Dennoch ist es wahrscheinlich, dass diese Aufgaben allmählich einer Funktion zugeschrieben werden. Diese kann nun immer noch der Basisorganisation, also z.B. einer bestimmten Abteilung zugeordnet sein oder von einer Führungskraft mitübernommen werden. Je mehr die Thematik aber an Bedeutung im Gesundheitsbetrieb gewinnt, umso wahrscheinlicher wird es, dass für diese Aufgabe eine eigene Stelle etabliert wird.

Meist sind diese Positionen zunächst als Stabsstellen der Leitung, hier vielleicht der Pflegedienstleitung zugeordnet. Aufgabe der Stelle ist es, die Führung und die Basisorganisation mit Informationen und Konzepten zum Thema Qualitätssicherung in der Pflege zu versorgen. Allmählich wird nun deutlich, dass nicht nur die Pflege mit dem Qualitätsthema befasst ist, sondern alle Beteiligten am Leistungsprozess, so dass sich das rudimentäre Qualitätssicherungssystem allmählich immer weiter ausdifferenziert und selbst eine interne (Stabs-)Hierarchie ausbilden kann. So gibt es z.B. eine Stelle, die für das umfassende Qualitätskonzept des Gesundheitsbetriebes verantwortlich ist und dem Topmanagement zugeordnet ist. Dieser Stelle sind nun weitere Mitarbeiterinnen unterstellt, die sich Teilthemen, wie z.B. der Prozessqualität und der Pflegequalität, widmen.

---

[59] Vgl. hierzu auch Kirsch, Maaßen (Hrsg. 1989), Kirsch (1997b: 288ff. und 391ff.), Reglin (1993), Ulrich (1993) sowie Kirsch et al. (2009: 83ff. und 99ff.).

Blickt man in die Praxis, so kann man feststellen, dass gerade das „Controlling" in den Gesundheitsbetrieben eine entsprechende Entwicklung genommen hat. Angesichts der internen und externen Veränderungen werden Informationen und Konzepte, die die Analyse, Planung und Kontrolle der betrieblichen Prozesse anwendungsorientiert unterstützen, immer bedeutender. Mit der Zunahme der Bedeutung der Steuerungsinformationen differenziert sich das Controlling als Managementsystem immer mehr aus. Controlling beschränkt sich vor dem Hintergrund der Anforderungen nicht mehr nur auf eine Erfassung der Kosten, sondern entwickelt sich – wie das Beispiel der Diagnosis Related Groups zeigt – zu einem differenzierten Steuerungsinstrument des gesamten Leistungsgeschehens bis hinein in die Funktionsbereiche und Stationen.

Damit die Informationen auch tatsächlich Unterstützungswirkung entfalten können, ist die *Anwendungsrelevanz* genau zu überprüfen. Es nützt im Einzelfall wenig, wenn mit viel personellem und technischem Aufwand Daten erhoben werden, die keine Hilfestellung für das betriebliche Geschehen geben. Die Ursache für eine mangelnde Praxisrelevanz kann darin liegen, dass tatsächlich nicht die maßgeblichen Daten gewonnen werden bzw. diese nicht anwenderfreundlich aufbereitet sind. Zudem besteht aber die Möglichkeit, dass der meist Zahlen dominierte Kontext des Controllings für die Bereiche der unmittelbaren Leistungserstellung, wie etwa der Pflege, aufgrund ihrer differierenden Lebens- und Sprachformen tatsächlich nicht so einfach zu „verstehen" ist.

Neben dieser Übersetzungsproblematik zwischen unterschiedlichen betrieblichen Kontexten kann ein weiteres Problem darin liegen, dass die Systeme nicht ausreichend integriert sind. Dies ergibt sich daraus, dass manche Systeme eher mit qualitativen Informationen arbeiten, während andere quantitativ ausgerichtet sind, oder dadurch, dass der jeweilige Zeitbezug nicht aufeinander abgestimmt ist. So können sich die Fallzahlen etwa auf ein Jahr beziehen, während die entsprechende Personaleinsatzplanung, die den wöchentlichen und täglichen Arbeitsanfall abbilden muss, eine wochen- bis taggenaue Steuerung erfordert. Grundsätzlich ist bei der Frage der Integration von Regelwerken bzw. Managementsystemen davon auszugehen, dass der Versuch einer maximalen Integration zu erheblichem personellem und organisatorischem Aufwand führt. Um Kosten und Nutzen der Integration in einem angemessenen Verhältnis zu gestalten, wird man sich i.d.R. mit einer *optimalen Integration* begnügen. Wenn zwei Systeme nicht voll kompatibel sind, kann das auch dazu führen, dass wertvolle Impulse für eine wechselseitige Entwicklung der Teilsysteme gegeben werden.

Auch wenn in der Praxis der Gesundheitsbetriebe häufig noch keine umfassenden Gesamtarchitekturen von Managementsystemen institutionalisiert sind, kann man hier dennoch Ansätze von *Betriebsmodellen* finden. So besitzen klassischerweise alle Unternehmen Instrumente der Finanzbuchhaltung und Rechnungslegung. Durch die Bereitstellung von steuerungsrelevanten Informationen unterstützen sie die Führung mit ihren Entscheidungsinstrumenten. Der Einsatz dieser Instrumente ist mit bestimmten Aufgaben und Rollen verbunden und in der

Organisation über Stellen in den Verwaltungsabteilungen etabliert. Insofern können die Finanzbuchhaltung und Rechnungslegung als Managementsystem klassifiziert werden. Wurde dieses System zunächst meist aufgebaut, um den externen Dokumentationsanforderungen zu genügen, differenzieren sich nun zunehmend weitere Praktiken des Controllings[60] aus, die der internen Steuerung des betrieblichen Leistungsgeschehens dienen. I.d.R. ist dieses Controlling allerdings eher kurzfristig ausgerichtet und bezieht sich meist auf die einjährige Planung und Kontrolle der Abteilungsbudgets.

Neben dem kurzfristigen operativen Controllingsystem differenzieren sich i.d.R. für eine ganze Reihe weiterer Themen und Funktionen im Betrieb Regelwerke bis hin zu eigenen unterstützenden Systemen aus. So finden sich mittlerweile in allen Gesundheitsbetrieben *Qualitätssicherungssysteme*. Meist sind die damit verbundenen Aufgaben einer Qualitätsbeauftragten zugeordnet. Ebenso bilden sich Managementsysteme aus, die der Unterstützung des *Personalmanagements* – jenseits einer reinen Personalverwaltung – dienen. So finden von den jeweiligen Führungsverantwortlichen Überlegungen zu einer Personalentwicklung in ihren Abteilungen statt. Diese werden jedoch zunehmend durch Instrumente und Systematiken unterstützt, die im Unternehmen zentral erarbeitet und etabliert sind. Je mehr diese Aktivitäten übergreifend koordiniert und systematisch bearbeitet werden, desto stärker bilden sich Managementsysteme heraus, die nicht nur Instrumente auf der operativen Ebene der Personaleinsatzplanung zur Verfügung stellen, sondern die sich auch auf der strategischen Ebene mit den grundsätzlichen Maximen der Personalpolitik für das Gesamtunternehmen auseinandersetzen.

Grundsätzlich kann man davon ausgehen, dass in Gesundheitsbetrieben Betriebsmodelle von Managementsystemen etabliert sind, die die Unternehmensführung bei ihren Entscheidungen unterstützen. Die jeweiligen Betriebsmodelle können dabei sehr unterschiedlich ausgeprägt und ausdifferenziert sein. Im Rahmen der Architektur kann es nun dazu kommen, dass einem System eine besondere Dominanz im Sinne eines *Kernsystems* zukommt. Dieses prägt die Gesamtarchitektur der Managementsysteme. Im Bereich der Gesundheitsbetriebe übernimmt diese Rolle oft das kurzfristige Controlling mit seiner quantitativen Ausprägung. Damit ist natürlich zugleich die Möglichkeit verbunden, dass auch die übrigen Systeme, die vielleicht erst allmählich aufgebaut werden, von dieser kurzfristigen quantitativen Sichtweise geprägt werden. Die Institutionalisierung langfristig und qualitativ ausgerichteter strategischer Systeme kann durch das Primat des operativen Kontextes dann natürlich erheblich erschwert werden.

Von weiterer Relevanz in diesem Zusammenhang ist die Frage, wie stark die Managementsysteme mit der Basisorganisation selbst verwoben sind, also in welchem Ausmaß die Informationen und Praktiken tatsächlich für die Steuerung

---

[60] Der Begriff des Controllings darf nicht kurzschlüssig mit Kontrolle gleichgesetzt werden. Controlling umfasst Planungs-, Umsetzungs- und Kontrollaspekte.

des Basisgeschäftes operativ wirksam werden und im Rahmen von Entscheidungsprozessen Verwendung finden. Grundsätzlich ist der Anwendungsnutzen der Managementsysteme zu überprüfen. Dieser erhöht sich umso mehr, je mehr die Mitarbeiterinnen im unmittelbaren Leistungsgeschehen ihre Informationsbedürfnisse und Anforderungen artikulieren können und diese Eingang in die Praktiken der Managementsysteme finden. Die Anwendungsorientierung nimmt auch dadurch zu, dass man sich in der Basisorganisation von Gesundheitsbetrieben immer mehr mit den spezifischen lebensweltlichen Kontexten der Systeme auseinandersetzt und zunehmend die Anschlussfähigkeit an die spezifischen Sprachformen etwa des Controllings herstellen kann. Häufig ist es auch hier so, dass ein Managementsystem sich gleichsam zu einem *Leitsystem* ausdifferenziert, da es im Rahmen der betrieblichen Steuerung von besonderer Relevanz ist. Auch diese Funktion fällt in den Gesundheitsbetrieben häufig dem operativen Controlling zu, da die Daten und Informationen, die durch dieses System zur Verfügung gestellt werden, in der Praxis von besonderer Bedeutung für die Steuerung des betrieblichen Geschehens sind.

Betriebsmodelle erfassen in deskriptiver Weise die in der jeweiligen Unternehmenspraxis vorfindbaren Managementsysteme. *Denkmodelle* entwerfen dagegen umfassende Architekturen von Managementsystemen zur Unterstützung der Führung. Während Betriebsmodelle häufig von einem Managementsystem dominiert und in vielen Bereichen sehr unterschiedlich ausdifferenziert sind, werden im Rahmen von Denkmodellen Systeme für alle relevanten Unternehmensbereiche und -funktionen und hier insbesondere auch für die strategische Steuerung thematisiert.

Die strategische Steuerung durch Managementsysteme

Denkmodelle von Managementsystemen entwerfen umfassende Systeme der strategischen und operativen Planung (vgl. Kirsch 2001: 218ff.). Ein besonderes Augenmerk gilt hierbei der strategischen Steuerung. Der Begriff der strategischen Steuerung umfasst die *Umsetzung und Kontrolle* der strategischen Vorgaben in das operative Leistungsgeschehen.

Vor dem Hintergrund des jeweiligen Organisations- und Führungsverständnisses differenzieren sich im Unternehmen *strategische Managementsysteme* aus. Aufgabe der strategischen Managementsysteme ist es, die Führung bei der Analyse, Planung, Umsetzung und Kontrolle der langfristigen Zielsetzungen des Gesundheitsbetriebes zu unterstützen. Je nach Führungsphilosophie kommen hier unterschiedliche Instrumente zum Einsatz. Ein entwicklungsorientiertes Managementverständnis, das Organisationen als selbstreferenzielle, entwicklungsfähige Systeme konzipiert, wird hier insbesondere auf Instrumente zurückgreifen, die eine Steuerung des Unternehmens vor dem Hintergrund seiner systemischen Merkmale erlaubt und damit insbesondere auf Aspekte einer Kontextsteuerung abheben. Ein zentrales Instrument im Bereich der *unternehmenspolitischen Rahmenplanung* stellt dabei z.B. das *Rahmenkonzept* dar. Dieses beinhaltet die Zielsetzungen und Strategien für die Unternehmensentwicklung. Dieses Konzept stellt insbesondere auf die Betrachtung der Erfolgspotenziale ab und erfüllt die Forderung nach Mehrdimensionalität durch die Thematisierung wesentlicher Perspektiven des Gesundheitsbetriebes (vgl. Kap. 3.3). Die Strategien, die im Rahmen der Unternehmenspolitik festgelegt sind, werden nun mit Hilfe von *strategischen Programmen* präzisiert. Die strategische Programmplanung bezieht sich i.d.R. auf zentrale Aktionsfelder des Betriebes und legt hier bereits die ersten konkreten Umsetzungsschritte fest.

Problematisch in diesem Zusammenhang erweist sich, dass die Kategorien, mit denen sich die strategische Rahmenplanung beschäftigt, a priori nicht deckungsgleich mit den Größen sind, mit denen die *operativen Managementsysteme* arbeiten. Während sich der strategische Kontext insbesondere mit eher unspezifischen Aspekten, wie z.B. Erfolgspotenzialen befasst, geht es im Rahmen der operativen Planung um quantifizierbare Erfolgsgrößen. Zudem muss zwischen den unterschiedlichen Managementsystemen eine Abstimmung in der Fristigkeit und in den Bezugsgrößen erfolgen. Dies bedeutet, die strategische Programmplanung muss zunächst in die quantitativ orientierte *langfristige operative Programmplanung* übergeführt werden. Da die Bezugsgrößen der Programme i.d.R. Geschäftsfelder sind (vgl. Kap. 3.2) und diese meist nicht mit den internen Bereichs- und Funktionsstrukturen übereinstimmen, ist ferner eine Überführung der Programmvorgaben in die *langfristige operative Bereichsplanung* notwendig. Die operative Langfristplanung muss dann weiter in die einzelnen *kurzfristigen operativen Bereichsplanungen* einfließen. Wenn etwa der Aufbau eines neuen Betätigungsfeldes z.B. in der Chirurgie auf der strategischen Ebene beschlossen wird, so muss diese Unternehmenstätigkeit in den Budgetplanungen der einzelnen Funktionsbereiche und Abteilungen Berücksichtigung finden. So sind mit dem geplanten strategischen Vorhaben vielleicht Umbauten verbunden. Diese müssen im Investitionsplan ihren Niederschlag finden. Letztlich gilt es, die Veränderungen durch das strategisch Intendierte bis in die Feinsteuerungssysteme hinein zu berücksichtigen.

Feinsteuerungssysteme planen und kontrollieren die relevanten Größen im Basisgeschäft bis in die wochen- und taggenaue Steuerung. Klassische Feinsteuerungssysteme sind z.B. das Modulschranksystem im Rahmen der Beschaffungs- und Verbrauchsplanung auf Station oder die taggenaue Personaleinsatzplanung in der Pflege. Sie sind eingebettet in die kurzfristige operative Bereichsplanung und -kontrolle. Diese ist i.d.R. als (einjährige) Budgetplanung ausgestaltet. Die *Budgetierung* ist eine Planungsmethode, die meist quantitativ und operativ ausgerichtet ist, sowie Wertgrößen (meist Kosten) umfasst. Im Rahmen ihrer Planungsfunktion wird mit der Erstellung der Budgets die Zukunft des Unternehmens – zumindest für ein Jahr – festgelegt und die Teilbereiche des Betriebes aufeinander abgestimmt. Neben dieser Koordinationsfunktion übernimmt die Budgetierung zugleich eine Bewilligungsfunktion, da die Abteilungen im Rahmen ihrer Budgets eigenverantwortlich entscheiden können. Dadurch, dass im Rahmen der Budgetierung Leistungsanforderungen und -ergebnisse sichtbar werden, wird der Budgetierung nicht nur eine Kontrollfunktion durch Abweichungsanalysen zugeschrieben, sondern sie übernimmt – etwa durch ihre Vorgaben im Rahmen von Zielvereinbarungsprozessen – zugleich Motivationsfunktion.

Die Überführung der strategischen Maxime und Programme in die operative langfristige Bereichs- und Programmplanung ist Aufgabe der *strategischen Steuerung*. Zentrales Instrument in diesem Zusammenhang ist die *Projektplanung* (vgl. Kap. 3.5.3). Projekte zeichnen sich dadurch aus, dass sie für außergewöhnliche Aufgabenstellungen, also Aufgaben, die im Rahmen des laufenden Tagesgeschäftes nicht abgearbeitet werden können, herangezogen werden. Sie besitzen einen definierten Anfang und ein definiertes Ende. Zudem ist der Rahmen der Ressourcen (Finanzen, Personal, Räume) festgelegt. Die Prämissen (z.B. Prognosen über Rahmenbedingungen) werden in einem Pflichtenheft, ebenso wie die Planfortschrittskontrolle dokumentiert. Entlang festgelegter Meilensteine wird der Projektfortschritt kontrolliert, um bei Abweichungen entsprechende Korrekturen vornehmen zu können. Im Rahmen der *Multiprojektplanung* werden die einzelnen Projekte entsprechend ihrer Zielsetzung und Phasen aufeinander abgestimmt. Die Abstimmungsprozesse erfolgen natürlich auch gegenüber der strategischen Rahmenplanung, da ja die Aufgabe der Projektplanung die Umsetzung des strategisch Gewollten ist. Für besonders bedeutende Vorhaben im Unternehmen, für die keine routinierten Praktiken in den Managementsystemen vorliegen, können eigene *objektbezogene Planungsmodule* installiert werden. So werden z.B. größere Bauvorhaben oder Investitionen ins Anlagevermögen eine detaillierte Auseinandersetzung im Rahmen der strategischen Steuerung erfordern.[61]

Die projekt- und objektbezogenen Planungen müssen anschließend in die langfristige operative Programm- bzw. Bereichsplanung überführt werden, da diese die *Brücke* zum Basisgeschäft der einzelnen Bereiche darstellt. Einerseits ist es die Aufgabe der operativen Planung, jene Maßnahmen zu erarbeiten, die die Störungen und Mängel, die im Basisgeschäft auftauchen, kompensieren. Vor diesem Hintergrund weist die operative Planung einen *induktiven* Zugang auf. Gleichzeitig dient sie aber auch der strategischen Steuerung. Sie aggregiert alle Projekt- und Objektplanungen in operativen Programmen und setzt sie in quantifizierbare Größen für die Bereiche um. In diesem Sinne weist sie eine *deduktive* Orientierung auf. Die *Kontrolle*, ob das strategisch Gewollte auch erreicht wird, kann insofern direkt durch eine Überprüfung der strategischen Programme erfolgen oder indirekt durch die Kontrolle der durch die strategische Planung ausgelösten operativen Maßnahmen.[62] Auf Probleme, die im Rahmen der Brückenfunktion der strategischen Steuerung zwischen den unterschiedlichen Kontexten der strategischen und operativen Managementsysteme auftreten, wurde bereits hingewiesen. Von grundsätzlicher Bedeutung in diesem Zusammenhang ist das Bemühen um Übersetzungsleistungen zwischen den Kontexten der einzelnen Planungsteilsys-

---

[61] Vgl. zur projekt- und objektbezogenen Planung Grebenc et al. (1989: 245ff.) und Geiger et al. (1989: 245ff.) und zur 5-Jahresplanung Strehlau-Schwoll, Bongratz (1999: 68ff.).

[62] Vgl. zur Strategiebewertung auch Müller (2000: 23).

teme und mit der Basis. Die Einbeziehung der Linie, also der verantwortlichen Mitarbeiterinnen in der Basisorganisation, bei der Erarbeitung von Prozeduren der Analyse, Planung und Steuerung ist dabei von großer Relevanz. Nur wenn sich die Linie auch für übergeordnete strategische Fragen – wie etwa Kundenorientierung – verantwortlich fühlt, können diese in den Basisprozessen der Leistungserstellung operativ wirksam werden. Anreizsysteme als *flankierende* Managementsysteme,[63] die nicht nur die Einhaltung operativer Ziele fördern, sondern auch strategische Anreize setzen, sind hier auszugestalten.

Zusammenfassend kann festgehalten werden, dass in Gesundheitsbetrieben gerade auf strategischer Ebene nur zum Teil umfassende Zielformulierungen zur langfristigen Entwicklung der Erfolgspotenziale des Unternehmens vorliegen. Dennoch finden ständig Basisprozesse statt, bei denen sich lebensweltliche Praktiken und übergeordnete strategische Orientierungen ausbilden, die handlungsleitend im Unternehmen werden. Diese Basisprozesse zur Ausbildung und Angleichung der Handlungsorientierungen können von der Führung gezielt durch die Ausbildung von Strukturen, die den formellen oder informellen Austausch ermöglichen, gefördert werden. Im Rahmen der Entwicklung von Strategien ist es zudem hilfreich, Reflexionen über die handlungsleitenden Prinzipien anzustellen. In diesem Zusammenhang kommt den Managementsystemen eine wichtige Rolle zu. Die in der Praxis vorfindbaren Betriebsmodelle unterscheiden sich dabei bezüglich dem Grad ihrer Ausdifferenzierung. Managementsysteme, die auf der operativen Ebene etabliert sind, helfen der Führung bei der Steuerung des betrieblichen Leistungsgeschehens, während Managementsysteme auf der strategischen Ebene für die langfristige Entwicklung von Strategien und dem Aufbau von Erfolgspotenzialen im Gesundheitsbetrieb von Bedeutung sind.

2.6 Erfolgspotenziale von Gesundheitsbetrieben: Die Lernfähigkeit der Organisation

Die Entwicklung von Strategien ist eng mit dem Begriff der Erfolgspotenziale verbunden. Handlungsorientierungen und lebensweltliche Prinzipien, die in organisatorischen Prozessen generiert werden, werden dann zu Strategien, wenn sie einen inhaltlichen Bezug zu Erfolgspotenzialen des Betriebes aufweisen. Strategien dienen dem Aufbau von Erfolgspotenzialen, die sich langfristig in Erfolgsgrößen des Gesundheitsbetriebs konkretisieren. Die Entwicklung der Erfolgspotenziale ist dabei an den Aufbau von Kernkompetenzen und Basisfähigkeiten der Organisation gebunden. Im Rahmen der Entwicklung von Gesundheitsbetrieben spielt dabei insbesondere die Lernfähigkeit eine herausragende Rolle (2.6.1). Systeme sind aufgrund ihrer spezifischen Struktur für ihren Erhalt und ihre Ent-

---

[63] Jenseits einer Gesamtarchitektur von Planungs- und Kontrollsystemen, können für sämtliche Themen im Unternehmen (wie z.B. Wissen oder Qualität) flankierende Managementsysteme etabliert werden.

wicklung auf eine ständige Informationszufuhr aus der Umwelt angewiesen. Die systematische Auseinandersetzung mit den Lern- und Wissenspotenzialen der Mitarbeiter und den damit verbundenen organisatorischen Lernprozessen ist Aufgabe des Wissensmanagements (2.6.2).

2.6.1 Kernkompetenzen und Basisfähigkeiten

Zentrale Zielsetzung jeder betrieblichen Tätigkeit ist es, das Unternehmen zum Erfolg zu führen. Die Möglichkeiten, den Unternehmenserfolg zu definieren, sind dabei sehr vielfältig. Das Vermögen, Erfolge im Unternehmen zu realisieren, hängt im Wesentlichen von den Kernkompetenzen und Basisfähigkeiten der Organisation zum Aufbau und der Nutzung von Erfolgspotenzialen ab.

Erfolgspotenziale als Vorsteuergrößen für Erfolg

Die Auseinandersetzung mit Themen, die direkt oder indirekt Fragen des Erfolgs der unternehmerischen Tätigkeit behandeln, nimmt in der Betriebswirtschaftslehre und in der Managementlehre einen breiten Raum ein und kann auf eine sehr lange Tradition zurückblicken.[64] Im Mittelpunkt steht dabei meist ein primär ökonomisches Erfolgsverständnis, das mit Hilfe finanzwirtschaftlicher Erfolgsmaßstäbe, wie Gewinn oder Rentabilität operationalisiert und beurteilt wird. Neben dieser rein ökonomischen Orientierung von Erfolg hat bereits Schmalenbach (1919a,b) den Unternehmenserfolg in den größeren Zusammenhang der Gemeinwirtschaftlichkeit gestellt. So fordern neuere Theorieansätze zur strategischen Unternehmensführung die explizite *Mitberücksichtigung* gesellschaftlicher Werte und Anliegen.[65] Erfolgreiche Unternehmensführung ist dann nicht mehr ausschließlich durch die Verwirklichung der Ziele der Shareholder gekennzeichnet, sondern bedarf der Berücksichtigung der Interessen und Forderungen aller Stakeholder der Organisation. Diese Sichtweise kommt zum Ausdruck in den theoretischen Überlegungen zu einer „Organizational Effectiveness", die sich mit der grundsätzlichen Frage befassen, woran sich ein erfolgreiches betriebliches Handeln orientieren kann.

Im Rahmen des *Zielansatzes* wird als Voraussetzung zur Bestimmung der Effizienz der Organisation auf die Existenz von Organisationszielen Bezug genommen und die Erfolgsdefinition auf den Zielerreichungsgrad abgestellt. Der *Systemansatz* erweitert dieses Blickfeld, in dem er die Beziehungen der Organisation zum Umfeld mit einbezieht. Die Sicherstellung der erforderlichen Input/Output-Beziehungen zur Systemerhaltung wird als übergreifende Erfolgsdefinition gesehen. Nur wenn die Organisation die zentralen Ansprüche der Interessentengruppen berücksichtigt, schafft sie die Basis, um ihre „originären" Ziele erreichen zu

---

[64] Vgl. zu einem Überblick Näther (1992: 22ff.).

[65] Vgl. z.B. Scholz (1987: 10), Dyllik (1989: 82ff.), Kreikebaum (1997: 149ff.), Hinterhuber (2004a: 1ff., 136ff.), Lüthy, Buchmann (2009: 68ff.) und Kirsch et al. (2010: 79ff.).

können. Die Berücksichtigung der Umfeldanforderungen wird damit gleichsam zu einer Nebenbedingung erfolgreichen betrieblichen Handelns. Eine Erweiterung nimmt hier der *Stakeholder Value-Ansatz* vor, der davon ausgeht, dass die Effizienzkriterien der Organisation mit den Anspruchsgruppen in einem gemeinsamen Prozess gleichsam erst ausgehandelt werden. Wenn die Stakeholder über positive und negative Koordination an den Prozessen zur Generierung der Erfolgsdefinitionen von Unternehmen beteiligt sind, wird eine authentische Berücksichtigung ihrer Interessen immer wahrscheinlicher. Die Einbeziehung der Stakeholder-Interessen führt zumindest dazu, dass es zu einer *Pluralisierung* der Erfolgsdefinitionen kommt.

Sichtet man die Literatur zu Gesundheitsbetrieben, so werden Erfolgskriterien i.d.R. in Verbindung mit dem Zielansatz thematisiert. So beschreibt Morra (1996: 43ff.) als die Erfolgsgrößen von Krankenhäusern die Ziel-Effektivität, die Kosten-Effektivität, die Effizienz und die Wirtschaftlichkeit. Eine erweiterte Sichtweise vertritt etwa Ackermann (2008: 101f.), wenn sie ausgehend von Gesundheitsbedürfnissen einer Erfolgspyramide folgend, aufsteigend von verfügbarem Einkommen, Gewinn, Rücklagen/Vermögen, Image/Fortbildung, Zeit und Zufriedenheit als Erfolgskriterien benennt. Insgesamt betrachtet, bleibt aber eine komplexe Thematisierung, was den Erfolg, gerade von stark normativ geprägten Organisationen – wie sie Gesundheitsbetriebe darstellen – ausmacht, in der Literatur unterbelichtet.

Blickt man in die Führungspraxis der Gesundheitsbetriebe, steht hier oftmals das Bemühen im Vordergrund, durch die Explikation finanzwirtschaftlicher Kennzahlen das betriebliche Handeln zu legitimieren. Damit werden *Fremddefinitionen*, die gleichsam von außen, etwa durch die Leistungsträger, an die Betriebe herangetragen werden, verinnerlicht und zum Fluchtpunkt betrieblichen Handelns. Häufig ist mit dieser Adaption extern vorgegebener Erfolgsdefinitionen eine gewisse Unzufriedenheit verbunden, da der Eindruck entsteht, dass diese Kriterien nicht ausreichend das „Spezifische" abbilden, was im Unternehmen vor dem Hintergrund des eigenen Selbstverständnisses unter erfolgreichem betrieblichem Handeln verstanden wird. Wichtig ist es deshalb, sich auch in den Gesundheitsbetrieben – durchaus in Auseinandersetzung mit Fremddefinitionen – mit den *Eigendefinitionen* des Erfolges zu befassen. In diesem Zusammenhang werden dann, jenseits einer rein finanzwirtschaftlichen Betrachtung, gerade jene qualitativen Aspekte, wie etwa Mitarbeiterzufriedenheit oder Lebensqualität der Heimbewohnerinnen, relevant, die dem normativen Selbstverständnis des Gesundheitsbetriebes entsprechen und auf Potenziale verweisen, die die Basis künftiger Erfolge sind. Angesichts der zunehmenden Umweltanforderungen kann der Erfolg gerade auch im Aufbau von Potenzialen zur Entwicklungsfähigkeit des Gesundheitsbetriebes gesehen werden (vgl. Reinspach 2000a).

Der Begriff der *Erfolgspotenziale* geht auf Gälweiler (1974) zurück. In seiner Sichtweise ergeben sich die Erfolgspotenziale aus der Gegenüberstellung von Gegebenheiten bzw. Anforderungen des Marktes und den Fähigkeiten des Unternehmens. Die Gegebenheiten des Umfeldes und des Marktes stellen im Hinblick auf den Betrieb Gefahren aber auch Gelegenheiten dar. So kann die Forderung nach mehr marktorientiertem Handeln für die Gesundheitsbetriebe eine Gefahr bedeuten, da sie sich den damit verbundenen Veränderungen, z.B. im Finanzierungssystem, nicht gewachsen fühlen. Sie können diese aber auch als Chance zu mehr Gestaltungsautonomie im Rahmen ihres betrieblichen Handelns sehen. Den Gefahren und Gelegenheiten tritt das Unternehmen nun mit seinen relativen Stärken und Schwächen gegenüber. Dies bedeutet, dass die eigenen Potenziale immer am Verhalten und der Position der jeweiligen Mitwettbewerber gemessen werden müssen. Von der Beurteilung der jeweiligen Konstellation ist es nun abhängig, ob die Situation für den Gesundheitsbetrieb eher ein Risiko oder eine Chance darstellt. Strategien dienen dem Aufbau oder der Nutzung von Chancen und der Minderung des Risikos, um zu einer Passung, einem „Fit" zwischen der Organisation und den Bedingungen des Umfeldes zu gelangen.[66] Wie die Organisation nun mit diesen Konstellationen im Einzelnen umzugehen und welche Erfolgspotenziale sie aufzubauen vermag, ist abhängig von den jeweiligen Kernkompetenzen bzw. der treibenden Kraft des Betriebes.

Treibende Kraft und Kernkompetenzen

Das Konzept der *treibenden Kraft* geht auf die Beratungserfahrungen von Tregoe und Zimmermann (1981) zurück, die davon ausgehen, dass ein Unternehmen vor allem dann erfolgreich ist, wenn es durch eine klare treibende Kraft geprägt ist. Diese Kraft ist dann auch dafür verantwortlich, was das Unternehmen tut oder jeweils nicht tut. Der Erfolg der Aktivitäten ist insbesondere davon abhängig, ob diese zum Selbstverständnis des Unternehmens, also zu seiner gewachsenen Identität passen. Das, was die treibende Kraft des Betriebes ausmacht, ist in den lebensweltlichen Tiefenstrukturen verankert. Folgt man diesem Konzept, würde dies für Gesundheitsbetriebe bedeuten, dass sich eine zunehmende Marktorientierung in den lebensweltlichen Strukturen und damit im Selbstverständnis verankern muss, wenn das Unternehmen im Markt bestehen will. Eine oberflächliche Adaption bestimmter Verhaltensweisen, etwa im Marketing, reicht nicht aus, um erfolgreich handeln zu können, da den entsprechenden Strategien und Aktivitäten die spezifische treibende Kraft fehlt. Dies mag daran liegen, dass die so formulierten Strategien nicht mit den im Gesundheitsbetrieb vorhandenen Fähigkeiten übereinstimmen und die Mitarbeiterinnen sich nicht mit dem organisatorischen Handeln identifizieren können. Umgekehrt mag sich gerade die Besinnung auf soziale bzw. normative Orientierungen in den Gesundheitsbetrieben als die spezifische treibende Kraft erweisen, die die Unternehmensentwicklung auch in schwierigen Zeiten trägt.

---

[66] Diese Sichtweise steht in Zusammenhang mit dem Grundschema der sog. „Design School" (Mintzberg 1990) der strategischen Unternehmensführung, das durch das Akrynom S.W.O.T. (Strength, Weakness, Opportunities, Threats) gekennzeichnet wird. Vgl. hierzu auch Wolfrum (1993: 16ff.), Lüthy, Buchmann (2009: 108ff.), sowie Vahs, Weiand (2010: 90ff.) und die dort angegebene Literatur.

Die Kompetenz, bestimmte Technologien zu beherrschen oder mit einem bestimmten Klientel besonders gut umgehen zu können oder die Fähigkeit, spezifische Leistungen entsprechend den Kundenwünschen entwickeln zu können, stellen Beispiele für den „metaphorischen" Begriff der treibenden Kraft dar. In diesem Sinne kann er mit dem Konzept der Kernkompetenzen in Verbindung gebracht werden.

Der Begriff „Core Competences" wurde von Prahalad und Hamel (1990) geprägt und hat die Auseinandersetzung um die Fähigkeiten der Organisation ausgelöst. Die *Kernkompetenzen* stellen dabei spezifische Fähigkeiten im Umgang mit Technologien bzw. in der Erstellung bestimmter Produkte dar. Diese Kernfähigkeiten ermöglichen es dem Unternehmen, seinen Kunden einen bestimmten Nutzen zu gewährleisten (vgl. Hamel, Prahalad 1997: 302). Die Fokussierung auf den Kundennutzen findet sich in vielen Managementkonzepten wieder. So geht es im Rahmen des Prozessmanagements darum, die Prozesse so zu gestalten, dass sie aus Sicht der Kundin Nutzen stiften (vgl. Gaitanides et al. 1994). Alle Ablaufschritte, die nicht zu diesem Ziel führen, werden bereinigt. Auch im Prozess der Wertschöpfungskette von Porter (1999a) werden die einzelnen Glieder der Kette, also die Primäraktivitäten und die unterstützenden Aktivitäten des Overheads, dahingehend überprüft, inwiefern Wert für den Kunden geschöpft wird. Und schließlich geht es im Rahmen von Outsourcing-Entscheidungen im Unternehmen darum, sich auf die spezifischen Kernkompetenzen zu besinnen und alle überflüssigen Aktivitäten, die andere gegebenenfalls besser bewerkstelligen können, auszulagern und bei Bedarf über den Markt einzukaufen.

Das Konzept der Kernkompetenzen bezieht sich ursprünglich auf jene Fähigkeiten des Unternehmens, die sich unmittelbar auf die Kernprodukte beziehen.[67] In einer Erweiterung werden aber auch die Fähigkeiten relevant, die sich auf alle Unternehmensbereiche und -funktionen beziehen. Um dauerhaft Erfolgspotenziale für die Wettbewerbsfähigkeit und die Entwicklung des Betriebes aufzubauen, kann es von Bedeutung sein, Fähigkeiten etwa im strategischen Management[68], im Marketing oder beim Personal zu entwickeln. Gerade den Mitarbeitern kommt nach Hamel, Prahalad die treibende Kraft bezüglich der Entwicklungsfähigkeit der Organisation zu:

> „Letztlich ist es die emotionale und intellektuelle Energie der Mitarbeiter, die das Unternehmen bei seiner Reise in die Zukunft antreibt. Was nottut, ist die Fähigkeit, jedes im Unternehmen vorhandene Gramm emotionaler und kreativer Energie freizusetzen." (Hamel, Prahalad 1997: 199)

---

[67] Vgl. hierzu auch Pümpin (1992), der den Aufbau von strategischen Erfolgspositionen als die Voraussetzung für das Erzielen langfristig überdurchschnittlicher Ergebnisse sieht. Die SEP sind dabei produkt-, markt-, technologie- und funktionsbezogen und können damit mit den Kernkompetenzen in Verbindung gebracht werden.

[68] So sieht Willke (2009: 125) gerade die „Strategiefähigkeit als generische Kernkompetenz zur Steuerung komplexer Organisationen".

Die Frage nach den Kernkompetenzen thematisiert letztlich jene Fähigkeiten, die unmittelbar zum Erfolg des Unternehmens, z.B. durch die Erstellung bestimmter Gesundheitsleistungen, führen. Diese Fähigkeiten können auch als Fähigkeiten *erster Ordnung* bezeichnet werden (vgl. Kirsch et al. 2009: 48ff.). Fähigkeiten *zweiter Ordnung* können sich dann darauf beziehen, sich in seinen Tätigkeiten auf jene Fähigkeiten zu konzentrieren, für die die Fähigkeiten erster Ordnung vorhanden sind. Wenn im Gesundheitsbetrieb etwa Überlegungen zum Outsourcing angestellt werden, müssen für diese Entscheidung Fähigkeiten zweiter Ordnung vorhanden sein. Mit diesen Fähigkeiten wird, z.B. durch systematische Reflexionen über die Kernkompetenzen, gleichsam ein „Metawissen" über die Fähigkeiten erster Ordnung geschaffen. Die Fähigkeiten *dritter Ordnung* schließlich sind erforderlich, um die Fähigkeiten erster und zweiter Ordnung zu entfalten. Die Entscheidung etwa eines ambulanten Pflegedienstes zur Erschließung eines neuen Geschäftsfeldes (z.B. häusliche Krankenpflege für Kinder) setzt die Reflexion darüber voraus, ob man sich in einen Bereich begibt, für den man die Kernkompetenzen, z.B. in Form bestimmter Mitarbeiterqualifikationen, besitzt. Falls dies nicht der Fall ist, stellt sich die Frage, ob und wie diese Kompetenzen, etwa durch Mitarbeiterschulungen oder Personalakquise, aufgebaut werden können. Die Fähigkeiten der dritten Ordnung thematisieren damit letztlich jene grundlegenden Basisfähigkeiten der Organisation, die zum Aufbau der Entwicklungsfähigkeit des Unternehmens erforderlich sind.

Die Basisfähigkeiten des Unternehmens

Kernkompetenzen im Unternehmen äußern sich darin, dass der Gesundheitsbetrieb angesichts seiner Stärken und Schwächen in der Lage ist, mit den Chancen und Risiken, die sich ihm bieten, umgehen zu können (vgl. Kap. 3.2). Die Kernfähigkeiten ermöglichen es dem Unternehmen u.a., erfolgreiche Produkte zu entwickeln, zu produzieren und zu vermarkten, die entsprechenden Technologien zu beherrschen, die erforderlichen Ressourcen zu gewinnen und mit den Forderungen der Stakeholder angemessen umzugehen. Voraussetzung, um die Kernkompetenzen und damit die Erfolgspotenziale im Unternehmen aufbauen zu können, ist die Entwicklung und Pflege der Basisfähigkeiten der Organisation (vgl. Kirsch 1997a: 99ff., Kirsch et al. 2010: 70ff.).

Zunächst muss sich ein Gesundheitsbetrieb durch *Handlungsfähigkeit* auszeichnen. Handlungsfähigkeit bedeutet, auf wahrgenommene Probleme angemessen reagieren zu können. D.h., es werden Handlungszyklen, etwa in Form von Entscheidungsprozessen, in Gang gesetzt und zu einem erfolgreichen Abschluss gebracht. Je häufiger dies im Unternehmen geschieht, umso handlungsfähiger ist eine Organisation. Wenn der Gesetzgeber z.B. von Gesundheitsbetrieben Maßnahmen der internen und externen Qualitätssicherung fordert und diese Forderungen entsprechende Entscheidungsprozesse über die Etablierung qualitätssichernder Prozeduren und Systematiken nach sich ziehen, die erfolgreich im Basisgeschäft implementiert werden, so ist dies ein Ausdruck der Handlungsfähigkeit der Organisation. Handlungsfähigkeit impliziert damit auch immer, dass im

Rahmen von Problemslösungsprozessen die entsprechenden Ressourcen und die Akzeptanz der Betroffenen mobilisiert werden können. Dies setzt voraus, dass die Organisation empfänglich für die Bedürfnisse der von ihrem Handeln Betroffenen ist.

Diese *Responsiveness*, als weitere Basisfähigkeit des Unternehmens, zeichnet sich dadurch aus, dass der Gesundheitsbetrieb sensibel für die Aufnahme der Bedürfnisse und Interessen und damit für die spezifischen Kontexte, in denen sie geäußert werden, ist. Die Kontexte anderer Systeme sind immer durch jeweils spezifische Lebens- und Sprachformen gekennzeichnet. Nur wenn das Unternehmen sich für andere Kontexte empathisch öffnet, besteht die Möglichkeit über die Systemgrenzen hinweg, die Anliegen authentisch zu „verstehen". Die Aufgabe, die jeweiligen Bedürfnisse der Austauschpartner im Markt zu erheben, fällt traditionellerweise dem Marketing zu. So erfassen viele Gesundheitsbetriebe die Ansprüche und Erwartungen ihrer zentralen Stakeholder systematisch, z.B. mithilfe von Untersuchungen zur Patientinnen- und Mitarbeiterzufriedenheit und durch die Etablierung eines Beschwerdemanagements. Nur wenn die Erwartungen möglichst authentisch, d.h. im Kontext des jeweiligen Systems eruiert werden, können diese in der Leistungserstellung zur Zufriedenheit der Beteiligten berücksichtigt werden. Der Aufbau von Responsiveness erweitert damit wiederum die Handlungsfähigkeit des Betriebes, da z.B. im Falle von Beschwerden der einzelne Mitarbeiter genau weiß, wie er sich zu verhalten hat und wie mit dieser Beschwerde zu verfahren ist. Das Unternehmen erhält zudem die Beschwerdeinformation, die es ihm erlaubt, Lernprozesse zur Verbesserung der Leistungserstellung in Gang zu setzen.

Um Lernprozesse im Gesundheitsbetrieb zu initiieren, ist als weitere Fähigkeit die Lernfähigkeit des Unternehmens erforderlich. *Lernfähigkeit* bedeutet, dass die Organisation in der Lage ist, individuelles und kollektives Wissen für den Betrieb zu gewinnen und für seine Entwicklung zu nutzen. Die Lernfähigkeit der Organisation äußert sich u.a. darin, dass sie etwa im Rahmen der Personal- und Teamentwicklung individuelle und kollektive Lernprozesse veranlasst. Diese Lernzuwächse setzen voraus, dass das Unternehmen selbst wiederum empfänglich ist für die neuen Wissenspotenziale. Häufig ist es in Unternehmen aber so, dass das neu erworbene Wissen nicht automatisch die Handlungsfähigkeit etwa einer Abteilung erhöht, da der Lerntransfer durch strukturelle Gegebenheiten verhindert wird.

Das Beispiel verdeutlicht, dass die drei Basisfähigkeiten eng miteinander verwoben sind. Grundsätzlich sollten sie sich wechselseitig steigern. So könnte z.B. durch eine systematische Pflege der Responsiveness gegenüber den Kontexten der Umsysteme das Verständnis für deren Sichtweise gesteigert werden. Das zunehmende Verständnis führt dazu, dass man lernt, etwa in Verhandlungssituationen mit den Leistungsträgern durch das Anbieten von Koppelungsgeschäften das Win Set zu erweitern. Dies führt dazu, dass sich die Handlungsoptionen in der Verhandlungssituation vergrößern. Im Weiteren mag sich daraus eine positive Auswirkung auf die finanziellen Ressourcen, die vereinbart werden, ergeben. Durch die verbesserte Ressourcenausstattung erweitert sich für den Gesundheitsbetrieb wiederum der unternehmerische Handlungsspielraum. Natürlich kann es aber auch Entwicklungen im Umfeld geben, wie etwa gesetzliche Veränderungen der Finanzierungsformen, die die Ressourcen und damit die Handlungsoptionen des Betriebes einschränken. Die Lernfähigkeit der Organisation mag sich dann gerade darin erweisen, dass diese dennoch ihre Handlungsfähigkeit aufrecht erhalten kann.

Grundsätzlich geht es für das Unternehmen darum, mit Hilfe der Entwicklung der Basisfähigkeiten die betriebliche Lebenswelt „rationaler" zu gestalten (vgl. hierzu auch Kap. 2.7). Dies bedeutet z.B., dass Lernprozesse im Unternehmen nicht mehr nur naturwüchsig vonstatten gehen, sondern „sich hypothesengesteuert und argumentativ gefiltert" (Habermas 1981a: 109) vollziehen. Wenn etwa eine Marktforschungsabteilung gezielt die Kundenwünsche erhebt und diese in die entsprechenden Entscheidungsprozesse einfließen, ist dies ein Zeichen von „rationalem" Lernen. Lernen erfolgt damit nicht mehr ausschließlich über „Versuch und Irrtum", sondern systematisiert. In dem Maße, wie der Gesundheitsbetrieb lernt zu lernen, entwickelt sich die Lernfähigkeit immer mehr zur *Erkenntnisfähigkeit*. Einem systematischen Wissensmanagement kommt dabei eine besondere Bedeutung zu.

2.6.2 Wissensmanagement

Im Rahmen der organisatorischen Entwicklung kommt den Basisfähigkeiten und hier insbesondere der Lernfähigkeit eine besondere Bedeutung zu. Handlungsorientierungen und lebensweltliche Prinzipien werden nur dann zu Strategien, wenn sie sich auf die Fähigkeiten des Gesundheitsbetriebes beziehen. Das individuelle und kollektive Lernen stellen die Grundlage zum Aufbau und zur Nutzung der organisatorischen Wissensbasis dar.

Die organisatorische Wissensbasis

Das Lernen von Organisationen setzt an der organisatorischen Wissensbasis an und äußert sich in der Art und Weise, wie diese Wissensbasis aufgebaut, nutzbar gemacht und weiterentwickelt wird. Ausgangspunkt ist dabei immer das individuelle und soziale Wissen und Lernen der Mitglieder der Organisation.

Wissen darf nicht kurzschlüssig mit Daten und Informationen gleichgesetzt werden. Wissen besteht aus der Gesamtheit von Kenntnissen, Fähigkeiten und Fertigkeiten, die Personen zur Lösung von Problemen einsetzen und umfasst damit sowohl theoretische Erkenntnisse als auch praktische (Erfahrungs-)Kenntnisse. Damit Informationen zu Wissen werden, müssen sie anschlussfähig an den jeweiligen Kontext des Betroffenen sein. In einer konstruktivistischen Sichtweise wird die Informationsaufnahme vor dem Hintergrund des spezifischen Vorwissens gefiltert. Nur die Informationen, die vor dem Hintergrund der eigenen

Struktur „passen" und interpretierbar sind, werden zu handlungsleitendem Wissen.[69] Zentral im Zusammenhang mit Wissensgenerierung ist der Prozess. Wissen wird nicht statisch als Ergebnis gesehen, sondern im Prozess generiert. Wissen ist nicht objektiv gegeben, sondern insofern objektiviert, dass Menschen aufgrund ihrer Interaktionen Wissen teilen.

Wissen wird durch Lernen, also allgemein durch die Auseinandersetzung des Menschen mit seiner Umwelt gebildet. Durch Anpassungs- bzw. Akkomodationsprozesse und Gestaltungs- bzw. Assimilationsprozesse an die Umwelt werden Erfahrungen und Verhaltensänderungen generiert. So gehen die *verhaltenspsychologischen* Lerntheorien davon aus, dass bestimmte Reize zu bestimmten Reaktionen führen. Im Rahmen des Konzeptes des *sozialen Lernens* (vgl. Bandura 1976) kann der Mensch sich aufgrund seiner Fähigkeit zur Antizipation und der Nachahmung, sowie aufgrund seiner Möglichkeiten der Selbstregulation und Selbstreflexion aus diesem Umweltdeterminismus lösen. In einer konstruktivistischen Sichtweise ist das jeweilige Wissen, das über Lernprozesse generiert werden kann, durch die eigene Struktur determiniert. Auf die Anschlussfähigkeit und die Kontextgebundenheit von Wissen wurde bereits hingewiesen. Wenn Wissen aber ein individuelles bzw. systemspezifisches Konstrukt ist, kann es nur sehr eingeschränkt intentional gesteuert werden. Im Grunde geht es hier darum, die *Rahmenbedingungen* zu steuern, die es ermöglichen, die organisatorische Wissensbasis aufzubauen.

Nach Pautzke baut sich die *organisatorische Wissensbasis* über verschiedene Schichten auf. Er unterscheidet zwischen der aktuellen und der *latenten* Wissensbasis sowie dem sonstigen kosmischen Wissen, in das die Organisation eingebettet ist. Die *aktuelle* Wissensbasis umfasst als den kleinsten gemeinsamen Nenner das von allen Mitgliedern *geteilte* Wissen und das individuelle Wissen, das der Organisation grundsätzlich zugänglich ist, da es z.B. in Datenbanken gespeichert ist. Darüber hinaus verfügen aber die Mitglieder auch über individuelles Wissen, das der Organisation zunächst nicht zugänglich ist. Dieses bildet zusammen mit dem Metawissen, das über die grundsätzlich verfügbaren Wissenspotenziale der Umwelt besteht, die latente Wissensbasis. Pautzke verbindet mit dem Schichtenmodell der organisatorischen Wissensbasis fünf Arten des organisatorischen Lernens:

> „*Organisatorisches Lernen (1)* dient der Überführung eines der Organisation bereits zur Verfügung gestellten Wissens in ein von allen geteiltes Wissen. Durch diese Lernprozesse (...) wird das ursprüngliche Wissen eines Mitglieds zum Wissen *der* Organisation und damit unabhängig von seinem bisherigen Träger.
> *Organisatorisches Lernen (2)* transferiert ein Wissen eines oder mehrerer Mitglieder, welches der Organisation bislang nicht zur Verfügung stand, in ein von allen geteiltes Wissen der Organisation.
> *Organisatorisches Lernen (3)* bewirkt, daß das Wissen eines oder mehrerer Mitglieder

---

[69] Vgl. hierzu Probst et al. (1999: 35ff.), Probst et al. (2010: 15ff.) und Kirsch et al. (2010: 43ff.).

mit dem die Organisation bislang nicht arbeiten konnte, nun für sie abrufbar ist. Durch *Lernen (4)* eignen sich die Mitglieder der Organisation Wissen aus der Umwelt an; sofern sich daran Prozesse der Art (1), (2) oder (3) anschließen, stellt auch dieses Lernen einen Teilprozeß des organisatorischen Lernens dar.

Organisatorisches Lernen (5) verweist schließlich auf solche seltenen Lernprozesse höherer Ordnung, die zu einem Paradigmenwechsel, Wandel des Sinnmodells und ähnlichem führen und damit Prozesse der Evolution von Wissensbasis und Organisation bilden." (Pautzke 1989: 113f.; Hervorhebungen im Original; Fußnote weggelassen)

Zielsetzung des organisatorischen Lernens ist es damit, betriebliche Lernprozesse in Gang zu setzen, um die Bestandteile der Wissensbasis des Gesundheitsbetriebes in möglichst großem Umfang in geteiltes oder zumindest aktuelles Wissen überzuführen. In einer konstruktivistischen Sichtweise ist dieses Ansinnen sehr anspruchsvoll und setzt voraus, dass sich die Vorstellung der *lernenden Organisation* in den lebensweltlichen Regeln und Institutionen ebenso wie im Selbstverständnis der Mitglieder niederschlägt.

Die lernende Organisation

Die Dimensionen der aktuellen und latenten individuellen Wissensbestände können mit der Unterscheidung in implizites und explizites Wissen in Zusammenhang gebracht werden (vgl. Nonaka, Takeuchi 1997). Jedes Organisationsmitglied verfügt über *implizites* Wissen, das persönlich, kontextspezifisch und schwer mitteilbar ist. D.h. eine Pflegeexpertin verfügt über Pflegewissen, das sie an Auszubildende und Kolleginnen nur sehr schwer kommunizieren kann. Die Pflegeexpertin weiß vielleicht gar nicht im Einzelnen, dass sie dieses Wissen hat und kann – falls sie es weiß – dennoch nicht erklären, wie sie das kann, was sie kann. Implizites Wissen umfasst nicht nur technische Elemente, wie konkretes Know-how und Fertigkeiten, sondern *mentale Modelle*, mit denen sich Menschen durch Erzeugung und Handhabung von Analogien in der Welt zurechtfinden. Diese persönlichen Bilder sind durch subjektive Vorstellungen, Werte, Erfahrungen und Überzeugungen geprägt. *Explizites* Wissen dagegen ist über formale Sprache mitteilbar und kann damit von anderen auch geteilt werden.

Nach Nonaka und Takeuchi (1997: 73) entsteht Wissen durch die Interaktion zwischen implizitem und explizitem Wissen. Die damit verbundene *Wissensumwandlung* ist nicht auf das Innenleben einer Person beschränkt, sondern vollzieht sich in einem sozialen Prozess der Interaktion zwischen Menschen. Im Rahmen der *Sozialisation* als Form der Wissensumwandlung wird implizites Wissen durch nonverbalen Erfahrungsaustausch aufgebaut. Durch die Beobachtung und Imitation der Handlungen, z.B. der Pflegeexpertin[70] durch die Pflegeschülerin, wird implizites Pflegewissen durch Erleben erworben. Im Rahmen der *Externalisierung* wird versucht, implizites Wissen in Sprache überzuführen und damit kommunizier- und überprüfbar zu machen. Die Lücken und Diskrepanzen, die bei dem

---

[70] Vgl. hierzu auch die Stufen der Pflegekompetenz nach Benner (1994).

Versuch, implizites Wissen zu explizieren, auftauchen, geben Anlass zur Reflexion und Interaktion und lassen dadurch vielfach neue Konzepte entstehen. Das von der Pflegeschülerin durch Explikation der Pflegeexpertin erworbene Wissen wird nun insofern *internalisiert*, als es mit den subjektiven Erfahrungen, Vorstellungen usw. in Zusammenhang gebracht wird und nun zu implizitem Wissen der Auszubildenden wird. Als *Kombination* wird schließlich jene Form der Wissensumwandlung bezeichnet, die der Auseinandersetzung mit explizitem Wissen dient. Die Kombination von Wissen, die wiederum zu explizitem Wissen führt, geschieht im Rahmen von Interaktionen und die Dokumentation über Medien. Wenn z.B. die Pflegehandlungen im Pflegeprozess dokumentiert werden, so können sie anhand der Standards überprüft werden, aber auch als Grundlage zur Weiterentwicklung dienen. Damit wird implizites Wissen externalisiert und durch Kombination neues Wissen generiert, das in die organisatorische Wissensbasis als geteiltes Wissen eingehen kann.

In einer konstruktivistischen Sichtweise kommt der Gestaltung der Rahmenbedingungen betrieblichen Lernens eine zentrale Bedeutung zu. Die *Authentizität der Lernumgebung* beschreibt, dass Lernsituationen möglichst nach den realen Anforderungen einer Aufgabe zu gestalten sind. Dies führt dazu, dass von den Lernenden ein expertenähnliches Verhalten gezeigt und damit der Theorie-Praxis-Transfer gefördert wird. Da nicht immer authentische Lernsituationen gestaltet werden können, ist es wichtig, Lernprozesse mit Hilfe von Medien über *situierte Anwendungskontexte* an die Realität anzubinden. Neue Wissensinhalte sind vor dem Hintergrund *multipler Kontexte* zu überprüfen. Durch die Reflexion des Wissens mit Hilfe *multipler Perspektiven*, können die Wissensbestandteile auf ihre situative „Passung" hin überprüft und bewertet werden. Durch dieses Vorgehen können kooperative Verhaltensweisen der Akteure gefördert werden. Grundsätzlich gilt es, Lernsituationen in einen *sozialen Kontext* einzubinden. Durch die kooperative Auseinandersetzung wird Wissen gemeinschaftlich generiert sowie soziale und kommunikative Fähigkeiten gefördert (vgl. Sonntag 1996: 64ff.). Die Gestaltung der Lernumgebung ist nicht nur im Rahmen von Ausbildungssituationen relevant, sondern bei allen betrieblichen Lernprozessen im Gesundheitsbetrieb zu beachten.

Wenn z.B. im Rahmen von personalen Maßnahmen zur Organisationsentwicklung die betroffenen Mitarbeiterinnen in Gruppen an aktuellen betrieblichen Fragestellungen ihrer Tätigkeit arbeiten, so gibt dies eine authentische Lernsituation in einem sozialen Kontext wider. Der gemeinsame Prozess der Problemlösung erlaubt die Interaktion und den Austausch vor dem Hintergrund unterschiedlicher Perspektiven. Aufgabe einer Beratung könnte es in diesem Zusammenhang sein, Prozesse anzuregen, die helfen, implizites Wissen zu explizieren und dieses Wissen mit neuen Kontexten zu konfrontieren. Auch dieses Vorgehen führt damit zu einer Erweiterung des geteilten Wissens im Rahmen der organisatorischen Wissensbasis, insbesondere wenn dieses Wissen dokumentiert und damit grundsätzlich für alle Organisationsmitglieder zugänglich wird. Durch die individuellen und kollektiven Lernprozesse wird Wissen darüber generiert, wie der Gesundheitsbetrieb lernt zu lernen. Dies bedeutet, dass durch den Aufbau von organisatorischem Wissen nicht nur die Handlungsfähigkeit des Betriebes entwickelt wird, da nun neue Problemlösungsmöglichkeiten zur Verfügung stehen und sich damit die Handlungsoptionen erweitern. Auch die Lern- bzw. Erkenntnisfähigkeit der Organisation wird selbst weiterentwickelt und kann damit wiederum neue Prozesse des Lernens initiieren und alimentieren. Individuelle und kollektive organisatorische Lernprozesse sind damit rekursiv mit den Basisfähigkeiten des Betriebes verbunden.

Voraussetzung für organisatorische Lernprozesse ist die *Verankerung* des Lernens in der lebensweltlichen Selbstbeschreibung des Gesundheitsbetriebes. Das Bewusstsein, dass Wissen eine zentrale Ressource im Unternehmen bildet, muss kulturell im Unternehmen und seinen jeweiligen Strukturen und Interaktionen eingebunden sein. Umgekehrt führt Lernen auch wiederum dazu, dass sich die lebensweltliche Tiefenstruktur verändert. In Form eines *„Single-Loop-Learning"* (Argyris, Schön 1978) werden Wissensbestände generiert, die die durch einen Beobachter rekonstruierbare Oberflächenstruktur des Unternehmens verändern, aber die Werte und Normen unberührt lassen. Wenn z.B. das Aneignen von strategischen Analyse- und Planungsmethoden dazu führt, dass Strategien z.B. zur Kundenorientierung in einem Leitbild dokumentiert werden, diese aber die Grundhaltung der Unternehmensführung und Mitarbeiterinnen im Leistungsprozess in keiner Weise verändert und höchstens zu reaktiven Verhaltensanpassungen führen, so liegt ein Single-Loop-Learning vor. Im Rahmen des *„Double-Loop-Learning"* führen Lernprozesse dazu, dass existierende Denk- und Wertvorstellungen überprüft werden. Erst das *„Deutero-Learning"* schließlich bewirkt, dass sich mit der Veränderung der Strategien auch zugleich die zugrundeliegenden Werte verändern. Die Wissensbestände gehen in die Tiefenstruktur der betrieblichen Lebenswelt ein und prägen das jeweilige Weltbild des Unternehmens und der in ihr tätigen Menschen. Das Deutero-Lernen führt zu neuen Lernstrategien und dazu, dass das Unternehmen lernt zu lernen. Voraussetzung hierfür ist, dass sich der Gesundheitsbetrieb als lernende Organisation versteht.[71] Die Etablierung eines systematischen Wissensmanagements verdeutlicht, dass die Verankerung der Lernthematik im Gesundheitsbetrieb auch ihren Niederschlag in den Strukturen und institutionellen Ordnungen der organisatorischen Lebenswelt findet.

Module des Wissensmanagements

Geleitet von einem praktischen Erkenntnisinteresse und ausgehend von Fragestellungen, die sich in Praxisprojekten und im Dialog mit Praktikern zu Fragestellungen des organisatorischen Wissens ergeben, haben Probst et al. ein modulares

---

[71] Nach Senge (1999) ist die lernende Organisation durch fünf Disziplinen (Personal Mastery, Mentale Modelle, Visionen, Team-Lernen und Systemdenken) gekennzeichnet.

Konzept zum Wissensmanagement[72] vorgelegt. Die *Bausteine* des Wissensmanagements schreiben keine Pauschallösungen vor, sondern erlauben durch die Flexibilität und Offenheit, an existierende Systeme (z.B. der Personalentwicklung) anzuknüpfen und bestehende Lösungsansätze zu integrieren. Die Module des Wissensmanagements sind dabei regelkreisartig angeordnet. Der innere Kreis des Kernprozesses greift die aufgefundenen Praxisprobleme auf und systematisiert sie in einzelnen Bausteinen. Durch die Anbindung an die Wissensziele und die Wissensbewertung schließt sich der Kreislauf (vgl. Abb. 2.8). Das Wissensmanagement wird als Brückenfunktion zwischen Individuum, Gruppe und Organisation verstanden, da Interventionen auf der Ebene der Organisation auch auf der individuellen und kollektiven Ebene, z.B. in Form von Team- und Personalentwicklungsmaßnahmen ansetzen können, oder direkt auf der Organisationsebene, etwa in Form der Entwicklung von Unternehmensstrategien. Durch das Modulkonzept wird der Prozess zwar in Phasen eingeteilt, die Bausteine stehen jedoch gleichbedeutend nebeneinander. Durch das Konzept wird einerseits die Wichtigkeit der strategischen Dimension im Wissensmanagement hervorgehoben, zugleich wird auch die Notwendigkeit der Messung als Element der zielgerichteten Steuerung betont.

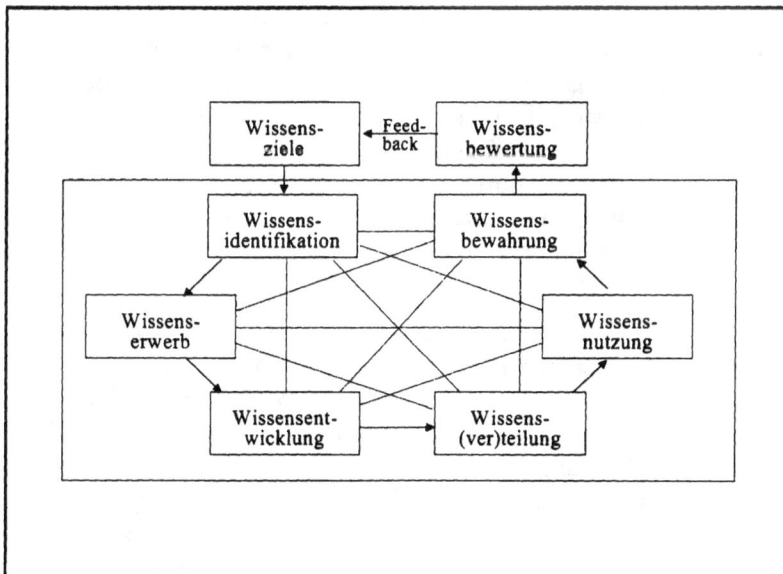

Abb. 2.8:   Bausteine des Wissensmanagements (aus: Probst et al. 2010: 32)

---

[72] Vgl. Probst et al. (1999: 49ff.), Probst et al. (2010: 23ff.) und Willke (1998: 375ff.), der Wissensmanagement in Zusammenhang mit der Suprastruktur einer Wissensgesellschaft thematisiert.

In einem ersten Baustein werden die *Wissensziele* formuliert. Sie bieten den Orientierungsrahmen für die Zielsetzung der einzelnen Interventionen. Vor dem Hintergrund der Zielsetzungen können Wissensbestände identifiziert und Lernprozesse konkretisiert werden. Sie werden kommuniziert und steuern den kontinuierlichen Verbesserungsprozess im Unternehmen. Auf einer *strategischen* Ebene legen Wissensziele fest, welche Wissenspotenziale im Gesundheitsbetrieb vorhanden sind bzw. aufgebaut werden müssen, um die Unternehmensziele zu erreichen. Es geht also um die Weiterentwicklung jener Kernkompetenzen und Fähigkeiten, die für die Entwicklung des Unternehmens relevant sind. Natürlich kann der Aufbau der Wissenspotenziale die Zielsetzungen des Unternehmens selbst wieder verändern. *Operative* Wissensmanagement-Ziele dienen der Umsetzung der strategischen Ziele und Programme durch operative Projekte und Maßnahmen. *Normative* Wissensziele richten das strategische und operative Handeln aus. Sie thematisieren eine wissensbewusste Unternehmenskultur im Sinne einer lernenden Organisation, z.B. durch die Förderung der Innovationsbereitschaft und Etablierung einer Fehlerkultur. Durch die Formulierung eines Wissens-Leitbildes und die Gestaltung eines normativen Anreizsystems, das Lernen honoriert, kann lernorientiertes Verhalten im Unternehmen gefördert werden.

Vor dem Hintergrund der formulierten Wissensziele gilt es im folgenden Schritt Wissenstransparenz herzustellen. Diese bildet die Voraussetzung zur *Identifikation* des verfügbaren Wissens durch einen schnelleren Zugriff auf das Wissensumfeld. Die Wissenstransparenz gibt Auskunft über die Wissenspotenziale der Organisation, in dem z.B. Experten, die dem Gesundheitsbetrieb angehören, identifiziert werden. Zudem wird Wissen darüber aufgebaut, welches Wissen extern zur Verfügung steht. Angesichts der durch elektronische Medien (mit)verursachten Informationsflut wird die Fähigkeit, relevantes Wissen zu selektieren, immer wichtiger. Die formulierten Wissensziele geben dabei ein Raster vor, bedeutsames Wissen zu erkennen.

Durch die globale Wissensexplosion und die gleichzeitige Wissensdifferenzierung wird es für die Unternehmen immer schwieriger, das gesamte erfolgsrelevante Wissen selbst zu generieren. Zentrale Wissensbestände müssen durch *Wissenserwerb* für den Betrieb auf sog. Wissensmärkten eingekauft werden. Wissensmärkte zeichnen sich jedoch häufig durch mangelnde Transparenz aus. So erscheinen z.B. erstklassige Studienabgänger oder Nachwuchswissenschaftlerinnen gar nicht mehr auf dem Angebotsmarkt, da sie bereits vor Studienabschluss einen Arbeitsplatz (z.B. an der ehemaligen Praktikumsstelle) gefunden haben. Oder bestimmte Produktionsverfahren werden lizenziert und stehen nur gegen enorme Lizenzgebühren zur Verfügung. Zudem können Wissenspotenziale, wie sie z.B. von Unternehmensberatungen angeboten werden, kaum verglichen und praktisch erst im Zuge der Anwendung beurteilt werden.

Durch Wissenserwerb werden Wissensbestandteile ins Unternehmen aufgenommen, die grundsätzlich allen Mitwettbewerbern auch offen stehen. Im Wissenswettbewerb ist damit insbesondere jenes Wissen, das selbständig entwickelt wurde, von besonderer Bedeutung. Im Rahmen der *Generierung* von Wissen geht es um den Aufbau neuer Fähigkeiten und Kompetenzen, die Entwicklung neuer Produkte und Prozesse, die Entdeckung neuer Ideen. Der Baustein der Wissensentwicklung umfasst alle Maßnahmen zum Wachstum der organisatorischen Wissensbasis und damit die Förderung der individuellen und kollektiven Lernprozesse. Aufgabe des Managements ist es hier, Strukturen und Rahmenbedingungen zu gestalten, die ein förderliches Lernumfeld bieten.

Im Rahmen des Wissensmanagements geht es in einem weiteren Baustein darum, zu klären, wer welches Wissen in welchem Umfang braucht. Dies bedeutet, dass Entscheidungen bezüglich der *Wissens(ver)teilung* getroffen werden müssen. Einerseits liegt häufig Wissen brach, da die Organisation meist gar nicht weiß, was sie weiß, andererseits kann Wissen auch nicht ausreichend genutzt werden, da es keine Systematiken für die Wissensverteilung gibt. Da Wissen kein statisches Produkt ist, kann es auch nicht ausschließlich zentral über eine bestimmte Logistik verteilt werden. Gerade bei implizitem Wissen sind der Übertragbarkeit Grenzen gesetzt. Der persönliche Austausch und die nonverbale Interaktion sind hier ja von besonderer Bedeutung. Vorteile einer funktionierenden Wissensverteilung sehen Probst et al. (1999: 231, 2010: 145f.) insbesondere in einer Zunahme der Geschwindigkeit im Rahmen der Leistungserstellung, da die relevanten Informationen schneller vor Ort sind, und in einer Erhöhung der Qualität der Leistung, da Lernfortschritte kommuniziert werden und es zur Vermeidung von Fehlerwiederholungen kommt. Beide Aspekte wirken sich positiv auf die Kundenzufriedenheit aus.

Auch wenn das relevante Wissen im Unternehmen zugänglich gemacht ist, bedeutet dies noch nicht, dass es auch genutzt wird. Ungenutzte elektronisch gespeicherte Datenbestände sowie ungelesene Dokumentationen und Berichte belegen in der Praxis nur allzu häufig, dass die vom Betrieb mit viel Aufwand bereitgestellten Ressourcen nicht ausgeschöpft werden. Dem Baustein der *Wissensnutzung* kommt hier besondere Bedeutung zu. Wissensnutzung bedeutet in diesem Zusammenhang die Anwendung von Wissen im Sinne der Zielsetzungen des Unternehmens. Häufig stehen der Wissensnutzung *Barrieren* auf menschlicher und organisationaler Ebene entgegen. Um sich vor Überfremdung zu schützen, greifen Mitarbeiter oft auf bewährte Lösungsstrategien und Routinen zurück, die eine Barriere gegenüber neuen Wissensinhalten darstellen können. Durch den Rückgriff auf fremdes Wissen wird zugleich eine Wissenslücke offenbart, die als Schwäche oder Abwertung des eigenen Wissens interpretiert werden kann. Gleichzeitig wird die Weitergabe des eigenen Wissens als Machtverlust gewertet. Auch organisatorische Strukturen, wie starke Hierarchisierung und Divisionalisierung, stellen Barrieren dar, da sie die organisatorische Wissensbasis gleichsam zersplittern. Ebenso verhindern weite Wege den Wissensaustausch oder die Wissensnutzung. Das Nutzungsverhalten reduziert sich deutlich, wenn die Kommunikationspartner sich außerhalb der Ruf- und Sichtweite befinden und entsprechende Hilfsmittel wie Telefon und E-Mail nicht zur Verfügung stehen. Aufgabe des Managements ist es auch hier wiederum, Kontexte zu schaffen, die eine Nutzung des Wissens ermöglichen.

Das erworbene und entwickelte Wissen muss schließlich für die organisatorische Wissensbasis *bewahrt* werden. Wichtig ist, dass aufgebaute Fähigkeiten und Kompetenzen auch für die Zukunft zur Verfügung stehen. Durch die elektronische Datenverarbeitung besitzt das Unternehmen mittlerweile sehr umfangreiche Bewahrungstechniken, die es ihm erlauben, ein von Personen unabhängiges „Gedächtnis" aufzubauen. Dieses bildet den Referenzpunkt für die Generierung von neuem Wissen. Im Rahmen der Wissensselektierung muss zunächst geprüft werden, welches Wissen auch für die Zukunft bewahrungswürdig erscheint. Zudem muss das in Wissensspeichern abgelegte Wissen ständig auf seinen Wert bzw. seine Verwendungsfähigkeit überprüft und gegebenenfalls aktualisiert werden.

Mit dem letzten Baustein der *Wissensbewertung* schließt sich der Regelkreis des Wissensmanagements. Da Wissen in zeitliche, situative und persönliche Kontexte eingebunden ist, erweist sich eine objektive Messung als problematisch. Wissen kann deshalb nur sehr mittelbar und unscharf erfasst werden. Die Messung und Bewertung orientiert sich daher an den Leitfragen, ob die formulierten Wissensziele erreicht wurden, welchen Beitrag das Wissen zum Unternehmenserfolg geleistet hat und wie wirkungsvoll das Wissensmanagement eingesetzt wurde. Die Wissensbewertung führt dann über eine Feed-back-Schleife zur Überprüfung der Wissensziele. Die durch ein systematisches Wissensmanagement induzierte Veränderung der organisatorischen Wissensbasis kann aber auch bewirken, dass sich Unternehmensziele vor dem Hintergrund der Wissenszuwächse und dem Aufbau und der Weiterentwicklung von Kompetenzen wandeln.

Betrachtet man vor dem Hintergrund der ständig wachsenden Anforderungen Gesundheitsbetriebe, so kann auch für diese die Notwendigkeit der Beschäftigung mit der zentralen Ressource Wissen konstatiert werden. Häufig wissen auch Gesundheitsbetriebe nicht, was sie wissen, also welche Wissenspotenziale bei ihren Mitarbeiterinnen und in der organisatorischen Wissensbasis vorhanden sind. Zwar gibt es in den Gesundheitsbetrieben viele Ansätze, wie etwa die innerbetriebliche Fortbildung, die sich mit Lernthemen befassen. Zur Steigerung der organisatorischen Entwicklungs- und Lernfähigkeit ist aber eine Auseinandersetzung mit den Modulen und Instrumenten eines systematischen Wissensmanagements erforderlich (vgl. Kap. 3.5.2).

Zusammenfassend kann festgehalten werden, dass vor dem Hintergrund der Frage, was den Erfolg von Gesundheitsbetrieben ausmacht, der Entwicklung und Nutzung von Erfolgspotenzialen besondere Bedeutung zukommt. Welche Erfolgspotenziale ein Gesundheitsbetrieb aufzubauen vermag, ist abhängig von der spezifischen treibenden Kraft des Unternehmens. Für normativ ausgerichtete Gesundheitsbetriebe kann die treibende Kraft gerade in ihrem spezifischen Selbstverständnis liegen. Dieses mag dann die Basis zum Aufbau bestimmter Kernkompetenzen bilden, die angesichts der Spezifität von Gesundheitsleistungen erfolgreiches unternehmerisches Handeln – auch angesichts einer verstärkten Markt- und Wettbewerbsorientierung – gewährleisten. Der Aufbau und die Nutzung dieser Kernkompetenzen sind wiederum abhängig von den Basisfähigkeiten der Organisation. Die Fähigkeiten sind dabei vernetzt und verweisen in ihrer Entwicklung aufeinander. Durch die Etablierung eines systematischen Wissensmanagements können die Kompetenzen und Fähigkeiten des Unternehmens gezielt genutzt und aufgebaut werden, um die Entwicklungsfähigkeit der Organisation weiter zu treiben. Damit kommt den Basisfähigkeiten im Rahmen der Höherentwicklung von Gesundheitsbetrieben eine zentrale Rolle zu.

2.7 Zur Entwicklungsfähigkeit von Gesundheitsbetrieben

Zielsetzung des strategischen Managements von Gesundheitsbetrieben ist es, die langfristige Entwicklung der Organisation zu steuern. Grundlage hierfür ist der systematische Aufbau und die Nutzung von Erfolgspotenzialen. Um Erfolgspotenziale langfristig für das Unternehmen generieren zu können, bedarf es der Konzentration auf die betrieblichen Kernkompetenzen und Basisfähigkeiten. Die Auseinandersetzung mit den Basisfähigkeiten führt zu einer Entfaltung der Entwicklungsfähigkeit der Organisation. Um die Entwicklung voranzutreiben, werden nicht nur zweckrationale Wissensbestände und Argumentationsformen relevant, sondern ebenso die Auseinandersetzung um moralische und ästhetische Fähigkeiten der Organisation. Die Entwicklung von Betrieben lässt sich dabei im Sinne einer Entwicklungslogik durch eine Stufenabfolge von Niveaus rekonstruieren. Während die einzelnen Entwicklungsniveaus beschreiben, welche Stufe ein Unternehmen im Rahmen seiner Evolution grundsätzlich erreichen kann, thematisiert die Entwicklungsdynamik die Prozesse, die zu einer Höherentwicklung führen (2.7.1). Die einzelnen Entwicklungsniveaus finden dabei ihren Ausdruck in den jeweiligen Sinnmodellen, die als Selbstbeschreibungen in der betrieblichen Lebenswelt verankert sind und das Handeln der Mitglieder prägen. Auch Gesundheitsbetriebe durchlaufen im Rahmen ihrer Entwicklung unterschiedliche Niveaus, die sich in den jeweiligen Selbstbeschreibungen und Sinnorientierungen des Handelns niederschlagen. Diese gilt es abschließend zu rekonstruieren (2.7.2).

2.7.1 Entwicklungslogik und Entwicklungsdynamik

Die Entwicklungsfähigkeit von Gesundheitsbetrieben ist an die Entfaltung der Basisfähigkeiten gebunden. Die Handlungsfähigkeit versetzt das Unternehmen in die Lage, komplexe und interdependente Fragestellungen im Rahmen der Unternehmenssteuerung adäquaten, koordinierten und handlungsrelevanten Entscheidungen zuzuführen. Die Handlungsoptionen der Organisation werden in dem Maße erweitert, wie die Organisation lernt zu lernen. Durch die Etablierung eines systematischen Wissensmanagements kann die Lernfähigkeit der Organisation zur Erkenntnisfähigkeit entfaltet werden. Um die für die Entfaltung der Fähigkeiten relevanten Wissensinhalte generieren zu können, ist die Empfänglichkeit für andere Kontexte im interessenpluralistischen Feld der Organisation von Bedeutung. Da ein Gesundheitsbetrieb aber schwerlich alle Bedürfnisse und Interessen der Umwelt kennen bzw. berücksichtigen kann, bedarf es der Abgrenzung. Diese Abgrenzung in konsensfähiger Weise zu leisten, fällt der moralischen Fähigkeit zu. Da sich Bedürfnisstrukturen oftmals verzerrt darstellen und zudem beeinfluss- und veränderbar sind, bedarf es zudem einer ästhetischen Fähigkeit, um Interessen und Bedürfnisse möglichst authentisch erfassen zu können.

Die moralische und ästhetische Fähigkeit der Organisation

Die Entwicklung des Gesundheitsbetriebes findet immer eingebunden in ein spezifisches Umfeld und den dort stattfindenden Veränderungen statt. Die Anforderungen aus dem Umfeld müssen im Rahmen der Unternehmensentwicklung berücksichtigt werden. Da ein Unternehmen aber nicht gegen die Entwicklungsprozesse des Umfeldes den eigenen Fortschritt vorantreiben kann, sind die Auswirkungen der betrieblichen Handlungen immer in Beziehung zum Umfeld zu thematisieren. Nur eine positive Umfeldentwicklung kann den unternehmerischen Fortschritt alimentieren. Da Unternehmen selbst wieder Umsysteme für die sie umgebenden Systeme darstellen, beeinflussen sie deren Entwicklung positiv oder negativ. Die Evolution des Betriebes wird damit gleichsam zu einer *Ko-Evolution* mit dem Umfeld. Vor diesem Hintergrund gilt es nicht nur den Forderungen der Stakeholder zu folgen, sondern durch die Entfaltung der moralischen Fähigkeit aktiv Verantwortung für die Evolution der Umwelt zu übernehmen.

Die *moralische Fähigkeit* der Organisation äußert sich darin, dass in der Lebenswelt und damit in den Selbstbeschreibungen explizit berücksichtigt wird, dass man selbst immer auch ein Umsystem für die umgebenden Systeme darstellt und insofern die eigenen Handlungen im Hinblick auf deren Auswirkungen für das Umfeld überprüft. Es tauchen Argumentationsformen im Unternehmen auf, die in Begründungszusammenhängen explizit die Frage nach der ethischen Vertretbarkeit der Entscheidungen stellen. Die moralische Fähigkeit entfaltet sich in dem Maße, als Reflexionen auftauchen und systematisch in den lebensweltlichen Institutionen verankert werden, die sich mit der Frage nach der Verantwortung unternehmerischer Tätigkeit auseinandersetzen (vgl. Kirsch et al. 2010: 79f.).

Verantwortung kann man nach Ulrich und Thielemann (1992: 17ff.) im Anschluss an Schulz (1972: 631) als „Selbsteinsatz in Freiheit" definieren und über vier Dimensionen beschreiben: Die erste Frage formuliert, *wofür* man sich verantwortlich fühlt. Die Frage, *für wen* man sich verantwortlich fühlt, thematisiert den Betroffenenkreis der Verantwortung. Die Dimension, *vor wem* man sich verantwortlich fühlt, bezieht sich auf die Fähigkeit, eine übergeordnete Instanz (Gott, Gesetzgeber, Gemeinschaft) anzuerkennen. Und schließlich gilt es zu klären, *inwieweit* in der jeweiligen Situation eine Verantwortungsübernahme zumutbar ist. „Selbsteinsatz in Freiheit" bedeutet, dass Verantwortung immer von der Situation und damit von der jeweiligen Selbstbeschreibung der Organisation abhängt. Grundsätzlich kann man aber auch bei sehr restriktiven Selbstbeschreibungen davon ausgehen, dass es immer Handlungsspielräume zur Entfaltung der moralischen Fähigkeit im Unternehmen gibt.

Auf einer übergeordneten Ebene wird i.d.R. das *Gemeinwohl* als Referenzpunkt für verantwortliches unternehmerisches Handeln gewählt. Problematisch in diesem Zusammenhang erweist sich, dass in den neueren Gesellschaftstheorien angesichts einer Vielzahl gesellschaftlicher Systeme und Kräfte dem Staat das Definitionsmonopol für das Bonum Commune abgesprochen wird und es keinen Konsens mehr gibt, worin das Gemeinwohl besteht. Mayntz (1992b: 18ff.) versucht vor dem Hintergrund der Verflüchtigung von Gemeinwohlvorstellungen Kriterien der Gemeinwohlorientierung zu operationalisieren.[73] Die Berücksichtigung anderer Gruppeninteressen stellt noch keine Gemeinwohlorientierung dar, da diese *Partikularinteressen* nicht automatisch mit Gemeinwohlinteressen gleichzusetzen sind. Da aber alle Systeme miteinander vernetzt sind, kann die Vermeidung von negativen betrieblichen *Externalitäten* mit einer Gemeinwohlorientierung in Verbindung gebracht werden. Vor dem Hintergrund der systemischen Interdependenzen verweist die Antizipation von Fern- und Nebenwirkungen auf die Einnahme einer gesamtgesellschaftlichen Perspektive.

> „Gerade auf dem Hintergrund eines Gesellschaftsmodells, in dem kein übergeordneter Staat mehr die übergreifenden Systeminteressen vertritt, sondern diese in der Interaktion der lateral vernetzten Teilsysteme gewährleistet werden müssen, läßt sich einer solchen 'verantwortungsethischen' Orientierung das Etikett gemeinwohlorientiert nicht einfach verweigern. Der Übergang von der Berücksichtigung der partikularen Interessen zur Berücksichtigung von Interessen, die auf der Grundlage systemweit geltender Werte (Umweltschutz, Wirtschaftswachstum, nationale Sicherheit etc.) bestimmt werden und ohne weiteres als Aspekte des gemeinen Wohls gelten können, ist fließend." (Mayntz 1992b: 19f.)

Mit der Berücksichtigung der Interessen anderer Teilsysteme und die Vermeidung von negativen Externalitäten nähert sich das unternehmerische Handeln zumindest einer systemübergreifenden Orientierung an. Ronge (1992: 50ff.) hat in diesem Zusammenhang den Begriff der *X-Verträglichkeiten* als Oberbegriff für Umwelt-, Sozialverträglichkeit usw. geprägt. Die Bezugnahme auf Verträglichkeiten ist weniger anspruchsvoll und zugleich konkreter als der Gemeinwohl-Begriff.

Für Gesundheitsbetriebe ist zu konstatieren, dass sie sich aufgrund der Spezifität ihrer Leistung explizit mit ethischen Fragen ihres medizinischen und pflegerischen Handelns auseinandersetzen. Dies hängt auch damit zusammen, dass sie aufgrund ihrer Geschichte und Trägerschaft häufig normativ gebunden sind, und insofern Themen, wie Sozialverträglichkeit ihres Handelns, in den Selbstbeschreibungen verankert sind. In diesem Sinne kann man davon ausgehen, dass in

---

[73] Vgl. hierzu auch Mayntz (2009: 47), die darauf verweist, dass mit dem Konzept von „good" oder „modern" Governance, etwa als Voraussetzung für die Kreditwürdigkeit von Entwicklungsländern, „normativ gemeinte Gestaltungsprinzipien, wie Transparenz, Partizipation, Verantwortlichkeit usw." im politischen Willensbildungsprozess verbunden sind.

Gesundheitsbetrieben (im Vergleich etwa zu erwerbswirtschaftlichen industriellen Unternehmen) traditionell eine Vielzahl von individuellen und organisationalen Kompetenzen vorhanden sind, die eine Entfaltung der moralischen Fähigkeit fördern. Eine Auseinandersetzung mit ethischen Fragestellungen bezieht sich dabei nicht nur auf individuelle medizinische und pflegerische Handlungen gegenüber Patientinnen, sondern umfasst ebenso das organisatorische Handeln gegenüber anderen Teilsystemen, wie den Mitarbeiterinnen, und gegenüber dem Umfeld, z.B. bezüglich ökologischer Fragestellungen eines Entsorgungsmanagements. Im Rahmen der Auseinandersetzung um X-Verträglichkeiten wird die Berücksichtigung der Interessen der vom unternehmerischen Handeln Betroffenen relevant. Soweit dies in nicht manipulierter, authentischer Weise erfolgt, weist die Organisation eine ästhetische Fähigkeit auf.

Die Explikation der *ästhetischen Fähigkeit* (vgl. Wiesmann 1989) der Organisation ist insofern ein schwieriges Unterfangen, da sie zunächst mit der Schaffung „schöner" Dinge in Verbindung gebracht wird. Die Bezugnahme auf den Begriff des Schönen erweist sich u.a. deshalb als problematisch, da nicht klar ist, ob die Schönheit, etwa von Produkten, von der Produzentin oder der Konsumentin definiert wird. Die ästhetische Fähigkeit eines Unternehmens mag sich dann in einer Betrachtung der Oberflächenstruktur darin äußern, dass eine Art Systemklima existiert, in dem Wert auf eine ästhetische Gestaltung der Gebäude oder auch Patientenzimmer gelegt wird. Die ästhetische Gestaltung kann dann dazu führen, dass die Bedürfnisse der Patientinnen und Mitarbeiterinnen in nichtmanipulativer Weise angesprochen und sogar weiterentwickelt werden. Die ästhetische Fähigkeit ist umso weiter entfaltet, je mehr es ihr gelingt, die Bedürfnisse der Betroffenen in authentischer Weise zu erfassen. Voraussetzung hierfür ist wiederum, dass sich die Organisation und ihre Teilsysteme anderen lebensweltlichen Kontexten und Lebens- und Sprachformen öffnet.

In diesem Zusammenhang kommt den Fähigkeiten der Empathie und Kommunikation der Mitarbeiter in Gesundheitsbetrieben eine besondere Bedeutung zu. Authentische Argumentationsformen sind immer mit Wahrhaftigkeit verbunden. Nur wenn die Patientin im Pflegeprozess entsprechend aufgeklärt ist und versteht, welche Ziele mit welchen Maßnahmen verbunden sind, kann sie ihre diesbezüglichen Interessen und Bedürfnisse artikulieren. Umgekehrt müssen die Pflegenden – etwa vor dem Hintergrund von Pflegekonzepten, die Aspekte einer transkulturellen Pflege (vgl. Uzarewicz 1999) thematisieren – in die Lage versetzt werden, den lebensweltlichen Kontext, in dem die Bedürfnisse geäußert werden, zu verstehen. Ästhetische und moralische Fähigkeiten sind hier insofern verschränkt, als erst eine authentische Bedürfnisäußerung jene Patientinnenautonomie gewährleistet, die unter ethischen Gesichtspunkten angezeigt ist.

Eine weitere Verschränkung der Fähigkeiten ergibt sich, wenn man die Basisfähigkeiten mit der moralischen und ästhetischen Fähigkeit in Verbindung bringt. So ist es z.B. ein Indiz für das Vorhandensein der moralischen Fähigkeit, wenn sich die Organisation empfänglich für ethische Kontexte zeigt und lernt, ihr Handeln vor dem Hintergrund ethischer Diskurse zu reflektieren. Dass diese

Kontexte im Sinne der ästhetischen Fähigkeit in nicht-manipulierter Weise erfasst werden, verweist auf die Kompetenzen der Empfänglichkeit. Je nach Ausprägung der Merkmale der jeweiligen Fähigkeiten können der Organisation im Rahmen ihrer Entwicklung nun unterschiedliche Niveaus zugeordnet werden. Dies wird deutlich, wenn man die Unternehmensentwicklung mit Dimensionen der Rationalität in Verbindung bringt.

Entwicklungsniveaus der organisatorischen Rationalisierung

Der Begriff des Managements wird gemeinhin mit zweckrationalem Handeln in Verbindung gebracht. Dies impliziert, dass das Unternehmen die *kognitiv-instrumentelle Fähigkeit* besitzt, gültiges, d.h. wahrheitsfähiges – oder in einer systemischen Sichtweise zumindest passendes – Wissen über die Welt zu gewinnen und dieses zur Grundlage seiner Entscheidungen zu machen. Wenn man an die Generierung von Wissen durch das Wissensmanagement denkt, so geht man zunächst davon aus, dass die Informationen den Anforderungen eines zweckrationalen Handelns genügen müssen. Ebenso wird die Handlungsfähigkeit oder die Empfänglichkeit intuitiv mit der kognitiv-instrumentellen Fähigkeit in Verbindung gebracht. Als zentrale Aufgabe des Managements wird gemeinhin postuliert, dass es rationale, d.h. intersubjektiv begründbare und kritisierbare Entscheidungen zu treffen hat. Die Rationalität von Entscheidungen bzw. Handlungen nur mit kognitiv-instrumentellen Argumentationsformen in Verbindung zu bringen, greift nach Habermas zu kurz.

> „Die kognitiv-instrumentelle Vereinseitigung des modernen Begriffs der Rationalität spiegelt die objektive Vereinseitigung einer kapitalistisch modernisierten Lebenswelt. Daher kann es nicht allein Sache des philosophischen Denkens und der sozialwissenschaftlichen Theoriebildung sein, den 'Logozentrismus' zu überwinden. Beide können freilich dazu beitragen, die verschütteten Dimensionen der Vernunft wieder zugänglich zu machen – und zwar durch die explorative Kraft der Vernunft selber. Sie können dabei helfen, das in der entfremdeten Alltagspraxis stillgelegte Zusammenspiel des Kognitiv-Instrumentellen mit dem Moralisch-Praktischen und dem Ästhetisch-Expressiven wie ein Mobile, das sich hartnäckig verhakt hat, wieder in Bewegung zu setzen." (Habermas 1985: 136f.)

Die Überprüfung der Rationalität von Entscheidungen muss damit nicht nur instrumentellen, sondern auch ethischen und ästhetischen Kriterien genügen. Von Bedeutung ist also nicht nur, ob Argumente wahr sind, sondern auch ob sie unter normativen Gesichtspunkten richtig und unter ästhetischen Überlegungen authentisch, also wahrhaftig sind. Da es in dem Bemühen des Managements darum geht, die Entwicklung voranzutreiben und damit die unternehmerische Praxis rationaler zu gestalten, geht es im Zuge der Förderung der eigenen Entwicklungsfähigkeit auch immer um die Entfaltung der jeweiligen Fähigkeiten. Kirsch hat die Rekonstruktion von Entwicklungsniveaus im Sinne einer Rationalisierung der Lebenswelt explizit mit den Fähigkeiten der Organisation in Verbindung gebracht (vgl. Kirsch 1992: 473ff., Kirsch et al. 2010: 95ff., 105ff.).

Betrachtet man die derivative Lebenswelt von Organisationen, so können unterschiedliche Entwicklungsstufen rekonstruiert werden. Eine *erste* Stufe ist dadurch gekennzeichnet, dass ausschließlich kognitiv-instrumentelle Rationalisierungen den Handlungen und Lernprozessen zugrunde liegen. Zwar kann in der Organisation auch ein Lernen in bezug auf Moral und Ethik existieren, dieses vollzieht sich aber gleichsam naturwüchsig und nicht im Sinne rationalisierter Erkenntnisprozesse. Dies bedeutet, dass z.B. im Rahmen von Entscheidungen moralisch-praktische und ästhetisch-expressive Argumente keine Rolle spielen. Kognitiv-instrumentelle Argumente dominieren. So wird etwa bezüglich der Angemessenheit bestimmter Pflegehandlungen mit den Pflegestandards argumentiert. Den authentisch geäußerten Bedürfnissen des Patienten und ethischen Überlegungen zur Patientenautonomie, die diese Standards vielleicht nicht ausreichend berücksichtigen, wird in diesem Zusammenhang keine Beachtung geschenkt.

Ein *zweites* Entwicklungsniveau wird erreicht, wenn ethische und ästhetische Argumentationen im Zuge kognitiv-instrumenteller Begründungen auftauchen. Den moralischen und ästhetischen Argumentationen wird aber im Grunde kein Eigenwert zugeschrieben. Wenn etwa im Rahmen der Zielsetzung der Kundenorientierung mit den authentischen Bedürfnissen der Betroffenen argumentiert wird, werden diese letztlich unter betrieblichen Gesichtspunkten, wie etwa der Imageverbesserung, zweckrational instrumentalisiert. Dennoch ist davon auszugehen, dass durch die Auseinandersetzung mit Patientenbedürfnissen die Empfänglichkeit und Lernfähigkeit bezüglich dieser Kontexte gesteigert wird und diese dadurch immer stärker in der derivativen Lebenswelt an Bedeutung gewinnen.

Dieser Prozess mag dann allmählich dazu führen, dass moralische und ästhetische Argumentationsformen in Begründungszusammenhängen auftauchen und ihren Eigenwert entfalten. Eine *dritte* organisatorische Entwicklungsstufe kann dann dadurch charakterisiert werden, dass Handlungen und Entscheidungen ethischen und ästhetischen Beurteilungskriterien und Diskursen genügen müssen. Diese legitimieren dann gleichsam, wenn man im Einzelfall nicht einer kommunikativen Rationalität folgt, sondern ausschließlich erfolgsorientiert handelt. Dies bedeutet etwa, dass Mitarbeiterinnen, bevor sie einen Pflegestandard anwenden, sicher sein können, dass dieser daraufhin überprüft wurde, ob er den ethischen Aspekten der Patientenautonomie genügt und eine Anpassung an artikulierte Bedürfnisse im Einzelfall erlaubt. Entscheidungen werden auf dieser Entwicklungsstufe also grundsätzlich vor dem Hintergrund ethischer und ästhetischer Diskurse gefällt. Diese rechtfertigen dann auch, wenn man gleichsam eine Gelegenheit ergreift, weil sie gerade eben „passt". Spinner (1980) hat für diesen Sachverhalt den Begriff der *okkasionellen Vernunft* geprägt. Eine *evolutionäre Rationalität*, die die Entwicklung der Organisation vorantreibt, zeichnet sich dann gerade dadurch aus, dass man in der Lage ist, etwa aus einer Intuition heraus, Gelegenheiten situationsspezifisch zu ergreifen und auf die Argumentationsformen der prinzipiellen Rationalität (zunächst) zu verzichten.

Die Rekonstruktion der einzelnen Stufen im Sinne einer Entwicklungslogik zeigt auf, welche *Möglichkeiten* der Organisation im Zuge ihrer Entwicklung grundsätzlich offen stehen. Die Erreichung dieser Niveaus als *Wirklichkeiten* ist jedoch abhängig von den dynamischen Prozessen der Unternehmensentwicklung.

Dynamische Prozesse der Entwicklung

Die Frage, inwiefern das Management die Entwicklung des Betriebes gestalten kann, ist im Wesentlichen davon abhängig, ob man eine eher deterministische oder voluntaristische Sichtweise einnimmt. So wird im deterministischen Population-Ecology-Ansatz die Entwicklung weitgehend von den Rahmenbedingungen bestimmt, denen die Gruppe von Unternehmen einer Branche aufgrund limitierter Ressourcen unterliegt (vgl. Kap. 2.3.2). Im Institutionalization-Ansatz wird die Entwicklung durch die zunehmende Homogenisierung und Institutionalisierung bestimmt. Im Social-Ecology-Ansatz müssen die Rahmenbedingungen zwar ebenfalls beachtet werden, sie können jedoch von den Unternehmen, z.B. durch Zusammenschlüsse, beeinflusst werden. Im Rahmen der Entwicklungskonzepte der Organisationspsychologie oder der ökonomischen Theorien der Organisation stehen die voluntaristischen Aspekte der Gestaltung im Vordergrund.[74]

Diese Theorien und Ansätze können nun als eine Teilmenge von Ideen verstanden werden, die sich mit Aspekten der Unternehmensentwicklung auseinandersetzen und die dem Unternehmen vor dem Hintergrund eines „Ökosystems des Wissens" grundsätzlich zugänglich sind (vgl. Kirsch et al. 2010: 54ff.). Die jeweiligen Ansätze differieren in den Gestaltungsoptionen, die sie mit der organisatorischen Entwicklung verbinden. Die Selbstbeschreibungen der Unternehmenspraxis werden sich nun dadurch unterscheiden, welche Ideen – im Hinblick auf die Möglichkeiten der eigenen Entwicklungsfähigkeit – aus dem Umfeld aufgegriffen werden und Eingang in die organisatorische Wissensbasis finden und damit die Handlungsorientierungen prägen. So wird z.B. ein Krankenhausvorstand, der die Vorgaben des Gesetzgebers und die übergeordneten Planvorgaben als sehr restriktiv erlebt, die eigenen Handlungs- und Gestaltungsspielräume eher als begrenzt wahrnehmen.[75]

Grundsätzlich kann man zunächst davon ausgehen, dass Ideen aus dem Umfeld in betrieblichen Diskussionen aufgegriffen werden und insofern einen *kulturellen Vorlauf* konstituieren. Im Laufe der Auseinandersetzung diffundieren diese Ideen allmählich in die kulturelle Wissensbasis der Organisation und wirken sich dann etwa im Zuge der Basisprozesse zur Strategieformierung auf die Handlungsorientierungen aus. Von einer weitgehenden Verankerung kann man dann sprechen, wenn die Ideen sich in den institutionellen Ordnungen niederschlagen und z.B. in die Formulierungen zu einem strategischen Rahmenkonzept eingehen. Je nach

---

[74] Zu den Ansätzen der ökonomischen Theorie der Organisation bzw. der Neuen Institutionellen Ökonomie zählen der Transaktionskosten-Ansatz, der Property-Rights-Ansatz und die Principal-Agent-Theorie. Vgl. zu den Kernaussagen im Überblick Reinspach (1994: 37ff.).

[75] Vgl. hierzu auch die empirischen Ergebnisse zur Wahrnehmung von Handlungsspielräumen durch Führungskräfte im Krankenhaus in Sachs (1994).

Ausmaß der Verankerung der Ideen in der lebensweltlichen Tiefenstruktur, verändert sich auch die Identität des Unternehmens.

Damit Ideen in einer Organisation handlungsleitend werden können, ist im Rahmen der Entwicklungsdynamik zunächst die Frage zu klären, wie es überhaupt zu einem Aufgreifen der Wissensbestände und damit zur Auslösung entsprechender Lernprozesse kommt. Grundsätzlich kann man davon ausgehen, dass das Aufgreifen der Ideen nicht unabhängig davon ist, wer der Ideenproduzent ist. Im Einzelnen spielt dabei die *Reputation* oder das jeweilige *Machtpotenzial*, das dem Ideenproduzenten zugeschrieben wird, eine Rolle. So ist anzunehmen, dass etwa renommierten Beratungsunternehmen eine gewisse Prominenz bei der Übernahme ihrer Ideen zukommt. Ebenso stellen i.d.R. die Vorgaben des Gesetzgebers, z.B. bezüglich der Einführung neuer Entgeltformen, Wissensbestände dar, die bevorzugt im Gesundheitsbetrieb aufgegriffen werden, da sie Anforderungen an das Management darstellen, die erfolgreich gemeistert werden müssen, will man entsprechende Sanktionen vermeiden.

Nach Habermas (1981a: 264ff.) stellen insbesondere *Steuerungskrisen* bedeutende Ereignisse im Rahmen von Entwicklungsprozessen dar. Eine Krise liegt vor, wenn die Handlungsfähigkeit schwerwiegend gefährdet ist bzw. nur unter Verletzung zentraler Normen oder Werte aufrechterhalten werden kann. Lebensweltliche Grundannahmen werden in Frage gestellt und verlieren ihre orientierende Kraft für das Handeln. Die Suche nach Orientierung kann nun dazu führen, dass man sich neuen Ideen öffnet. Im Sinne eines strategischen Managements wartet man nun nicht ab, bis das Unternehmen in eine Krise getrieben wird. Vielmehr entspricht es dem strategischen Denken, mögliche problemerzeugende Situationen zu antizipieren und damit ein Bewusstsein für die Bedeutung neuer Ideen für die Unternehmensentwicklung zu schaffen. Das Unternehmen systematisch mit neuen Ideen über die Welt zu konfrontieren, ist Aufgabe des Wissensmanagements bzw. der Managementsysteme. Nicht nur Steuerungskrisen und eine systematische *Problemantizipation*, sondern auch so genannte handlungsentlastete Interaktionszusammenhänge fördern die Diffusion neuer Ideen ins Unternehmen (vgl. Kirsch 2001: 372ff.). Dies bedeutet, es bestehen Spielräume im betrieblichen Geschehen, die es erlauben, dass man sich ohne Handlungs- und Entscheidungsdruck mit neuen Ideen kommunikativ auseinandersetzt. Die Arenen und Gelegenheiten, die einen derartigen Austausch ermöglichen, müssen dabei gezielt zur Verfügung gestellt werden. Förderlich in diesem Zusammenhang erweist sich die Existenz eines sog. „*Organizational Slack*" (Simon 1981), d.h. dass im Unternehmen mehr Ressourcen vorhanden sind, als für die unmittelbare Bestandsicherung erforderlich sind. Die damit verbundenen Freiräume erscheinen für ein probeweises Aufnehmen neuer Ideen besonders geeignet. Welche Ideen aber im Einzelfall aufgegriffen werden, ist abhängig von den jeweiligen Interessen, mit denen sich die Ideen verbünden.

„Interessen ..., nicht Ideen beherrschen unmittelbar das Handeln der Menschen. Aber: 'Weltbilder', welche durch 'Ideen' geschaffen wurden, haben sehr oft als

Weichensteller die Bahnen bestimmt, in denen die Dynamik der Interessen das Handeln fortbewegte." (Weber 1963: 252)

Das Aufgreifen von Ideen ist damit immer abhängig von den Intentionen und Interessen der jeweiligen Entscheidungsträger. Wenn also Vorstellungen über bestimmte optionale Entwicklungsniveaus, die Unternehmen grundsätzlich erreichen können, in die Wissensbestände der Organisation eingehen, so können diese Weltbilder konstituieren, die gleichsam als Sog für eine Entwicklung wirken. Die Ideen können dann etwa mit den Bemühungen um eine Etablierung eines strategischen Managements im Unternehmen verbunden werden und Orientierung auf dem Weg zu einer organisationalen Höherentwicklung geben. Je nach Auswirkung der Ideen auf die lebensweltliche Tiefenstruktur können unterschiedliche betriebliche Entwicklungsniveaus rekonstruiert werden.

2.7.2 Entwicklungsniveaus von Gesundheitsbetrieben

Ausgehend von den Entwicklungslinien des strategischen Managements können in Organisationen Selbstbeschreibungen, etwa zum Managementverständnis und den Führungspraktiken, rekonstruiert und unterschiedlichen Stufen der Unternehmensentwicklung zugeordnet werden. Die unterschiedlichen Stufen können dabei mit Modellen der Sinnorientierung, die in der Lebenswelt verankert sind und Sinn und Zweck des betrieblichen Handelns legitimieren, in Verbindung gebracht werden.

Modelle der Sinnorientierung

Die Ausführungen zu einem entwicklungsorientierten Managementverständnis haben die Bedeutung von Sinnorientierungen für das Handeln in Betrieben hervorgehoben. Betrachtet man die einzelnen Stufen der Höherentwicklung von Organisationen, so zeichnen sie sich durch eine zunehmende Rationalisierung der Lebenswelt aus. Dies lässt sich daran festmachen, dass sich die Basisfähigkeiten und Argumentationsformen inhaltlich und qualitativ verändern. Zugleich findet die Entwicklung ihren Ausdruck in einem Wandel der Sinnorientierung des unternehmerischen Handelns. Im Zuge der Höherentwicklung verändern sich die Weltbilder, die in der Kultur der Organisation verankert sind und die zum Ausdruck bringen, was der Sinn und der Zweck der Organisation ist, paradigmatisch. Dies bedeutet, es findet ein tiefgreifender Wandel des Kerns der Tiefenstruktur von Regeln und Prinzipien, nach denen sich das Handeln der Akteure im Unternehmen legitimiert und reproduziert, statt. Die *Sinnmodelle* konstituieren damit jene *Weltbilder* bzw. Organisationssichten, auf deren Grundlage Situationen und Probleme definiert, sowie Lösungen gesucht werden. Der Übergang auf ein höheres Entwicklungsniveau findet damit seinen Niederschlag in einem Wandel der Sinnmodelle.

Nach Kirsch lassen sich drei paradigmatische Sinnmodelle rekonstruieren: Das *Ziel- oder Instrumentalmodell* bringt zum Ausdruck, dass die Organisation gleichsam als Instrument mehr oder weniger vorgegebener Ziele betrachtet wird.[76] Sinn und Zweck des Handelns in der Organisation ist die Zielerreichung. Die damit verbundene Sinnorientierung legitimiert und instrumentalisiert alle Aktivitäten des Betriebes. Das *Überlebens- oder Bestandsmodell* ist durch die Tatsache charakterisiert, dass eine Organisation ihre Interdependenzen und Austauschbeziehungen so zu regeln hat, dass sie in einer sich wandelnden Umwelt ihren Bestand wahren kann. Das *Fortschrittsmodell* bildet schließlich den dritten Grundtyp. Dieses Modell geht davon aus, dass in der Tiefenstruktur der Organisation als Sinnorientierung das Streben verankert ist, einen Fortschritt in der Befriedigung der Bedürfnisse und Interessen der von ihrem Handeln direkt oder indirekt Betroffenen herbeizuführen. Dieses Modell ist insofern kontrafaktischer Natur, da es eine Entwicklungsstufe beschreibt, die normativ ausgewiesen ist und in dieser Ausprägung in der Unternehmenspraxis wohl erst in Ansätzen rekonstruiert werden kann.

Eine *Verfeinerung* der Betrachtung ergibt sich, wenn man die Sinnmodelle mit den Basisfähigkeiten und den systemischen Rationalitäten in Verbindung bringt. Das Instrumentalmodell ist dadurch gekennzeichnet, dass insbesondere kognitiv-instrumentelle Rationalisierungen des Handelns auftreten. Die Lernprozesse werden instrumentalisiert, um Wissensbestände zu generieren, die der Zielsetzung, die nicht hinterfragt wird, zweckrational dienen. Die Empfänglichkeit für Kontexte jenseits dieser Rationalitätsform ist auf dieser Entwicklungsstufe noch sehr wenig ausgeprägt. Ebenso findet sich für moralisch-praktische und ästhetisch-expressive Argumentationen kein Raum.

Dies ändert sich auf der nächsten Entwicklungsstufe insofern, als hier bereits rudimentäre moralische und ästhetische Argumentationen auftauchen. Diese erhalten jedoch keinen Eigenwert in der Legitimation des Handelns, sondern werden zweckrational instrumentalisiert. Die Empfänglichkeit öffnet sich zwar fremden lebensweltlichen Kontexten, diese werden aber immer nur vor dem Hintergrund der eigenen Werte erfasst und interpretiert. Die Lernfähigkeit generiert nun zwar auch Wissensbestände, die Aufschluss über andere Lebens- und Sprachformen geben, aber ebenfalls mit der Zielsetzung, dass sie diese für die eigene Zielsetzung instrumentalisieren kann. Die Auseinandersetzung mit anderen Kontexten und Argumentationsformen mag nun dazu führen, dass moralisch-praktische und ästhetisch-expressive Argumentationen in der derivativen Lebenswelt immer mehr an Boden gewinnen und damit die nächste Entwicklungsstufe vorbereiten.

---

[76] Vgl. Kirsch (1992: 14f.), Kirsch et al. (2010: 76ff.) sowie Eberl (2009: 6), der die Höherentwicklung von Organisationen im Rahmen eines entwicklungsorientierten Managements damit in Verbindung bringt, dass die Auseinandersetzung mit der Umwelt besser gelingt und eine qualitative Verbesserung der Problemlösungskapazität einhergeht mit fundamentalen Lernprozessen.

Auf der dritten Entwicklungsstufe des Fortschrittsmodells entfalten nun moralisch-praktische und ästhetisch-expressive Argumente ihre volle Eigenständigkeit. Die Handlungsfähigkeit wird nicht nur durch instrumentell-kognitive Inhalte, sondern auch durch den Aufbau moralischer und ästhetischer Kompetenzen alimentiert. Aufgabe der Lernfähigkeit ist es, Lernprozesse in Gang zu setzten, die die organisatorische Wissensbasis in diesem Sinne erweitern. Die Empfänglichkeit öffnet sich für relevante moralische und ästhetische Kontexte, die mit Hilfe der voll entfalteten Empfänglichkeit authentisch wahrgenommen werden können. Hier werden nochmals der hohe Anspruch, der an die systemischen Fähigkeiten und Rationalitäten gestellt wird, und damit die normative Ausweisung des Modells deutlich. Doch sind es ja gerade die aufgezeigten Entwicklungsmöglichkeiten, die als Ideen in die Organisation eingehen und damit die Entwicklung vorantreiben können.

Entwicklungsstufen von Gesundheitsbetrieben

Verbindet man die Überlegungen zu den Sinnmodellen mit den Institutionen und Einrichtungen im Gesundheitssystem, so können auch für Gesundheitsbetriebe Eskalationsstufen der Entwicklung rekonstruiert werden (vgl. Reinspach 2000a: 9ff.). Die einzelnen Entwicklungsstufen können dabei nach den jeweiligen Ausprägungen der Systemrationalitäten und Basisfähigkeiten unterschieden werden. Konkret äußert sich die paradigmatische Veränderung der Sinnmodelle darin, welches *Organisations- und Menschenbild* in der Tiefenstruktur verankert ist und welcher *Gesundheitsbegriff* dem Handeln zu Grunde liegt. Diese Bilder haben Auswirkungen auf das jeweilige *Management- und Führungsverständnis* der Praxis und finden ihren Niederschlag in der Oberflächenstruktur der Gesundheitsbetriebe durch die entsprechende Gestaltung der *Organisationsstrukturen*. Nimmt man die *Pflege* als Teilbereich im Rahmen der Leistungserstellung in den Fokus, zeigen sich auch hier, je nach Sinnmodell, Unterschiede in den konzeptionellen Ausprägungen (vgl. Abb. 2.9).

Das *Instrumentalmodell* ist dadurch gekennzeichnet, dass der Gesundheitsbetrieb als Instrument zur Erreichung der Zielsetzungen, wie sie i.d.R. von den Eigentümern vorgegeben werden, gesehen wird. Der Shareholder Value-Ansatz, der ausschließlich auf die Interessen der Eigentümerinnen fokussiert, kann diesem Modell zugeordnet werden. Sinn und Zweck des betrieblichen Handelns richten sich auf die Zielerreichung, nämlich Maximierung des Unternehmenswertes für den Eigentümer. Da die Vielzahl von Gesundheitsbetrieben aufgrund ihrer Gemeinnützigkeit kein erwerbswirtschaftliches Gewinnziel verfolgen – obwohl auch in der Gesundheitsbranche die Entwicklung hin zu profitorientierten Rechtsformen geht – ist ein korrespondierendes Trägerziel z.B. die Kostendeckung, die etwa zum Ziel der Versorgungssicherheit konfliktär sein kann. Ebenso können Macht- oder Profilierungsinteressen im Vordergrund stehen, die dann einer wirtschaftlichen Versorgung einer Gesamtheit entgegenstehen. Kennzeichen des Instrumentalmodells ist es, dass die Interessen einer spezifischen Gruppe dominieren und diese Sinnorientierung jegliches betriebliche Handeln

	Instrumental-modell	Umweltmodell	Fortschritts-modell
Charakte-risierung	Organisation als Instrument zur Erreichung vorgege-bener Ziele (z.B. Gewinnmaxi-mierung)	Regelung von Um-weltbeziehungen, um zu überleben	Authentische Befrie-digung der Bedürf-nisse aller Betroffe-nen
Basis-fähigkeiten	Wahrnehmung der Interessen der Shareholder	Verarbeitung erhöh-ter Umweltkomplexi-tät durch Berücksich-tigung der Stakehol-der-Interessen	Authentische Aneig-nung fremder Kon-texte, Thematisierung von Identität, Ent-wicklungsfähigkeit zentral
Rationalisie-rung der Lebenswelt	Kognitiv-instrumentelle Argumentationen	Instrumentelle Be-gründungen unter Nutzung moralischer und ästhetischer Argumente	Gleichberechtigung instrumenteller, mo-ralischer und ästhe-tischer Argumente
Organisa-tionsbild	Mechanistisch, bürokratisch	Komplexe, interes-senpluralistische Systeme	Organisation als Um- und Mitsystem einer Gesamtheit
Menschen-bild	Mechanistisch	Differenziert, patien-ten- und mitarbeiter-orientiert	Entwicklungspoten-zial zentral
Gesund-heitsbegriff	Krankheit als Regelwidrigkeit	Ressourcenorientierte Konzepte	Gesundheitsbegriff der WHO, Salutoge-nese
Strukturen	Hierarchisierung, mangelnde Transpa-renz und Vernet-zung	Ausdifferenzierung von Strukturen, Pro-zessen und Systemen	Modulare, temporäre, reflexive Strukturen, systemische Diskurse
Führung	Machbarkeitsvorstel-lungen, intentionales Führungshandeln über Anweisungen	Multiple Führungs-strukturen, konzept- und methodenbasiert	Prozedurale Führung über Kontexte, Werte, Rahmenbe-dingungen
Pflege	Funktionspflege	Bereichspflege	Bezugspflege

Abb. 2.9: Entwicklungsstufen von Gesundheitsbetrieben

ausrichtet und legitimiert. Die Basisfähigkeiten der Organisation werden dazu eingesetzt, Wissen zu generieren und Handlungspotenziale aufzubauen, die im Dienste dieser Zielerreichung stehen. Kognitiv-instrumentelle Begründungen dominieren, moralischen und ästhetischen Argumenten wird im Rahmen von betrieblichen Kommunikations- und Interaktionszusammenhängen kein Wert beigemessen.

In der lebensweltlichen Tiefenstruktur ist ein mechanistisches, bürokratisches Organisations- und Menschenbild verankert, dass seinen Ausdruck in einem voluntaristischen Führungsverständnis findet. Das Managementverständnis ist von der Machbarkeitsvorstellung geprägt, dass der Betrieb über intentionales Führungshandeln durch Anweisungen gesteuert werden kann. Sowohl die Potenziale der Organisation als auch der Mitarbeiter werden für die Zielerreichung instrumentalisiert. Die Organisationsstrukturen zeichnen sich durch starke Hierarchisierung und mangelnde Vernetzung und Transparenz zwischen den Teilsystemen der Leistungserstellung (Disziplinen, Abteilungen, Funktionsbereiche) aus. Sie konkretisieren sich etwa im Bereich der Pflege durch hocharbeitsteilige Strukturen, wie sie die Funktionspflege abbildet. Krankheit wird als Regelwidrigkeit bzw. Funktionsstörung des Organismus gesehen, die es zu beheben gilt. Die Patientinnen werden nur vor dem Hintergrund des eigenen Weltbildes wahrgenommen: Im Zweifel wissen die Experten am Besten, was dem in Gesundheitsfragen inkompetenten Patienten gut tut.

Das Überlebens- bzw. *Umweltmodell* als nächste mögliche Entwicklungsstufe von Gesundheitsbetrieben ist dadurch gekennzeichnet, dass es sich gegenüber den Anforderungen der Umwelt öffnen muss, um langfristig seinen Bestand sichern zu können. Gerade im Bereich der Gesundheitsbetriebe, die lange Zeit in ein sehr stabiles Umfeld, das gleichsam einer Bestandsgarantie gleichkam, eingebettet waren, ist eine enorme Zunahme der Umweltkomplexität und -dynamik eingetreten. Um unter diesen Rahmenbedingungen den Bestand sichern zu können, ist eine ausschließliche Fokussierung auf Eigentümerinteressen nicht mehr ausreichend. Um langfristig bestehen zu können, ist es erforderlich, die Interessen und Bedürfnisse sonstiger Anspruchsgruppen zu berücksichtigen. Diese Sichtweise kommt im Stakeholder-Ansatz zum Ausdruck. Dieser Ansatz geht davon aus, dass der Erfolg des Unternehmens von der Fähigkeit abhängt, die Interessen der zentralen Anspruchsgruppen, wie Patientinnen, Mitarbeiterinnen, Öffentlichkeit, Gesetzgeber, Träger usw., zu berücksichtigen. Um dies gewährleisten zu können, erfahren die Basisfähigkeiten eine qualitative Veränderung. Der Betrieb muss sich im Rahmen seiner Lernfähigkeit neue Kontexte aneignen, um anschlussfähig an die Rationalitäten anderer Systeme zu werden und sich dadurch die Handlungsfähigkeit in seinen Austauschprozessen zu sichern. So ist z.B. eine Auseinandersetzung mit betriebswirtschaftlichen Sprachformen und Praktiken erforderlich, um den marktwirtschaftlichen Anforderungen genügen zu können. Ebenso können Mitarbeiter- und Patientenbefragungen sowie die Ansätze eines Marketings in Gesundheitsbetrieben als Maßnahmen zur Erfassung der Bedürfnisse und Interessen der Stakeholder interpretiert werden. Die damit verbundene

Erschließung fremder Kontexte erfordert eine Kultivierung der Empfänglichkeit. Diese ist zwar immer noch dominiert vom eigenen Weltbild, die Öffnung für fremde Kontexte führt aber dazu, dass moralische und ästhetische Argumente in der Organisation zunehmend auftauchen. Sie unterliegen allerdings noch einer instrumentellen Nutzung, wenn z.B. im Zuge von Budgetverhandlungen mit den authentischen Bedürfnissen der Patientinnen argumentiert wird, um das Budget zu erhöhen, oder Rationierungen mit ethischen Begründungen zur Verteilungsgerechtigkeit strikt verworfen werden, um den eigenen Bettenbestand zu sichern. Auch wenn diese Argumentationsformen noch instrumentell genutzt werden, gehen deren Wissensbestände in die Lebenswelt der Betriebe ein und haben Auswirkungen auf das Menschenbild.

Der Mensch wird in seiner Einmaligkeit und Autonomie als differenziertes, komplexes Wesen wahrgenommen. Unter dem Stichwort Patientenorientierung verschiebt sich das Verhältnis zwischen Gesundheitsexperten und Patient hin zu einer größeren Autonomie des Patienten. Die Patientin wird zunehmend als Kundin und Partnerin im Leistungserstellungsprozess gesehen, von deren Mitwirkung Qualität und Erfolg der Behandlung abhängen. Der Gesundheitsbegriff erfährt eine inhaltliche Ausdifferenzierung, indem die Ressourcen des Patienten und seines Umfeldes explizit mitthematisiert werden. Im Organisationsbild ist die Vorstellung vom Betrieb als ein komplexes interessenpluralistisches System verankert. Um die Komplexität des Umfeldes verarbeiten zu können, differenzieren sich zunehmend polyzentrische Strukturen und Teilsysteme aus. Prozesse werden zum zentralen Strukturierungsmerkmal. Die Gestaltung umfassender Aufgabenfelder entsprechen zudem dem Menschenbild und finden ihren Ausdruck in Pflegesystemen, wie sie die Bereichspflege konzeptualisiert. Das Führungsverständnis ist geprägt durch das jeweilige Menschen- und Organisationsbild und konkretisiert sich in multiplen Führungsstrukturen, wie Vorstandsgremien und kooperativen Abteilungsleitungen, die die Komplexität abzubilden versuchen. Die Mitarbeiterinnen, als zentrale Ressource im Dienstleistungsgeschehen, werden als kompetente und engagierte Mitglieder gesehen, deren Potenziale es zu bewahren und zu entwickeln gilt.

Das *Fortschrittsmodell* als dritte mögliche Entwicklungsstufe von Gesundheitsbetrieben ist dadurch gekennzeichnet, dass es zur authentischen Bedürfnisberücksichtigung der vom betrieblichen Handeln Betroffenen beiträgt. Im Zuge der Empfänglichkeit öffnet sich die Organisation fremden Kontexten nicht vor dem Hintergrund der eigenen Weltsicht, sondern in dem Bemühen die entsprechenden Lebens- und Sprachformen authentisch zu erfassen. Das Bemühen und die Auseinandersetzung um die Authentizität von Bedürfnissen – auch wenn diese nicht voll erfasst werden kann – können dennoch als Indiz dafür gewertet werden, dass die lebensweltliche Sinnorientierung dieser Entwicklungsstufe zuzuordnen ist. Die Lern- und die Handlungsfähigkeit dienen dazu, sich Wissenspotenziale vor dem Hintergrund des jeweils spezifischen Kontextes anzueignen. Dadurch, dass explizit Bezug auf Theoriebildungen zur Ethik und Ästhetik aus den einschlägigen Wissenschaftsdisziplinen (wie etwa der Unternehmensethik) genommen wird und diese in die organisatorische Wissensbasis eingehen, entfalten moralische und ästhetische Argumentationsformen einen Eigenwert und dienen zunehmend dazu, das betriebliche Handeln zu legitimieren.

Die Organisation versteht sich in ihrer Selbstbeschreibung als Um- bzw. Teilsystem, das für die Interessen der anderen Systeme empfänglich sein muss, um über Austausch- und Abstimmungsprozesse im Rahmen systemischer Diskurse ein Optimum (z.B. an Versorgungsqualität) zu erreichen. Gesundheitsbetriebe setzen sich mit ihrer eigenen Identität auseinander und bauen reflexive Strukturen auf, die ihnen die Überprüfung ihres Handelns vor dem Hintergrund der Interessen der Anderen bzw. einer Gesamtheit erlauben. Da jeder Betrieb selbst wieder Mitsystem für andere Systeme darstellt und damit sein Verhalten immer diese beeinflusst, müssen die Auswirkungen des eigenen Handelns, z.B. auf ihre Sozial- und Umweltverträglichkeit hin, reflektiert und verantwortet werden.

Letztlich geht es in diesem Modell darum, die eigene *Entwicklungsfähigkeit* im Sinne einer Ko-Evolution zu kultivieren. Zwar ist dieses Modell normativ ausgewiesen, dennoch gibt es Ansätze, die auf eine entsprechende Entwicklung hindeuten. So werden sich Organisationsstrukturen immer weiter ausdifferenzieren und flexibilisieren hin zu temporären und modularen Strukturen, wie sie die Projektorganisation und Case Management-Strukturen darstellen. Dem korrespondierenden Menschbild zufolge geht es darum, die Entwicklungspotenziale der Menschen, als Patientinnen und Mitglieder der Organisation in den Fokus zu rücken. Ganzheitliche Pflegekonzepte, wie das System der Bezugspflege, versuchen diese Vorstellung abzubilden. Mitarbeiterinteressen werden nicht mehr nur berücksichtigt, soweit sie den Zielsetzungen der Organisation instrumentell dienen, sondern die Förderung der Entwicklung der Mitarbeiterinnen wird zu einem eigenständigen Ziel der Organisation. Der Gesundheitsbegriff, wie er von der Weltgesundheitsorganisation (WHO) entworfen wurde, ebenso wie salutogenetische Ansätze, können ebenfalls dieser Entwicklungsstufe zugeordnet werden (vgl. Kap. 3.5.1). Die Aufgabe des Managements ist es – vor dem Hintergrund eines entwicklungsorientierten Führungsverständnisses –, die Entwicklung der Organisation über Rahmenbedingungen, Kontexte und Werte prozedural zu steuern.

Die Abfolge der dargestellten Sinnmodelle von Gesundheitsbetrieben stellt eine Entwicklungslogik im starken Sinne dar (vgl. Kirsch et al. 2010: 84ff.). In der Empirie ist davon auszugehen, dass sich Betriebe im Sinne einer schwachen Entwicklungslogik in Teilbereichen auf unterschiedlichen Entwicklungsniveaus befinden, zwischen diesen pendeln und auch auf vorhergehende Stufen zurückfallen können, wenn etwa ihr Bestand durch die Umwelt massiv bedroht ist. Die Rekonstruktion verdeutlicht die Entwicklungsmöglichkeiten, die Gesundheitsbetrieben zum derzeitigen Stand grundsätzlich offen stehen. Versucht man die Betriebspraxis in dieses Stufenmodell einzuordnen und damit die Wirklichkeit zu beschreiben, so ist zu konstatieren, dass Gesundheitsbetriebe in ihrem Selbstverständnis aufgrund ihrer Geschichte und ihres Aufgabenfeldes in besonderem Maße an Werteorientierungen, wie Humanität, rückgebunden sind. Grundsätzlich ist davon auszugehen, dass ihr Handeln nicht nur zweck-rationalen, sondern vor allem auch ethischen Begründungen unterliegt und ihre Lern- und Handlungsfähigkeit, sowie die Empfänglichkeit diesbezüglich weit entfaltet sind. Im Vergleich zu Erwerbswirtschaften, die gerade in den letzten Jahren verstärkt hier Kompetenzen aufbauen, kann man für Gesundheitsbetriebe bereits von der Existenz erheblicher Potenziale ausgehen. Gerade angesichts der zunehmenden Marktöffnung liegen hier Stärken der Gesundheitsbetriebe verborgen. Inwiefern sie diese als Erfolgspotenziale zur Entfaltung der eigenen Entwicklungsfähigkeit zu nutzen wissen, hängt im Wesentlichen auch von der Etablierung eines strategischen Managements ab, das genau diese Fragestellungen im Unternehmen thematisiert und reflektiert.

Zusammenfassend kann festgehalten werden, dass die organisatorische Entwicklungsfähigkeit in besonderem Maße von der Entfaltung zentraler Basisfähigkeiten und Systemrationalitäten abhängt. Diese beziehen sich nicht nur auf kognitiv-instrumentelle, sondern insbesondere auch auf moralisch-praktische und ästhetisch-expressive Inhalte und Argumentationsformen. Im Sinne einer Entwicklungslogik durchlaufen Organisationen unterschiedliche Entwicklungsniveaus, die vor dem Hintergrund der Systemfähigkeiten und Rationalisierungsformen der Lebenswelt beschrieben werden können und Auswirkungen auf das Menschen- und Organisationsbild sowie das Managementverständnis und Führungshandeln haben. Ob Organisationen diese Stufen erreichen, ist abhängig von der Entwicklungsdynamik. Wissensbestände und Ideen, die aufgegriffen werden und sich im Unternehmen mit Interessen verbinden, spielen in diesem Zusammenhang eine prominente Rolle. Grundsätzlich lässt sich für Gesundheitsbetriebe konstatieren, dass in ihren Sinnmodellen aufgrund ihrer Geschichte und Identität Selbstbeschreibungen verankert sind, die ein enormes Entwicklungs- bzw. Erfolgspotenzial im Hinblick auf einen Fortschritt in der Befriedigung der Bedürfnisse zum Wohle aller von ihrem Handeln Betroffenen bergen. Die Entfaltung der Potenziale kann dabei durch die Etablierung eines entwicklungsorientierten strategischen Managements – im Sinne einer Professionalisierung der Führung – unterstützt werden.

2.8 Strategisches Management als Ausdruck eines entwicklungsorientierten Führungsverständnisses

Gesundheitsbetriebe sehen sich in ihrem Umfeld einer Vielzahl sozialer, politischer, ökonomischer und ökologischer Anforderungen gegenüber. Durch die enorme Zunahme der Umweltdynamik und -komplexität werden die Einrichtungen und Institutionen im Gesundheitssystem mit Entwicklungen konfrontiert, die durch reaktive und adaptive Maßnahmen nur begrenzt beantwortet werden können. Um langfristig erfolgreich bestehen zu können, ist eine proaktive Gestaltung der betrieblichen Entwicklung erforderlich. Voraussetzung hierfür ist die Etablierung eines strategischen Managements in Gesundheitsbetrieben. Der Begriff des strategischen Managements enthält dabei zwei Implikationen: Zum einen geht es um die Professionalisierung der Unternehmensführung und zum anderen um die Hinwendung zu einem Denken und Handeln in strategischen Kontexten, die es erlauben, die Entwicklung von Gesundheitsbetrieben zu thematisieren und zu gestalten.

Die Auseinandersetzung mit Fragen der Professionalisierung der Unternehmensführung verweist darauf, dass Führung sich reflektiert auf der Grundlage von Konzepten und Instrumenten vollzieht. In jedem Gesundheitsbetrieb gibt es lebensweltliche Annahmen und Vorstellungen, wie Führung betrieben werden kann und soll. In dem Maße, in dem nun im Unternehmen Überlegungen stattfinden, wie die Führungsrollen auszugestalten sind und sich zunehmend explizite Führungsaufgaben ausbilden, entwickelt sich die Führung zum Management. Die Reflexionen werden gespeist von Ideen aus der Organisation zum Führungshandeln, aber insbesondere auch durch Wissensbestände aus dem Umfeld, wie sie etwa von einschlägigen Disziplinen, die sich mit Führungsfragen auseinandersetzen, generiert werden. Aufgabe von Managementsystemen ist es, die Führung bei der Auseinandersetzung um eine Professionalisierung ihres Handelns systematisch zu unterstützen. Welche Ideen und Reflexionen in die lebensweltliche Führungspraxis eingehen und operativ wirksam werden und damit z.B. bestimmen, welche Managementkonzepte und -instrumente im Rahmen des Führungshandelns relevant werden, ist zunächst abhängig vom jeweiligen Organisations- und Managementverständnis. Die damit verbundene Weltsicht steuert die Suche nach einschlägigen Ideen. Im Laufe des Prozesses werden jedoch auch Ideen in die lebensweltliche Führungspraxis eingehen, die ihrerseits das Managementverständnis verändern und weiterentwickeln.

Ein entwicklungsorientiertes Managementverständnis ist dadurch geprägt, dass es Unternehmen als Systeme begreift, die sich aufgrund ihrer spezifischen Struktur und den Umfeldbedingungen ständig verändern und in eine offene Zukunft evolvieren. Aufgabe des Managements ist es nun, diese Entwicklung bewusst zu gestalten und im Sinne einer konzeptionellen Gesamtsicht in gewisse Bahnen zu lenken. Die Auseinandersetzung mit den Systemeigenschaften der operationalen Geschlossenheit und der Selbstreferenz macht deutlich, dass die Steuerung dieser Systeme ein sehr anspruchsvolles Unterfangen ist, das ein voluntaristisches, an Machbarkeitsvorstellungen orientiertes intentionales Führungsverständnis sehr schnell an seine Grenzen stoßen lässt.

Gesundheitsbetriebe konstituieren sich als interessenpluralistische Systeme, die in ihrem internen und externen Umfeld mit einer Vielzahl von Anforderungen konfrontiert werden. Die Umfeldkomplexität führt dazu, dass sich im Unternehmen Teilsysteme ausdifferenzieren, die komplexe, polyzentrische Strukturen konstituieren. Diese Teilsysteme sind jeweils wieder durch eine operationale Eigenlogik gekennzeichnet. Aufgabe des Managements ist es, die unterschiedlichen Forderungen und Ansprüche der Interessenten in politischen bzw. kollektiven Entscheidungsprozessen und Verhandlungen aufzugreifen und im Rahmen von Strategieformierungs- und -formulierungsprozessen zum Ausgleich zu bringen. Dieses Unterfangen erweist sich umso schwieriger, als die jeweiligen Interessentengruppen und Teilsysteme durch divergierende Lebens- und Sprachformen geprägt sind. Um sich dennoch wechselseitig „verstehen" zu können, ist der Aufbau reflexiver Strukturen und systemischer Diskurse erforderlich, die es – vor dem Hintergrund einer empathischen Einstellung – ermöglichen, die eigene Identität und das eigene Handeln im Hinblick auf die Mitsysteme zu reflektieren. Wichtig ist in diesem Zusammenhang, dass das Management Foren zur Verfügung stellt, die eine Auseinandersetzung und Angleichung divergierender Kontexte und Handlungsorientierungen ermöglichen.

Das Management stellt in dieser Sichtweise selbst nur ein Teilsystem dar, das mit den anderen Unternehmens- und Umfeldsystemen interdependent ist und spezifische Aufgaben im Sinne einer Gesamtsystemrationalität zu erfüllen hat. Die zentrale Aufgabe, die dem Management im Sinne eines entwicklungsorientierten Führungsverständnisses zufällt, ist es die Entwicklung des Unternehmens voranzutreiben. Vor dem Hintergrund des spezifischen Organisationsbildes ist hierbei der Gestaltungsanspruch – im Vergleich zu einem voluntaristischen Führungsverständnis – bescheidener: Man unterwirft sich zwar nicht einer Dominanz der Umweltrestriktionen, wie es einer deterministischen Sichtweise entsprechen würde, ist sich aber dennoch der Grenzen der Einflussnahme bewusst. Ein entwicklungsorientiertes Managementverständnis sieht Führung in der Rolle eines Katalysators oder Kultivators, der die Kontexte und Rahmenbedingungen der Entwicklung gestaltet, um die Dinge in Form selbstorganisierender Prozesse sinnvoll „geschehen" zu lassen.

Um die Entwicklung in gewisse Bahnen zu lenken und strategisch auszurichten, ist die Auseinandersetzung mit den Erfolgspotenzialen und Kernkompetenzen des Unternehmens erforderlich. Unternehmen können langfristig nur bestehen, wenn es ihnen gelingt, im Hinblick auf ihre Aufgabenstellung, z.B. die Erstellung von Dienstleistungen für den Gesundheitsmarkt, Kernkompetenzen aufzubauen. Diese erlauben es, die Erfolgspotenziale in tatsächliche Erfolgsgrößen überzuführen. Erfolgspotenziale stellen damit Vorsteuergrößen für zukünftige Erfolge, wie z.B. qualitativ hochwertige und wirtschaftliche Leistungserstellung, dar. Der Aufbau von Erfolgspotenzialen erlaubt es damit dem Unternehmen, sich bietende Chancen für die eigene Entwicklung zu ergreifen und Risiken abzuwehren. Um Erfolgspotenziale aufbauen, nutzen und insbesondere auch in ihrer Bedeutung für den Gesundheitsbetrieb richtig einschätzen zu können, ist die Kultivierung der Basisfähigkeiten und die Entfaltung der Systemrationalitäten erforderlich. Diese alimentieren letztlich die Entwicklungsfähigkeit des Betriebes.

Ein strategisches Management, im Sinne eines entwicklungsorientierten Führungsverständnisses, wird bei seinem Bemühen die Zukunft des Betriebes positiv zu gestalten, von der Vorstellung geleitet, dass dem Unternehmen grundsätzlich unterschiedliche Stufen der Höherentwicklung offen stehen. Eine normative Ausrichtung eines strategischen Managements thematisiert dann, dass Sinn und Zweck des unternehmerischen Handelns nicht ausschließlich auf die Interessenlagen der Shareholder reduziert werden können. Da das Unternehmen mit einer Vielzahl anderer Systeme interdependent ist, gilt es im Sinne einer Ko-Evolution auch die Interessen sonstiger Um- und Mitsysteme zu berücksichtigen und zu einem Fortschritt in deren Bedürfnisbefriedigung beizutragen. Gerade Gesundheitsbetrieben kann aufgrund ihrer spezifischen Identität und der normativen Ausrichtung ihrer Sinnorientierung diesbezüglich ein enormes Potenzial im Rahmen ihrer Entwicklungsfähigkeit zugeschrieben werden.

Die Ausrichtung an einem entwicklungsorientierten Führungsverständnis bildet die Basis, auf deren Grundlage im folgenden Hauptkapitel 3 die Instrumente, auf die ein strategisches Management bei der Gestaltung der Unternehmensentwicklung zurückgreifen kann, vorgestellt werden.

3   Instrumente des strategischen Managements von Gesundheitsbetrieben

Die Ausführungen zu den Grundlagen eines entwicklungsorientierten strategischen Managements verdeutlichen, dass die Steuerung der Entwicklung von Gesundheitsbetrieben ein sehr komplexes Unterfangen darstellt. Managementinstrumente dienen dazu, die Führung bei dieser Aufgabe im Sinne einer Professionalisierung zu unterstützen. Die Auseinandersetzung mit theoretischen und anwendungsbezogenen Fragestellungen der Führung führt zur Verdeutlichung und zum Aufbau eines entwicklungsorientierten Management- und Organisationsverständnisses. Dieses bildet die Orientierungsgrundlage für die Führungspraxis im Hinblick auf die Auswahl und Anwendung von Managementinstrumenten.

Die Instrumente können sich dabei auf unterschiedliche Perspektiven, wie Analyse, Planung und Steuerung, und inhaltliche Themenbereiche des strategischen Managements beziehen (3.1). So werden zunächst Instrumente der Früherkennung und der Umwelt- bzw. Branchen- und Marktanalyse sowie der Organisationsanalyse vorgestellt, da diese durch die Thematisierung der internen und externen Unternehmensperspektive eine integrierte Betrachtung der Erfolgspotenziale des Gesundheitsbetriebes erlauben (3.2). Die Ausführungen zu den Möglichkeiten und Grenzen der Unternehmensführung haben verdeutlicht, dass bei der Entwicklung von Strategien der prozeduralen Komponente eine besondere Bedeutung zukommt. Mit dem Rahmenkonzept und dem Leitbild werden Instrumente der Strategieentwicklung vorgestellt, die den Anforderungen einer kontextuellen Steuerung im Rahmen unternehmenspolitischer Planungsprozesse gerecht werden (3.3). Die strategische Steuerung von Gesundheitsbetrieben scheitert sehr häufig an der Umsetzung ins betriebliche Tagesgeschehen. Der Strategienfächer und die Balanced Score Card stellen Instrumente der Umsetzung und des Controllings dar, die diese Problematik vor dem Hintergrund einer mehrdimensionalen Betrachtung explizit thematisieren (3.4).

Die dargestellten Instrumente beziehen sich auf die Perspektiven der Analyse, Planung und Steuerung und kommen in den unterschiedlichen inhaltlichen Dimensionen des strategischen Managements zur Anwendung. Die zentralen inhaltlichen Themenbereiche des strategischen Managements beziehen sich auf Fragen der Leistungserstellung und Marktbeziehungen, der Ressourcen und Technologien, der Organisation, Prozesse und Führung sowie der Standortbestimmung im Verhältnis zum Umfeld. Instrumente und Konzepte, die für die damit verbundenen Fragestellungen eines strategischen Managements von besonderer Relevanz sind, werden vorgestellt (3.5). Die Überlegungen zu den Perspektiven und inhaltlichen Themenstellungen von strategischen Managementinstrumenten können nicht nur auf die Dimension des Gesamtunternehmens angewendet werden, sondern auch auf einzelne betriebliche Bereiche und Funktionen. Dies soll abschließend am Beispiel des strategischen Personalmanagements verdeutlicht werden (3.6).

3.1 Perspektiven und inhaltliche Dimensionen des strategischen Managements

Setzt man sich mit der Auswahl und Anwendung von Managementinstrumenten auseinander, so können sich diese – angelehnt an die Phasen eines Entscheidungsprozesses – auf die Perspektiven der Analyse, der Strategieentwicklung und -planung sowie der strategischen Steuerung beziehen. Inhaltlich können sie zudem unterschiedlichen Themenstellungen der Führungspraxis zugeordnet werden. Bevor ein möglicher Bezugsrahmen zur Erfassung der Perspektiven und Dimensionen eines strategischen Managements vorgestellt wird (3.1.2), sollen in einem ersten Schritt die Anforderungen, die sich aus der grundlagentheoretischen Betrachtung von Führungsthemen an ein strategisches Management und damit an Managementinstrumente ergeben, expliziert werden (3.1.1).

3.1.1 Anforderungen an Managementinstrumente

Die Auseinandersetzung mit den Entwicklungen im Gesundheitswesen verdeutlicht, dass die Branche von einer ungeheueren Dynamik und Komplexität erfasst ist, die ihrerseits wiederum hohe Anforderungen an die Entwicklungsfähigkeit der Organisationen stellen. Wollen die Gesundheitsbetriebe dem damit verbundenen evolutionären Veränderungsdruck nicht nur reaktiv und adaptiv begegnen, sondern die Entwicklung bewusst gestalten und in bestimmte Bahnen lenken, ist die Auseinandersetzung mit der strategischen Dimension von Management unerlässlich.

Strategisches Management bedeutet, sich mit der Zukunft des Unternehmens jenseits einer kurzfristigen operativen Zielsetzung auseinander zu setzen. Um langfristig Erfolgspotenziale für den Betrieb aufbauen zu können, muss den Kernkompetenzen und Basisfähigkeiten ein besonderes Augenmerk zukommen. Die Beschäftigung mit den Erfolgspotenzialen erweitert die Sichtweise des Unternehmens – jenseits einer kurzfristigen Erfolgsorientierung – auf ein Denken in möglichen Welten. Damit begibt man sich in Kontexte, die an quantitativer Präzisierung verlieren, aber vor dem Hintergrund ausführlicher Analysen eine qualitative Beschreibung der betrieblichen Zukunft ermöglichen.

Instrumente, die das Management bei einem strategischen Denken in möglichen Welten unterstützen, müssen in der Lage sein, die Komplexität der Problemstellungen, die aus der inner- und außerorganisatorischen Komplexität erwachsen, abzubilden. Eindimensionale Managementinstrumente sind zunächst zwar in der Anwendung einfacher und weniger aufwändig, reduzieren aber die Betrachtung der Führungspraxis, da sie die Wechselwirkungen und Zusammenhänge zwischen den einzelnen Problemstellungen und inhaltlichen Bereichen ausblenden.

Managementprobleme berühren immer unterschiedliche inhaltliche Dimensionen. Fragestellungen der Führungspraxis von Gesundheitsbetrieben auf eine Disziplin zu reduzieren, bedeutet auch hier wiederum eine Ausblendung relevanter Aspekte der Managementrealität. Neben der Forderung nach einer *strategischen Ausrichtung* und nach der inhaltlichen *Multidimensionalität* von Instrumenten ist somit als weitere Anforderung die *Multidisziplinarität* zu stellen. Dies bedeutet, dass Instrumente in ihrer Anlage die Einnahme unterschiedlicher Perspektiven und inhaltlicher Dimensionen sowie die Verwertung von Wissensbeständen aus unterschiedlichen Disziplinen erlauben.

Gesundheitsbetriebe stellen interessenpluralistische Systeme dar, die in ihrem internen und externen Umfeld[1] mit einer Vielzahl von Anforderungen der Stakeholder konfrontiert sind. Aufgrund der Umfeldkomplexität differenzieren sich Unternehmen immer mehr in Teilsysteme aus. Betriebe sind damit in ihrem Umfeld in polyzentrische Strukturen eingebettet, die ihren Ausdruck in mehrgipfeligen Leitungsgremien finden. Deren Aufgabe ist es, die Forderungen der internen und externen Stakeholder in den unternehmenspolitischen Prozessen zur Strategieentwicklung zu berücksichtigen und zu einem Ausgleich zu bringen. Da Unternehmen und die sie konstituierenden und umgebenden Teilsysteme durch eine selbstreferenzielle und operational-geschlossene Struktur gekennzeichnet sind, stoßen substanzielle Führungsinterventionen zur Steuerung der Betriebe schnell an ihre Grenzen. In einer lebensweltlichen Betrachtung lässt sich die spezifische Struktur an jeweils unterschiedlichen Lebens- und Sprachformen der Teilsysteme festmachen. Vor dem Hintergrund der systemischen und lebensweltlichen Kennzeichnung von Gesundheitsbetrieben sind Führungsinstrumente daraufhin zu überprüfen, ob sie Aspekte der *kontextuellen Steuerung* ermöglichen bzw. fördern.

Kontextuelle Steuerung bedeutet, dass *prozedurale Aspekte* der Führung im Vordergrund stehen. Unter systemischen Gesichtspunkten sollen Instrumente das Management dabei unterstützen, den Rahmen des betrieblichen Handelns zu gestalten, innerhalb dessen selbstorganisierende Prozesse der Steuerung durch die einzelnen Teilsysteme stattfinden können. Zwar sind Managementinstrumente, die ein Führen über *Rahmenvorgaben*, *Wertorientierungen* und *Prozesse* fokussieren, zunächst aufwändiger, da sie versuchen, die Interessenpluralität und Vielfalt der relevanten Kontexte nicht über Anweisungen zu reduzieren. Durch die Berücksichtigung möglichst vieler relevanter Kontexte kann aber die Problemlösungskapazität des Systems erhöht und damit die Qualität und die Effizienz der Ergebnisse gesteigert werden. Durch die Beteiligung möglichst vieler Betroffener erhöht sich zudem die Akzeptanz von Entscheidungen.

---

[1] Die Begriffe Umfeld und Umwelt werden synonym verwendet.

Die theoretischen Ausführungen zur Genese von Strategien verdeutlichen die Bedeutung kommunikativer Prozesse im Unternehmen. Im Rahmen von Interaktionszusammenhängen können unterschiedliche lebensweltliche Kontexte und Interessen verhandelt und zur Angleichung gebracht werden. Dadurch erhöht sich die Chance, dass sich Handlungsorientierungen annähern und sich eine gemeinsame strategische Ausrichtung des betrieblichen Handelns ausbildet. Den lebensweltlichen Fähigkeiten der *Reflexion* und *Kommunikation* kommt in diesem Zusammenhang besondere Bedeutung zu.

Managementinstrumente können diese Prozesse dadurch unterstützen, dass sie Arenen vorsehen, die *Diskurse,* etwa über die jeweiligen Vorstellungen im Hinblick auf die strategische Ausrichtung der Bereiche oder des Unternehmens, fördern. So dienen strategische Instrumente weniger dazu, dass sie konkrete Handlungsanweisungen geben, vielmehr führt die Beschäftigung mit den Instrumenten zur kommunikativen Auseinandersetzung und Verständigung über die jeweiligen lebensweltlichen Kontexte und Weltsichten. Damit können Managementinstrumente explizit dazu anregen, sich mit dem eigenen betrieblichen Selbstverständnis und den Sinnorientierungen, die dem organisatorischen Handeln zugrunde liegen, auseinander zu setzen.

Die Thematisierung der eigenen *Identität* in Beziehung zu anderen Teilsystemen stellt einen zentralen Aspekt zum Aufbau *reflexiver Strukturen* dar. Reflexive Strukturen wiederum unterstützen eine gesamtsystemische Steuerung. Managementsysteme nehmen im Zusammenhang mit der Auseinandersetzung um die eigene Identität insofern eine unterstützende Funktion ein, als sie mit Hilfe von Analyse- und Planungsinstrumenten das Unternehmen gleichsam in eine Außenperspektive versetzen. Durch die Einnahme der Außenperspektive wird die Reflexionsfähigkeit in Bezug auf das eigene Handeln und Verhalten im Verhältnis zu den Um- und Mitsystemen ermöglicht. Letztlich werden mit Hilfe von Managementinstrumenten, die die Auseinandersetzung mit unterschiedlichen Kontexten erfordern, die Basisfähigkeiten und damit die *Entwicklungsfähigkeit* der Organisation entfaltet. Umgekehrt wird ein Unternehmen, das die eigenen Basisfähigkeiten ausbaut, eben jene Instrumente und Konzepte auswählen, die dazu dienen, diese Fähigkeiten zu fördern. So wird ein Unternehmen, das die eigene Lernfähigkeit entwickelt, sich intensiv mit Konzepten des Wissensmanagements auseinandersetzen oder Marketingkonzepte im Hinblick auf ihre Steigerung der organisatorischen Responsiveness überprüfen. Die Anwendung der jeweiligen Managementinstrumente wirkt dann wiederum reflexiv auf die Entfaltung der organisatorischen Fähigkeiten zurück.

Angesichts des „inflationären" Angebotes an Managementinstrumenten ist es für Gesundheitsbetriebe erforderlich, sich mit ihrem Organisations- und Führungsverständnis auseinander zu setzen. Dieses Verständnis und der damit verbundene Zugang zur Führungspraxis bieten dann die Orientierung bei der Auswahl und Anwendung der Instrumente. In einer *entwicklungsorientierten Sichtweise*, wie sie in dieser Arbeit expliziert wird, ist an Managementinstrumente die Anforderung zu stellen, dass sie ein strategisches Denken unterstützen und die Kriterien der Multidisziplinarität und inhaltlichen Multidimensionalität erfüllen. Zur Unterstützung einer kontextuellen Steuerung stehen prozedurale Aspekte der Führung über Rahmenbedingungen und Werteorientierungen im Vordergrund. Vor dem Hintergrund der Bedeutung der reflexiven Auseinandersetzung mit der eigenen Sinnorientierung und Identität sind Managementinstrumente auszuwählen, die die Führung bei der Thematisierung dieser Fragestellungen unterstützen. Aufgrund ihrer spezifischen Geschichte und normativen Ausrichtung sind gerade bei Gesundheitsbetrieben in diesem Zusammenhang Erfolgspotenziale im Hinblick auf ihre Entwicklungsfähigkeit zu vermuten. Da im Zusammenhang mit der strategischen Ausrichtung von Betrieben ein zentrales Problem in der strategischen Steuerung gesehen wird, sind zudem Instrumente daraufhin zu überprüfen, inwiefern sie die Umsetzungsproblematik explizit berücksichtigen.

Aufgrund des normativen Gestaltungsanspruchs von Management ist grundsätzlich davon auszugehen, dass Managementinstrumente nicht wertfrei sind und deshalb immer eine Überprüfung ihrer Funktionalität im Zusammenhang mit dem jeweiligen Kontext, in dem sie angewendet werden, erforderlich machen. Das jeweilige Managementverständnis steuert einerseits die Auswahl und Anwendung bestimmter Instrumente, andererseits wirken diese reflexiv wiederum auf die jeweilige organisatorische Lebenswelt zurück und führen damit zu Veränderungen im Organisations- und Führungsverständnis. Die Instrumente, die im Rahmen des strategischen Managements zur Anwendung kommen, können sich auf unterschiedliche Perspektiven und inhaltliche Dimensionen beziehen.

3.1.2 Das Spektrum des strategischen Managements

Aufgabe des strategischen Managements ist es, die langfristige Entwicklung des Unternehmens voranzutreiben. Das besondere Augenmerk richtet sich dabei auf den Aufbau und die Pflege der Erfolgspotenziale des Gesundheitsbetriebes. Das Konzept der Erfolgspotenziale lässt sich vor dem Hintergrund der von der Harvard Business School entwickelten SWOT-Analyse explizieren (vgl. Vahs, Wei- and 2010: 90ff.). Jedes Unternehmen verfügt über *Stärken* (Strength) und *Schwächen* (Weakness). Diese gilt es mit den *Gelegenheiten* (Opportunities) und *Gefahren* (Threats), die die Umwelt bereithält, in Einklang zu bringen. Die Beurteilung der eigenen Erfolgspotenziale ist davon abhängig, wie sich die Stärken und Schwächen in Relation zu den Mitwettbewerbern im Feld ausgestalten. Der Wert der Erfolgspotenziale bemisst sich dann daran, inwieweit sie es dem Unternehmen erlauben, sich bietende Entwicklungschancen zu ergreifen bzw. Risiken zu vermeiden. Um Erfolgspotenziale im Betrieb aufbauen zu können, bedarf es der Pflege der Kernkompetenzen und Entfaltung der Basisfähigkeiten. Die Auseinandersetzung mit den Erfolgspotenzialen erfordert also immer eine *integrierte Betrachtung* und *Analyse* sowohl der Unternehmensseite als auch der Umweltseite. Die Fähigkeit etwa, als Gesundheitsbetrieb den gesetzlichen Anforderungen an eine Qualitätssicherung im Rahmen der Leistungserstellung zu genügen oder diese sogar zu übertreffen, stellt nur insofern ein Erfolgspotenzial dar, als andere Betriebe dieser Anforderung nicht in demselben Maße entsprechen können und die Patientin den damit verbundenen (Zusatz-)Nutzen auch wahrnimmt und würdigt.

Der Aufbau und die Nutzung von Erfolgspotenzialen geschehen vor dem Hintergrund, die Entwicklung des Unternehmens zu gestalten und voranzutreiben. Organisationen unterliegen aufgrund der Umweltdynamik und ihrer spezifischen systemischen Struktur immer einer „naturwüchsigen" Evolution. Strategisches Management intendiert, diese Veränderungen geplant zu steuern. Die Entwicklung vollzieht sich in einzelnen Schritten und wird von den Ereignissen des Umfeldes und den Erfordernissen des täglichen operativen Geschäftes beeinflusst. Damit die Entwicklung des Betriebes aber nicht zu einem reinen adaptiven Reagieren auf Störungen degeneriert, ist die Ausrichtung an einer konzeptionellen Gesamtsicht der Unternehmensentwicklung erforderlich (vgl. Kirsch 1997b: 314f., 2001: 570ff.).

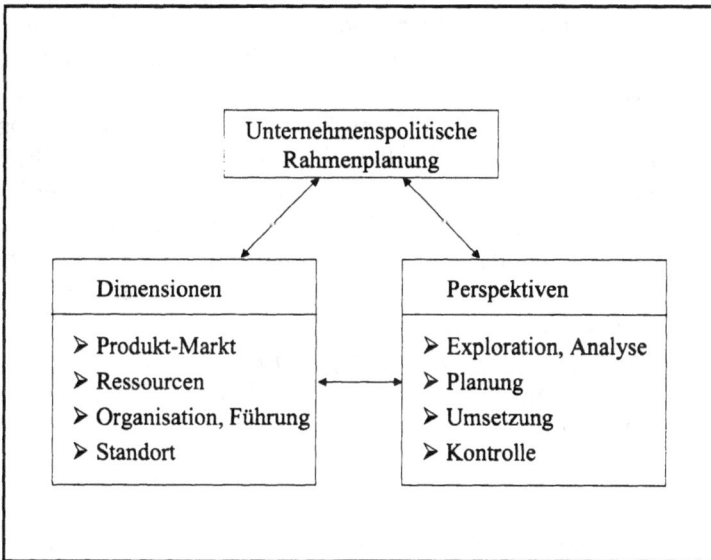

Abb. 3.1: Bezugsrahmen zur Thematisierung des strategischen Managements

In der *konzeptionellen Gesamtsicht* finden die Prozesse der Strategiegenese in Form der unternehmenspolitischen Rahmenplanung ihren Niederschlag. Die unternehmenspolitische Rahmenplanung legt die grundsätzlichen Ziele und Strategien für die langfristige Entwicklung der Rahmenbedingungen des Betriebes fest und dokumentiert sie in sog. „Strategiepapieren", wie z.B. dem Rahmenkonzept und dem Leitbild (vgl. Kap. 3.3). Vor dem Hintergrund der Forderung nach einer inhaltlichen Multidimensionalität beziehen sich die Aussagen, die in die Selbstbeschreibungen der Rahmenplanung einfließen, auf die zentralen betrieblichen Themenbereiche (vgl. Abb. 3.1).

Entsprechend den Aufgabenstellungen des strategischen Managements bezieht sich eine erste inhaltliche Dimension, die es im Rahmen der konzeptionellen Gesamtsicht zu thematisieren gilt, auf den *Produkt-Markt-Bereich*. Dieser Bereich betrifft die Fähigkeiten des Unternehmens, die direkt mit der Entwicklung, Erstellung und dem Absatz von Gesundheitsleistungen verbunden sind. Auf der Basis von Analysen zur Markt- bzw. Nachfragesituation gilt es, die angebotenen Leistungen zu überprüfen und zu gestalten. Im Rahmen dieser inhaltlichen Dimension geht es insbesondere um die Entscheidung, welche Gesundheitsdienstleistungen man in welcher Form vor dem Hintergrund der eigenen Kernkompetenzen für welche Zielgruppen anbieten möchte.

Voraussetzung, um die entsprechenden Produkte anbieten zu können, ist, dass der Gesundheitsbetrieb über die entsprechenden *Ressourcen* zur Alimentierung der erforderlichen Kernkompetenzen verfügt. Da Gesundheitsdienstleistungen den personenbezogenen Dienstleistungen zuzuordnen sind, stellen die Potenziale, die die *Mitarbeiter* in die Leistungserstellung einbringen, die zentrale Ressource dar, die es aufzubauen und zu entwickeln gilt. Die Auseinandersetzung um eine ausreichende *finanzielle Ausstattung* bildet eine weitere Themenstellung in diesem Bereich. Der Ressourcenbegriff umfasst ferner jene Kompetenzen, die sich mit dem Aufbau und der Nutzung von *Technologien* befassen. Der Technologiebegriff ist dabei nicht auf rein technische Praktiken, z.B. der Datenverarbeitung, begrenzt. In einer erweiterten Sichtweise umfasst der Technologiebegriff auch die (wissenschaftlich basierten) methodischen und konzeptionellen Entwicklungen, die zu einer Verbesserung der medizinischen und pflegerischen Dienstleistungserstellung führen. Um die Entwicklungsfähigkeit im Unternehmen zu alimentieren, ist außerdem die Auseinandersetzung mit den *Wissenspotenzialen* des Betriebes von hoher Bedeutung. Die Thematisierung von Fähigkeiten, die sich explizit mit der Generierung und Nutzung der betrieblichen Wissensbestände befassen, kann ebenfalls dieser inhaltlichen Dimension zugeordnet werden.

Die Dienstleistungserstellung ist immer in bestimmte *Organisations-* und *Führungs*-strukturen eingebettet. Fragestellungen, wie die Prozesse der Leistungserstellung betriebsintern und die Schnittstellen zum Umfeld zu gestalten sind, wie Leitungsstrukturen angesichts des unternehmenspolitischen Polyzentrismus aufgebaut sind, wie Interdependenzbeziehungen gehandhabt werden, können diesem dritten inhaltlichen Bereich des strategischen Managements zugeordnet werden. In diesem Bereich wird auch thematisiert, wie die *Managementsysteme* zur Unterstützung der Führung ausgestaltet werden und welche Führungskonzepte und -praktiken zur Anwendung kommen.

Neben Fragen der Führung und Organisation gilt es schließlich in einer vierten inhaltlichen Dimension den *Standort* des Betriebes zu betrachten. In einem engeren Sinne geht es hier um konkrete Überlegungen zur Standortwahl. Die Frage nach dem Standort gehört neben den Entscheidungen zur Rechtsform zu den sog. konstitutiven Entscheidungen im Leben eines Betriebes, da sie aufgrund ihrer schwer veränderbaren Festlegungen grundsätzlicher Natur sind. Im übertragenen Sinne bezieht sich diese Dimension auf die *Verortung* des Gesundheitsbetriebes in seinem gesellschaftlichen Umfeld. Hier geht es insbesondere um Fragen des Selbstverständnisses und der Sinnorientierung des betrieblichen Handelns und um die Klärung der Austauschbeziehungen zu den Betroffenen und Stakeholdern im Umfeld. Diese Themen zu bearbeiten, fällt dem Marketing zu.

Um in der unternehmenspolitischen Rahmenplanung Aussagen zu den zentralen inhaltlichen Bereichen machen zu können, kann die Anwendung von Instrumenten, in Anlehnung an die Phasen eines Entscheidungsprozesses, einzelnen Perspektiven zugeordnet werden. In einer ersten Phase werden Instrumente der *Exploration* und *Analyse* relevant. Exploration bedeutet, dass man Systeme und Instrumente im Unternehmen installiert, deren Aufgabe es ist, zunächst noch völlig ungerichtet Informationen aus dem Umfeld aufzunehmen, die im Hinblick auf die Umwelt- und Unternehmensentwicklung relevant erscheinen. Explorative Aktivitäten zielen z.B. auf die Früherkennung allgemeiner gesellschaftlicher Trends, wie etwa die fortschreitende soziale Singularisierung, die zunehmend Auswirkungen auf die Leistungsanforderungen des Betriebes haben. Im Rahmen der Analyse ist das Vorgehen zweck- und zielgerichtet. Im Unternehmen gibt es bereits eine Vorstellung des Managementproblems. Diese steuert die Auswahl der Instrumente, die zur Anwendung kommen und grenzt den möglichen Suchraum für Lösungen ein. Die Erhebungen, Auswertungen und Interpretationen erfolgen strukturiert und hypothesengesteuert.

Die Informationen, die aufgrund der Exploration und Analyse gewonnen werden, bilden die Grundlage für *Strategieentwicklungs-* und *Planungsaktivitäten*. Pläne sind dadurch gekennzeichnet, dass sie auf abstrahierter Ebene Modelle darstellen, die die Soll-Vorstellungen des Unternehmens im Hinblick auf bestimmte Zustände beschreiben, deren Umsetzung angestrebt wird und die als verbindlich gelten. Pläne unterscheiden sich, entsprechend den Kontexten der unternehmerischen Ebene, der sie zugeordnet werden, nach ihrer zeitlichen Reichweite und ihrem Präzisierungsgrad. Planung wird als Prozess zur Erstellung von Plänen definiert (vgl. Kirsch et al. 2009: 67ff.).

Das Bindeglied zwischen strategischer und operativer Planung bildet die strategische *Steuerung*. Instrumente der strategischen Steuerung setzen sich explizit damit auseinander, wie das strategisch Intendierte in das operative Tagesgeschäft überführt werden kann. Die *Umsetzung* strategischer in operative Pläne ist insofern ein anspruchsvolles Unterfangen, als eine inhaltliche Angleichung der Kontexte ebenso wie eine zeitliche und organisatorische Anpassung erfolgen muss. Die strategische Steuerung umfasst dabei nicht nur Fragen der unmittelbaren Umsetzung, sondern thematisiert zugleich auch Aspekte der *Kontrolle*. Durch die Gegenüberstellung und Überprüfung der Abweichungen der Ist-Situation von den

Planvorgaben wird eine Analyse der Ursachen möglich. Diese können als Lernpotenzial für Verbesserungsprozesse angesehen werden.

Der vorgestellte Bezugsrahmen erlaubt die Thematisierung der zentralen inhaltlichen Bereiche eines strategischen Managements von Gesundheitsbetrieben und
setzt sie in Beziehung zu den Perspektiven der Anwendung von Instrumenten
zur Unterstützung der Führung. Die Perspektiven und inhaltlichen Bereiche sind
relevant für Prozesse der unternehmenspolitischen Rahmenplanung des Gesamtbetriebes. Sie eignen sich aber auch zur Explikation strategischer Überlegungen für einzelne betriebliche Teilbereiche und Funktionen, wie am Beispiel
des Personalmanagements aufgezeigt wird. Bevor einzelne inhaltliche Bereiche
eines strategischen Managements näher betrachtet werden, werden zunächst –
vor dem Hintergrund der oben dargelegten Anforderungen und der Systematik
des Bezugsrahmens folgend – einzelne Instrumente des strategischen Managements vorgestellt.

3.2 Instrumente der Exploration und Analyse

Das Spektrum des strategischen Managements von Gesundheitsbetrieben umfasst unterschiedliche inhaltliche Bereiche. Die Instrumente, die zur Anwendung
kommen, können sich auf unterschiedliche Perspektiven beziehen. Bevor Aussagen zur Strategieentwicklung und -umsetzung im Rahmen der unternehmenspolitischen Planung gemacht werden können, bedarf es der Analyse der relevanten
Einflussgrößen. Strategisches Management zielt auf den Aufbau und die Entwicklung von Erfolgspotenzialen ab. Diese zu bestimmen, erfordert immer eine
integrierte Betrachtung sowohl der Umfeld- als auch der Unternehmensseite.
Aus diesem Grund werden zunächst Instrumente der Umwelt- und Branchenanalyse vor dem Hintergrund der Entwicklungen im Gesundheitssystem vorgestellt (3.2.1). Anschließend wird mit Hilfe der Organisationsanalyse die spezifische Situation der Gesundheitsbetriebe betrachtet (3.2.2). Beide Perspektiven
sind erforderlich, um Aussagen zur strategischen Ausrichtung der Unternehmen
ableiten zu können.

3.2.1 Die Umwelt- und Branchenanalyse

Gesundheitsbetriebe bewegen sich in einem interessenpluralistischen Feld, das
sich aus einer Vielzahl von Mitsystemen konstituiert. Diese stehen in Austauschbeziehungen mit den Gesundheitsbetrieben und stellen Anforderungen, die es in
den unternehmensinternen politischen Prozessen zu berücksichtigen gilt. Da
Entwicklungen im Umfeld in einer entwicklungsorientierten Sichtweise immer
Auswirkungen auf das Unternehmen haben, müssen diese möglichst frühzeitig
erfasst und analysiert werden, um im Betrieb proaktiv entscheiden und handeln
zu können. Die Suche nach relevanten Informationen kann dabei im Sinne einer

Analyse zweck- und zielgerichtet erfolgen oder zunächst ungerichtet und explorativ.

Früherkennungssysteme

Entwicklungen in der Umwelt von Gesundheitsbetrieben verlaufen angesichts der zunehmenden Dynamisierung nicht immer stetig und konstant. Die Aufgabe, das Unternehmen vor strategischen „Überraschungen" zu bewahren, fällt der strategischen Frühaufklärung zu. Ziel der Etablierung von Früherkennungssystemen im Unternehmen ist es, rechtzeitig auf relevante Veränderungen und Diskontinuitäten in der Umwelt hinzuweisen. Nach Bea und Haas (2001: 280ff., 2009: 316ff.) stellen Früherkennungssysteme spezifische Informationssysteme dar, die das Management durch die Erkennung, Diagnose und Weitergabe mit führungsrelevantem Wissen unterstützen. Durch die möglichst frühzeitige Bereitstellung von Daten über neuartige Umweltveränderungen, bleibt dem Unternehmen mehr Zeit für die Wahl und Implementierung entsprechender Strategien und Maßnahmen.

Bea und Haas unterscheiden drei Generationen von Früherkennungssystemen, die die Entwicklung von der kurzfristigen über die strategische Planung bis zum strategischen Management widerspiegeln. Früherkennungssysteme der *ersten* Generation tauchen in den 70er Jahren erstmals auf und versuchen ausgehend von den vergangenheitsbezogenen quantitativen Größen des Rechnungswesens (wie etwa Kosten und Gewinn) durch Hochrechnung Steuerungsinformationen zu generieren. Strategische bzw. qualitative Aspekte werden nicht berücksichtigt. Die *zweite* Generation von Früherkennungssystemen zielt darauf ab, Veränderungen, die sich abzuzeichnen beginnen, mit Hilfe von Indikatoren zu erfassen. Diese werden als Merkmale verstanden, die Hinweise auf Zukunftsentwicklungen liefern. Die Suche richtet sich systematisch auf abgegrenzte Beobachtungsfelder, wie z.B. die Branche. Die Dominanz der meist quantitativ ausgerichteten Indikatoren und die Gerichtetheit der Suche führen zu einer Reduktion der Umfeldkomplexität und bergen damit die Gefahr, dass unternehmensbedrohliche Risiken und strategische Chancen nicht frühzeitig erkannt werden. Die *dritte* Generation von Früherkennungssystemen ist schließlich durch eine verstärkte strategische Orientierung gekennzeichnet. Gleich einem „Radar" wird die gesamte Umwelt des Unternehmens auf Anzeichen von Veränderungen hin abgesucht.

Die Informationen, die im Rahmen der Früherkennung gewonnen werden sollen, beziehen sich dabei nicht nur auf Entwicklungen, die die zentralen internen und externen Stakeholder, wie Eigentümer, Wettbewerber, Patienten und Mitarbeiter, betreffen, sondern auch auf Trends im politischen, wirtschaftlichen, ökologischen und gesellschaftlichen Umfeld. Häufig lassen sich diese Trends zunächst nicht eindeutig als Gefahren oder Gelegenheiten identifizieren. Wichtig ist jedoch, dass das Unternehmen sensibilisiert wird für die Wahrnehmung „*schwacher Signale*", diese systematisch erfasst und gegebenenfalls weiteren Analysen zuführt und damit zumindest die potenzielle Reaktionszeit für Handlungen erhöht. Ansoff (1976) geht in seinem Konzept der „Strategic Issue Analysis" davon aus, dass Diskontinuitäten sich bereits in einem Frühstadium über „Weak Signals" ankündigen. Das Unternehmen sollte bereits beim Empfang schwacher Signale über strategische Handlungsoptionen nachdenken und nicht erst, wenn die Entwicklung über den Gesundheitsbetrieb – etwa als Gesetzesvorgabe - „hereinbricht".

Schwache Signale sind i.d.R. qualitativer Natur und liegen nicht in Zahlen vor. Oft tauchen sie als Meinungen und Stellungnahmen von Experten auf. Das Erkennen dieser Signale erfolgt zunächst durch ein ungerichtetes, exploratives Abtasten des Umfeldes. Als Heuristik, um das potenzielle Suchfeld für dieses *Scanning* möglichst umfassend abzugrenzen, kann der Stakeholder-Ansatz herangezogen werden. Im Sinne eines *Monitoring* werden die gewonnenen Informationen daraufhin untersucht, ob das Signal tatsächlich eine Veränderung ankündigt, wann diese eintreten wird und welche Auswirkungen auf das Unternehmen zu erwarten sind. Nach Ansoff (1976) stehen dem Unternehmen unterschiedliche Strategien als Reaktionen auf schwache Signale zur Verfügung. Zum einen kann das Unternehmen die Selbstwahrnehmung nach innen und die Umweltwahrnehmung nach außen steigern. Mit der Abnahme der Ungewissheit über den Informationsgehalt der schwachen Signale muss der Betrieb zum anderen seine Flexibilität nach innen und außen erhöhen, um schließlich in beide Richtungen direkt handeln zu können.

Da die Informationen, die schwachen Signalen zugrunde liegen, sehr vage sind, arbeiten die Instrumente, die ein *Management von Diskontinuitäten* unterstützen, i.d.R. mit Prognose- und Projektionsverfahren (vgl. Bea, Haas 2001: 266ff., 2009: 301ff.). *Prognoseverfahren* versuchen, basierend auf Beobachtungen und unter der Annahme der Fortgeltung von Erklärungszusammenhängen, Wahrscheinlichkeitsaussagen über zukünftige Ereignisse zu treffen. Die Qualität der Prognosen ist dabei abhängig von der Validität der zugrundeliegenden Theorie und der Qualität der Datenbasis. Diese kann durch Befragungen (Repräsentativ-, Expertenbefragungen), durch die Erfassung von Indikatoren (z.B. Fluktuationsrate) oder mit Hilfe von Zeitreihen erhoben werden, bei denen Trends, wie etwa die Entwicklung der Beitragszahlungen der Versicherten, fortgeschrieben werden.

Projektionsverfahren, wie die *Szenario-Technik*, versuchen sich stärker von der Vergangenheit zu lösen, indem sie nicht ein exaktes Bild der Zukunft anstreben, sondern die zukünftige Entwicklung des Projektionsgegenstandes bei alternativen Rahmenbedingungen beschreiben. Es werden mehrere alternative Entwicklungspfade und Zukunftsbilder entworfen, die sich daraus ergeben, dass man die Wertvorstellungen der Akteure sowie unterschiedliche, auch spekulative Entwicklungen der Einflussfaktoren berücksichtigt. Durch die explizite Beschreibung von Störereignissen und Trendbrüchen werden neben dem Trendszenario, das eine Extrapolation der Basisdaten bei möglichst konstanten Entwicklungen der Rahmenbedingungen wiedergibt, weitere abweichende Zukunftsbilder und Entwicklungspfade entworfen.

Durch die Beschreibung mehrerer – auch eher unwahrscheinlicher und extremer – Szenarien wird die Diskussion und das Problembewusstsein im Hinblick auf Fragen der Entwicklung des Unternehmens und seiner Rahmenbedingungen gefördert. Grundsätzlich ist davon auszugehen, dass die Auseinandersetzung mit schwachen Signalen und Zukunftsszenarien ein strategisches Denken in möglichen Welten fördert. Voraussetzung hierfür ist, dass das Unternehmen seine Basisfähigkeiten entfaltet und empfänglich ist für Informationen aus unterschiedlichen Kontexten. Zugleich führt eine Sensibilisierung für Informationen der Früherkennung zu einer Steigerung der Flexibilität und der Handlungsfähigkeit des Gesundheitsbetriebes im Hinblick auf ein Management von Diskontinuitäten.

Die Daten und Informationen, die durch die Früherkennungssysteme[2] gewonnen werden, können in die Umweltanalyse einfließen. In einer ökonomischen Sichtweise stellen der Markt und die Branche relevante Segmente der Umweltanalyse von Gesundheitsbetrieben dar. Eine umfassende Umweltanalyse hat aber auch gesamtwirtschaftliche, demografische, technologische und ökologische Entwicklungen sowie Veränderungen im politischen und gesellschaftlichen Umfeld zu berücksichtigen.

Die Umweltanalyse

Demografische Entwicklungen thematisieren Veränderungen innerhalb der Bevölkerung, wie etwa die Altersstruktur, die Geburtenrate oder die regionale Mobilität. Betrachtet man die *demografischen Entwicklungen*, die Auswirkungen auf das Gesundheitssystem und damit auf Gesundheitsbetriebe haben, so kann man feststellen, dass die Bevölkerungszahl insgesamt sinkt, die Lebenserwartung aber deutlich zunimmt. So steigt der Anteil der über 65-Jährigen in der Bevölkerung kontinuierlich an. Zugleich erhöht sich in dieser Gruppe – aufgrund ihrer höheren Lebenserwartung – der Anteil an Frauen. Die rückläufige Geburtenrate wird nur teilweise durch die Zuwanderung aus anderen Ländern kompensiert. Für Gesundheitsbetriebe bedeuten diese Entwicklungen eine Zunahme des Anteils der Patienten, die durchschnittlich älter und weiblich sind und die einem anderen Kulturkreis angehören. Mit dem höheren Alter gehen zudem meist eine zunehmende Multimorbidität und Pflegebedürftigkeit einher.[3] Für Gesundheitsbetriebe heißt dies, dass sie sich aufgrund der demografischen Entwicklungen auf geänderte Anforderungen im Rahmen der Leistungserstellung einstellen müssen.

---

[2] Vgl. hierzu beispielhaft Müschenich (1999), Andersen (Hrsg. 2000) und Ernst & Young (Hrsg. 2005), deren Studien und Thesen zur Entwicklung des Gesundheitssystems auf der Methode der Szenario-Technik beruhen, sowie Beske et al. (2007), deren Berechnungen zur Gesundheitsversorgung im Jahre 2050 Prognoseverfahren zugrunde liegen.

[3] Vgl. Bundesministerium für Gesundheit (Hrsg. 2000: 2.1ff.), Ernst & Young (Hrsg. 2005), Statistisches Bundesamt (2006), Beske et al. (2007: 36ff., 67ff.), Penter, Arnold (2009: 35f.) sowie Hofmann (2010).

Gleichzeitig führt die *gesellschaftliche Entwicklung* der zunehmenden Singularisierung zu einer abnehmenden sozialen Einbettung insbesondere auch älterer Menschen. So nehmen etwa die Ein-Personen-Haushalte ständig zu (vgl. Berth, Maier-Albang 2001: 41, Ernst & Young Hrsg. 2005: 30). Dadurch, dass die nachsorgende Unterstützung im häuslichen Umfeld damit oft nicht mehr privat gewährleistet ist, werden zunehmend integrierende Versorgungsformen erforderlich. Sowohl die Krankenkassen, als auch die Krankenhäuser versuchen diesem Thema durch Modelle des Case Managements und der systematischen Pflegeüberleitung (vgl. Reinspach, Kraus 2007) an den Schnittstellen des Gesundheitssystems bzw. bei bestimmten Indikationen zu begegnen.

Zudem bewirkt der gesellschaftliche Wandel der Werte hin zu mehr persönlicher Freiheit und Individualität eine Zunahme der Ansprüche, die der Patient im Leistungsgeschehen stellt. Eingebettet in die Solidargemeinschaft der Beitragszahler erwartet er eine maximale Gesundheitsversorgung und versteht sich als gleichberechtigter Partner, der sich von den Abhängigkeiten der Experten der Pflege und der Ärzteschaft emanzipiert. Für Gesundheitsbetriebe bedeutet dies, dass sie im Rahmen der Leistungserstellung ihr Augenmerk verstärkt auf Parameter wie Kundenorientierung, Service und Patientenzufriedenheit richten müssen. Zudem stehen Gesundheitsbetriebe aufgrund ihrer spezifischen Leistungen immer im besonderen Interesse der Gesellschaft. Gerade von Einrichtungen im Gesundheitssystem erwartet eine zunehmend kritische Öffentlichkeit sozial und ökologisch verträgliches Handeln.

Die Finanzierung des Gesundheitssystems ist abhängig von den allgemeinen *wirtschaftlichen Entwicklungen*, wie z.B. dem Wachstum des Bruttoinlandsproduktes, der Inflationsrate und der Erwerbsquote. Den Einnahmen zur Finanzierung der Gesundheitsleistungen stehen kontinuierlich steigende Ausgaben aufgrund der Kostensteigerungen im System gegenüber. Die Kostensteigerungen sind einerseits auf den medizinischen, pflegerischen und pharmakologischen Fortschritt, andererseits auf die veränderten Anforderungen aufgrund der soziodemografischen Entwicklungen zurückzuführen. Um die Finanzierung der Gesundheitsversorgung zu sichern, müssen Unwirtschaftlichkeiten zwischen den Sektoren des Gesundheitssystems und in den Gesundheitsbetrieben abgebaut werden. Expertenüberlegungen gehen zudem von einer weiteren Steigerung der Eigenbeteiligung an den Gesundheitsausgaben und der Umstellung auf ein Grundversicherungssystem mit einer Vielzahl von zusätzlichen individuellen Tarifen zur Absicherung von gesundheitlichen Risiken aus.[4]

Die kontinuierliche Erhöhung der Ausgaben im Gesundheitssystem ist u.a. auch auf den Forschritt in der *technologischen Entwicklung* zurückzuführen. Im Bereich der Medizin und der Pflege werden ständig neue Konzepte generiert und Technologien zur Anwendung gebracht, die die Behandlungsoptionen – etwa durch

---

[4] Vgl. Müschenich (1999: 53), Anderson (Hrsg. 2000), Ernst & Young (Hrsg. 2005: 119), Beske et al. (2009: 52f.) und Penter, Arnold (2009: 40ff.).

Tele-Medizin – grundsätzlich erweitern. So nimmt insbesondere die Anzahl der Unternehmen, die in der Biotechnologie tätig sind, ständig zu und die Medizintechnik erweist sich als umsatzstarker Wachstumsmarkt (vgl. Ernst & Young Hrsg. 2005: 21, 23). Durch die Möglichkeiten der Online-Vernetzung werden persönliche physische Kontakte zwischen Arzt und Patient auf ein Minimum reduziert. Angesichts der „High-Tech"-Apparatemedizin stellen sich – nicht zuletzt vor dem Hintergrund eines geänderten Gesundheitsbewusstseins – Gefühle der Entfremdung und Hilflosigkeit sowohl bei den betroffenen Patientinnen als auch den Mitarbeiterinnen ein. Durch die Erschließung neuer technologischer Möglichkeiten wird die Gesellschaft zudem vor neue (ethische) Fragestellungen gestellt, z.B. im Bereich der Genforschung und Sterbehilfe, die sich im betrieblichen Alltag in den Gesundheitseinrichtungen konkretisieren und zusätzliche Anforderungen an das Management und die Mitarbeiterinnen beinhalten.

Die *politischen Entwicklungen* der letzten Jahre haben die Gesundheitsbetriebe mit einer Vielzahl gesetzlicher Regelungen konfrontiert, die enorme Anforderungen an die Veränderungsfähigkeit der Unternehmen gestellt haben. Insbesondere die Regelungen zur wirtschaftlichen und qualitativ hochwertigen Leistungserstellung und deren Finanzierung verfolgen die Intention, die Gesundheitsbetriebe von einer planwirtschaftlichen hin zu einer marktwirtschaftlichen Orientierung zu führen. Durch die Implementierung marktlicher Steuerungselemente, wie etwa das DRG-Preis- bzw. Entgeltsystem oder die Öffnung der Krankenkassen, erhofft man sich eine effizientere Versorgung der Bevölkerung mit Gesundheitsleistungen. Aufgrund der Bedeutung der Gesundheitsversorgung als öffentliches Gut und den Restriktionen des partiellen Marktversagens sind der marktlichen Steuerung jedoch Grenzen gesetzt, die durch planerische Elemente auf einer übergeordneten politischen Ebene kompensiert werden müssen. Entsprechend den Prinzipien einer systemischen Kontextsteuerung gibt der Staat den Rahmen vor, in dem sich die Organe der Selbstverwaltung im Gesundheitssystem selbstorganisierend steuern.[5] Trotz der verstärkten marktwirtschaftlichen Steuerung und der Selbststeuerungspotenziale der Selbstverwaltung im Gesundheitssystem bleibt der Staat aber der Garant für eine angemessene, qualitativ hochwertige Versorgung der Bevölkerung mit Gesundheitsleistungen.

Die Entwicklungen im erweiterten Umfeld haben Auswirkungen auf die Gesundheitsbetriebe und stellen Anforderungen an das Management. Durch die verstärkte Marktorientierung im Gesundheitssystem sind auch die unmittelbaren Faktoren, die in der Gesundheitsbranche wirken, von hoher strategischer Bedeutung.

---

[5] Vgl. zu einem Überblick über die Organe der Selbstverwaltung im Gesundheitssystem Klusen (2008: 27ff.).

Die Branchenanalyse

Die Branchenstrukturanalyse, wie sie von Porter entwickelt wurde, geht davon aus, dass die Strukturmerkmale einer Branche die Wettbewerbsintensität und damit die Rentabilität in einer Branche bestimmen. Nach dem zugrundeliegenden Structure-Conduct-Performance-Paradigma bestimmt die Struktur das Verhalten und dieses das erzielbare Ergebnis in einer Branche. Porter (1999a: 28ff.) unterscheidet fünf zentrale Wettbewerbskräfte, die Einfluss auf die Attraktivität einer Branche haben (vgl. Abb. 3.2).

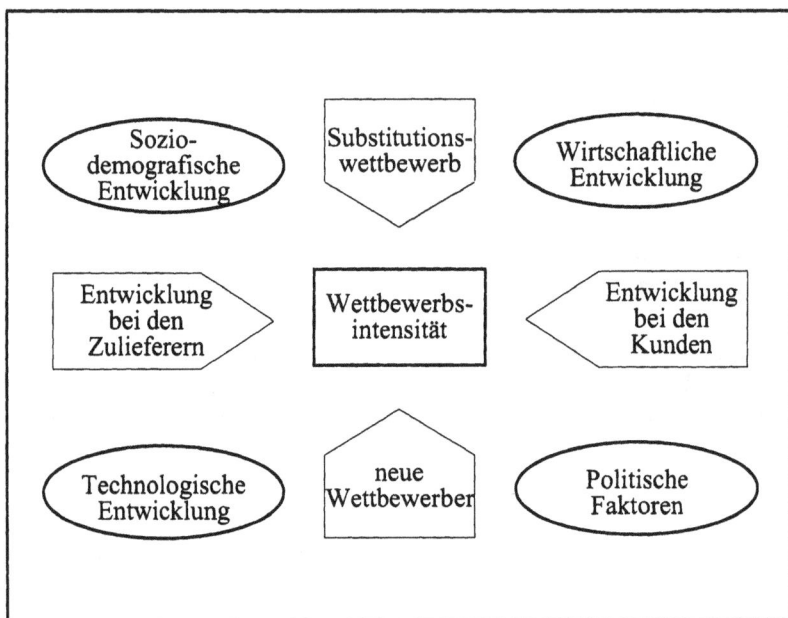

Abb. 3.2: Umwelt- und Branchenanalyse (modifiziert nach Porter)

Je höher die Verhandlungsmacht der *Lieferanten* ist, desto geringer sind die Handlungs- und in Folge die Gewinnspielräume für die Abnehmer. Die Verhandlungsmacht der Lieferantinnen ist umso höher, je weiter ihre Konzentration fortgeschritten ist und je weniger Substitutionsmöglichkeiten den Abnehmern zur Verfügung stehen. Betrachtet man die Entwicklungen bei den Zulieferern im Gesundheitssystem, so kann hier insbesondere für Krankenhäuser auf die Schlüsselfunktion der zuweisenden Ärztinnen verwiesen werden. Die überwiegende Mehrzahl der Patientinnen folgt bei der Wahl des Krankenhauses der Empfehlung des Arztes (vgl. Penter, Arnold 2009: 33). Auch bei der Auswahl von Pflegediensten und Altenheimen kann dessen Meinung als entscheidungsrelevant angenommen werden. Diesen Sachverhalt gilt es unter Marketinggesichtspunkten zu berücksichtigen. Die Pharma-Industrie stellt einen weiteren zentralen Zulieferer dar. Durch die zunehmende Globalisierung kommt es auch in dieser Branche zu einer erhöhten Marktkonzentration (vgl. Ernst & Young Hrsg. 2005:

22). Auch in diesem Bereich gilt, dass eine fortschreitende Konzentration die Verhandlungsmacht der Lieferantenseite stärkt. Zukunftsszenarien gehen zudem davon aus, dass Apothekenketten den Markt beherrschen werden (vgl. Andersen Hrsg. 2000).

Da die Mitarbeiterpotenziale die zentrale Ressource im Rahmen der Erstellung von Gesundheitsleistungen darstellen, kommt den Ausbildungsinstitutionen für Gesundheitsberufe eine zentrale Rolle bei der Beschaffung des Personals zu. So stellen etwa die Hochschulen, die seit Anfang der 90er Jahre mit der Akademisierung der Pflege begonnen haben, zusätzliche Ansprechpartner zur Gewinnung von qualifiziertem Personal für Managementaufgaben in Gesundheitsbetrieben dar. Mit der Etablierung von dualen Studiengängen wird zudem den veränderten Leistungsanforderungen in den Betrieben durch eine zugleich berufliche und akademische Ausbildung Rechnung getragen.[6] Grundsätzlich ist davon auszugehen, dass der Beschaffungsbereich der Gesundheitsbetriebe, insbesondere im Einkauf und in der betrieblichen Logistik erhebliches Rationalisierungspotenzial birgt (vgl. v. Eiff 1997: 323ff., Penter, Arnold, 2009: 136ff.). Durch die Etablierung eines umfassenden „Supply Chain-Managements" können diese Potenziale realisiert werden. Dieses gestaltet die gesamte Versorgungskette zur Unterstützung der Leistungserstellung und steuert die externen und internen logistischen Prozesse vom Produzenten der Beschaffungsgüter bis hin zu ihrem Verwendungsort, etwa auf der Pflegestation einer stationären Alteneinrichtung (vgl. Schneck Hrsg. 1998: 693f., Vahs, Schäfer-Kunz 2007: 503f.).

Grundsätzlich erhöhen *neue Anbieter*, die in die Branche drängen, die Wettbewerbsintensität, insbesondere wenn der Markt nicht durch hohe Eintrittsbarrieren geschützt ist. Sehr kapitalintensive Anlageinvestitionen wirken als Eintrittsbarriere, ebenso wie hohe Wechselkosten für die Kundin, die sich etwa aus einer vertraglichen Bindung ergeben. Da Gesundheitsleistungen Vertrauensgüter sind, kann man grundsätzlich von einer hohen Kundenbindung und -treue ausgehen. Diese verhindert, dass die Patientin den Leistungserbringer ihres Vertrauens wechselt. Durch die zunehmende Transparenz aufgrund verbesserter Informationsmöglichkeiten in der Gesundheitsbranche sinken jedoch auch hier allmählich die Wechselbarrieren. Markteintrittsbarrieren ergeben sich auch aufgrund staatlicher Regelungen, wie etwa Niederlassungsvorschriften oder Qualifikationsanforderungen für Betriebsführungen. Grundsätzlich ist davon auszugehen, dass die Markteintrittsbarrieren in Branchen der Dienstleistungserstellung – aufgrund der vergleichsweise geringen Investitionskosten – eher niedrig sind. Diese These wird auch durch die Gründungswelle von Betrieben im ambulanten Pflegesektor, die durch die Einführung der Pflegeversicherung ausgelöst wurde, bestätigt. Im Bereich der Krankenhäuser stellt sich die Lage durch die übergeordnete Landesplanung anders dar. Die Aufnahme in den Krankenhausplan bildet hier die wesentliche Markteintrittsbarriere. Allgemein ist auch im Gesundheitsmarkt damit

---

[6] Vgl. hierzu auch Schober, Affara (2008) zur Advanced Nursing Practice (ANP).

zu rechnen, dass durch die zunehmende Globalisierung verstärkt ausländische Anbieter in den Markt drängen und die Branchendynamik verändern werden (vgl. Müschenich 1999: 53f., Ernst & Young Hrsg. 2005: 111).

Die Verhandlungsmacht der *Nachfrager* stellt ein weiteres Kriterium für die Attraktivität der Branche dar. Die Verhandlungsmacht ist umso höher einzustufen, je größer die Abnehmerkonzentration und das Abnahmevolumen der einzelnen Abnehmerinnen sind. Vor dem Hintergrund dieser Aspekte muss die Verhandlungsmacht der einzelnen Patientinnen eher als gering eingestuft werden. Durch die Möglichkeiten der Wahl des Leistungserbringers stellt der einzelne (potenzielle) Kunde aber dennoch einen bedeutenden Branchenfaktor dar. Durch die Einführung von Einkaufsmodellen kommt es zudem zu einer Ausweitung der Verhandlungsmacht der Krankenkassen, die es zu berücksichtigen gilt. Die Ausrichtung der Gesundheitsbetriebe auf eine verstärkte Kundenorientierung ihrer betrieblichen Tätigkeiten und die Anstrengungen zu einem umfassenden Marketing machen dies deutlich.

Die Wettbewerbsintensität einer Branche ist ferner abhängig von der Verfügbarkeit von *Ersatzprodukten*. So stellen etwa im Bereich der Arzneimittel sog. Generika Substitutionsprodukte für die meist erheblich teureren „Originalprodukte" dar (vgl. Ernst & Young Hrsg. 2005: 19). Da Gesundheitsleistungen als personenbezogene Dienstleistungen aufgrund der Bedeutung der Prozesskomponente i.d.R. höchst individuell erbracht werden und damit kaum Möglichkeiten der Standardisierung bestehen, stellt sich die Bedrohung durch Ersatzprodukte in dieser Branche als vergleichsweise gering dar. Die Verschiebungen der Leistungserstellung vom stationären zum ambulanten Sektor können aber im Sinne der Substitution interpretiert werden.

Die dargestellten Faktoren bestimmen die *Wettbewerbsintensität* der Branche. Diese ist zudem abhängig von den Marktaustrittsbarrieren. Sind diese etwa aufgrund der hochspezialisierten Anlagegüter sehr hoch, wird ein Verbleib im Markt gleichsam erzwungen. Intensitätssteigernd wirkt sich auch eine Unterauslastung der vorhandenen Kapazitäten in einer Branche aus. So sinkt z.B. die Bettenauslastung – trotz Bettenabbau – in den Krankenhäusern (vgl. Penter, Arnold 2009: 45). Ferner ist die Rivalität in der Branche von der jeweiligen *Branchenkultur* abhängig. So gibt es Branchen, wie etwa den Handel, denen ein besonders harter Umgang miteinander zugeschrieben wird (vgl. Bea, Haas 2001: 99). Im Bereich der Gesundheitsbranche kann man aufgrund der Geschichte und dem normativen Selbstverständnis der Betriebe davon ausgehen, dass hier auch im Umgang mit den Wettbewerbern eher eine kooperative Einstellung das Handeln prägt. Dennoch erfordert die zunehmende Wettbewerbsdynamik in der Gesundheitsbranche von den Einrichtungen auch hier eine Auseinandersetzung mit den Gestaltungsmöglichkeiten des Marktes.

Die Marktanalyse

Als Markt werden die wirtschaftlichen Beziehungen zwischen Anbietern und Nachfragern eines bestimmten Gutes oder einer Gütergruppe bezeichnet. So beschreibt der Markt für Gesundheitsgüter jenes wirtschaftliche Segment im Rahmen der personenbezogenen Dienstleistungen, das sich mit der Förderung, Erhaltung und Wiederherstellung von Gesundheit befasst. Die Analyse von Märkten bezieht sich auf die Fragen der *Marktabgrenzung* und der *Marktattraktivität* (vgl. Sander, Bauer 2006: 83, Bea, Haas 2009: 97ff.). Beide Aspekte sind unter strategischen Gesichtspunkten von besonderer Bedeutung, da sie zur Segmentierung von *strategischen Betätigungsfeldern* führen. Aus dem gesamten Aufgabenspektrum des Betriebes werden jene Produkt-Markt-Kombinationen ausgewählt, die nach innen möglichst viele Gemeinsamkeiten, etwa bezüglich der Spezifika der Zielgruppe oder der Module der Leistungserstellung aufweisen und nach außen heterogen sind. Die Abgrenzung nach außen bildet die Grundlage dafür, dass das Geschäftsfeldsegment mit einer autonomen Marktaufgabe versehen ist und mit einer auf das Segment zugeschnittenen Strategie bearbeitet werden kann. Meist fallen strategische Geschäftsfelder nicht mit den traditionell gewachsenen Verantwortungsbereichen im Betrieb zusammen (vgl. Kap 3.5.3).

Ein Instrument zur Abgrenzung von Betätigungsfeldern ist die *Produkt-Markt-Matrix* (vgl. Abb. 3.3). Auf zwei Achsen werden alle Produkte des Unternehmens den einzelnen Nachfragern gegenübergestellt und entsprechend ihrer Gemeinsamkeiten in den jeweiligen Matrixfeldern zu Geschäftsfeldern zusammengeführt. So bietet z.B. ein Beratungsunternehmen, das sich auf die Beratung von Gesundheitsbetrieben spezialisiert hat, die Produkte EDV-Seminare, Managementtechniken, Verhaltenstraining, Problemlösungs-Workshops und Prozessmoderation/Coaching für unterschiedliche Zielgruppen wie Berufseinsteiger und Führungskräfte an. Durch eine weitere Segmentierung der Zielgruppe wird deutlich, dass sich die Anforderungen für Nachwuchsführungskräfte und Topführungskräfte oder die Berufsgruppe der Pflege und der Ärzte unterscheiden und differenzierte Angebote erfordern. Zur weiteren Differenzierung der Geschäftsfelder können die Segmentierungskriterien des Marketings herangezogen werden. Diese beziehen sich etwa auf geografische Variablen (z.B. Stadt/Land), demografische Variablen (z.B. Alter, Geschlecht), sozioökonomische Variablen (z.B. Einkommen), psychografische Variablen (z.B. Kultur, Einstellungen) und verhaltensorientierte Variablen (z.B. Compliance) (vgl. Meffert, Bruhn 2009: 111ff.).

Im Beispiel der Unternehmensberatung wird deutlich, dass die Gruppe der Führungskräfte und die Berufsgruppen aufgrund ihrer spezifischen Aufgabenanforderungen im Hinblick auf die angebotenen Produkte nochmals unterschieden werden müssen. Aufgrund der identifizierten Unterschiede ergibt sich, dass bezüglich der EDV-Angebote über alle Zielgruppen hinweg dem Produkt die Segmentierungswirkung zugeschrieben wird. Bezüglich der restlichen Leistungsangebote ist eine Abgrenzung der Führungskräfte und Berufsgruppen erforderlich.

Entsprechend ihrer Spezifika werden sie unterschiedlichen Produkt-Markt-Kombinationen und damit strategischen Geschäftsfeldern zugeordnet.[7]

Zielgruppen / „Produkt"	Anfänger	Führungs-nachwuchs	Führungs-kräfte	Top-Führungs-kräfte	Funktionalbereiche Pflege	Ärzte
EDV-Seminare	X	X	SGF 1		X	X
Managementtechniken		X	X (SGF 2)	X		
Verhaltenstraining		X	X	SGF 3		
Problemlösungs-Workshop				X		
Moderation / Coaching				X		

Abb. 3.3: Die Produkt-Markt-Matrix

Zielsetzung der Segmentierung in Geschäftsfelder ist es, die gesamten betrieblichen Produkt-Markt-Aktivitäten in homogene Bereiche abzugrenzen, um sie mit einer entsprechenden Strategie bearbeiten zu können. Voraussetzung hierfür ist, dass die einzelnen Betätigungsfelder zunächst auf ihre Marktattraktivität hin untersucht werden. Die Attraktivität eines Marktes ist von seinem Marktpotenzial, also der *Marktgröße* und dem geschätzten *Marktwachstum* abhängig. Die Marktgröße ergibt sich aus dem gegenwärtigen Umsatzpotenzial in einem Markt, während das Marktwachstum die erwarteten Zuwachsraten beschreibt. Der Gesundheitsmarkt gilt allgemein als Wachstumsmarkt. Diese Aussage lässt sich z.B. an der Zunahme der Ausgaben für Gesundheitsleistungen festmachen (vgl. Ernst & Young Hrsg. 2005). Dies bedeutet zunächst, dass der Markt sehr attraktiv ist und Chancen bietet, andererseits bedeutet Marktwachstum auch immer, dass man mit dem Markt mitwachsen muss, wenn man seine Marktposition nicht verlieren will, und dies erfordert entsprechende Investitionen. Kann man diese Investitionen nicht leisten, wird man an den realisierbaren Erlösen nicht entsprechend partizipieren können. Damit birgt Marktwachstum auch eine strategische Gefahr, die es zu berücksichtigen gilt.

Die Marktattraktivität kann je nach Geschäftsfeld unterschiedlich beurteilt werden. Gibt es z.B. in Ballungsgebieten etwa ein Überangebot an Leistungen im Bereich der Herzchirurgie, so führen diese zu einer entsprechenden Konkurrenz in diesem Geschäftsfeld. Die Marktattraktivität ist immer auch abhängig von der jeweiligen Marktstruktur, also der Marktmacht der Lieferanten, der Abnehmer und der Wettbewerber. Die Marktmacht der Wettbewerber ist an die jeweilige

---

[7] Vgl. hierzu und zum Folgenden auch Kap. 3.4.1. Anhand des Strategienfächers werden dort die zentralen Instrumente nochmals an einem Beispiel aufgegriffen und in den Gesamtrahmen der Strategieumsetzung eingeordnet und beschrieben.

Marktform gebunden, die den preispolitischen Spielraum begrenzt. Grundsätzlich stehen dem Monopolisten und dem Oligopolisten größere preispolitische Handlungsspielräume zur Verfügung als Unternehmen, die in einem polypolistischen Markt mit vielen Wettbewerbern angesiedelt sind.[8] Für Gesundheitsbetriebe stellt sich der preispolitische Handlungsspielraum durch die übergeordnete Preis- bzw. Entgeltgestaltung – außer bei sog. Zusatzleistungen - eher als gering dar.

Zusammenfassend ist zu konstatieren, dass auch für diejenigen Gesundheitsbetriebe, die einem Versorgungsauftrag unterliegen, die Frage nach der Attraktivität ihrer Märkte und Geschäftsfelder relevant ist. Zum einen können sie durch die Wahl entsprechender zusätzlicher Geschäftsfelder eventuelle Mindererlöse in den „Pflicht"-Geschäftsfeldern kompensieren, zum anderen ist auch für diese Felder eine konkrete strategische Ausrichtung erforderlich, um sie langfristig steuern zu können. Die Beurteilung des Marktes und seiner Potenziale erfordert nicht nur die Analyse der Chancen und Risiken, die sich aus der Umfeldperspektive ergeben, sondern auch die Einschätzung der Stärken und Schwächen des Unternehmens mit Hilfe der Organisationsanalyse.

3.2.2 Die Organisationsanalyse von Gesundheitsbetrieben

Aufgabe der Organisationsanalyse ist es, die Stärken und Schwächen des Gesundheitsbetriebes im Verhältnis – also relativ – zu den Mitunternehmen in der Branche zu untersuchen und den Gefahren und Gelegenheiten, die sich aus der Umfeldanalyse ergeben, gegenüberzustellen. Diese integrierte Betrachtung erlaubt dann die Identifikation der Erfolgspotenziale und die Ableitung von Unternehmensstrategien. Mit der Wertkette und der Potenzialanalyse werden zwei Instrumente der Organisationsanalyse vorgestellt.

Die Wertkette

Die Wertkette stellt nach Porter (1999a: 63ff.) ein Analyseinstrument dar, um die strategisch relevanten Tätigkeiten eines Unternehmens zu erfassen. Jedes Unternehmen besitzt eine individuelle Wertkette, die sich infolge der unterschiedlichen Geschichte und Strategien von den Wertketten anderer Betriebe der Branche unterscheidet. Die betriebliche Wertkette ist dabei eingebettet in den Strom von Tätigkeiten eines Wertsystems durch die wertschöpfenden Aktivitäten vorgelagerter Lieferanten und nachgelagerter Abnehmer. Die Verknüpfungen konstituieren sich durch den Sachverhalt, dass das Produkt des Lieferanten in die Wertkette des Unternehmens eingeht und die Leistung des Betriebes wieder zum Bestandteil der Wertkette des Abnehmers wird. Sowohl durch die Differenzierung der eigenen Wertkette von denen der Wettbewerber, als auch durch wech-

---

[8] Vgl. zu den einzelnen Marktformen Kirsch (2001: 41f.).

selseitige Abstimmung der Wertketten etwa durch Kooperationen können Wettbewerbsvorteile aufgebaut werden.

Jedes Unternehmen stellt eine Ansammlung von Tätigkeiten zur Entwicklung, Produktion und Absatz bestimmter Leistungen dar. Diese konstituieren die Wertkette des Unternehmens. Zielsetzung der betrieblichen Tätigkeit ist es, einen Wert für die Abnehmerin zu schaffen, der über den dabei entstehenden Kosten liegt. Der Wert einer Leistung bemisst sich am Preis, den die Abnehmerin für das Produkt zu zahlen bereit ist. Die Wertkette bildet damit den Gesamtwert ab und setzt sich aus den Wertaktivitäten und (bei profitorientierten Unternehmen) aus der Gewinnspanne zusammen.

> „Wertaktivitäten sind die physisch und technologisch unterscheidbaren, von einem Unternehmen ausgeführten Aktivitäten. Sie sind die Bausteine, aus denen das Unternehmen ein für seine Abnehmer wertvolles Produkt schafft." (Porter 1999a: 68)

Die Analyse der Wertkette erlaubt es, die Bausteine im Leistungserstellungsprozess zu identifizieren, die einen Wert für den Abnehmer produzieren. Ebenso kann die Systematik dazu verwendet werden, Kostentreiber oder Differenzierungsmöglichkeiten gegenüber den Mitwettbewerbern zu identifizieren.

Porter (1999a: 70ff.) unterscheidet zwei Typen von Wertaktivitäten, die *primären* und die *unterstützenden* Aktivitäten. Die primären Aktivitäten bilden die Prozessmodule der Wertkette. Die *Eingangslogistik* als erste Primäraktivität umfasst alle Tätigkeiten, die im Zusammenhang mit der Annahme und innerbetrieblichen Behandlung, wie Empfang, Lagerhaltung, Bestandskontrolle und Transport der für die Leistungserstellung notwendigen Betriebsmittel stehen. An die Eingangslogistik schließen sich die *Operationen* an. Diese betreffen die Aktivitäten der unmittelbaren Leistungserstellung. Die *Ausgangslogistik* umfasst alle Aktivitäten, die mit der Distribution, also mit der Frage, wie das Produkt zur Kundin gelangt, zusammenhängen. *Marketing* und *Vertrieb* als weitere Primäraktivitäten beschäftigen sich mit der Verkaufsförderung und Werbung für ein Produkt, mit der Wahl und Pflege der Vertriebswege und der Preisfestsetzung. Der *Kundendienst* schließlich thematisiert Fragen der Werterhaltung des Produktes, wie Service und Reparaturen.

Die fünf Bausteine der primären Aktivitäten werden von vier Kategorien an unterstützenden Aktivitäten, die ebenfalls eine Reihe von Wertaktivitäten umfassen, überlagert. Die *Beschaffung* umfasst die Funktion des Einkaufs der Inputs, wie Roh-, Hilfs-, Betriebsstoffe und Anlagen, die in der Wertkette benötigt werden. Da sich der Bedarf an Inputs nicht nur auf die Primäraktivitäten der Operationen bezieht, sondern Beschaffungsaktivitäten in allen Unternehmensbereichen stattfinden, werden sie den überlagernden Aktivitäten zugeordnet. Jede Wertaktivität ist an Technologie gebunden. Deshalb sieht Porter in der *Technologieentwicklung* eine weitere unterstützende Aktivität. Im Rahmen der Technologieentwicklung geht es insbesondere um die Generierung von Produkt- und Verfahrensinnovationen. Die *Personalwirtschaft* umfasst alle Tätigkeiten, die mit Fragen der

Rekrutierung, Einstellung, Aus- und Fortbildung und den Anreizen von Mitarbeiterinnen zu tun haben. Personalwirtschaftliche Aktivitäten beziehen sich nicht nur auf einzelne betriebliche Funktionen, sondern auf das ganze Unternehmen und sind deshalb auch den unterstützenden Aktivitäten zuzuordnen. Die *Unternehmensinfrastruktur* schließlich umfasst die Aspekte der Geschäftsführung, Planung, Finanzen, Rechnungswesen, Rechtsfragen, Qualitätskontrollen und Behördenkontakte. Im Unterschied zu den ersten drei Kategorien bezieht sich die Infrastruktur nicht auf einzelne Aktivitäten, sondern auf die gesamte Wertkette.

Würdigt man das Konzept von Porter, so ist es der Verdienst der Wertkette, dass sie die einzelnen betrieblichen Aktivitäten in einen prozessorientierten Gesamtzusammenhang stellt und die Bedeutung der überlagernden Aktivitäten für die Schöpfung des Wertes für den Kunden herausarbeitet. Nicht nur die unmittelbaren Funktionen der Leistungserstellung, sondern ebenso die überlagernden Aktivitäten müssen daraufhin analysiert werden, inwiefern sie Potenziale, z.B. für eine Qualitätssteigerung oder Kostensenkung des Produktes, bergen und damit zur Generierung von Wettbewerbsvorteilen und der Steigerung der Wertschöpfung beitragen. Kritisch ist am Konzept anzumerken, dass es trotz der durch die Metapher der Kette induzierten Prozessvorstellung an den klassischen betrieblichen Funktionen ausgerichtet ist. Auch die überlagernden Aktivitäten werden – mit Ausnahme der Infrastruktur – zugleich den Funktionen zugerechnet. Vor dem Hintergrund dieser Systematik bleibt zudem unklar, wieso die Logistik und das Marketing den primären Aktivitäten zugeordnet werden, obwohl auch für sie gilt, dass sie alle Aspekte der Wertkette betreffen.

Betrachtet man vor diesem Hintergrund die Wertkette von Gesundheitsbetrieben beispielhaft für ein Krankenhaus, so ist diese an die Aktivitäten der vor- und nachgelagerten Wertketten angebunden (vgl. Abb. 3.4). Patientinnen, die ins Krankenhaus aufgenommen werden, werden als Notfälle vom Notarzt oder Rettungsdienst gebracht, weisen sich selber ein oder werden von Belegärzten und niedergelassenen Ärzten eingewiesen. Im Rahmen der Primäraktivitäten durchläuft der Patient i.d.R. die Prozessschritte der Aufnahme, der Diagnostik und Therapie. Je nach Indikation ergeben sich dabei individuelle Behandlungsprozesse und -pfade. Die einzelnen Module, etwa der Diagnostik sowie der pflegerischen und medizinischen Behandlung, werden je nach Bedarf kombiniert.[9] Der letzte Prozessschritt im Rahmen der primären Aktivitäten bezieht sich auf den Vorgang der Entlassung. Die Nachsorge – im Sinne der Werterhaltung der Dienstleistung – wird vom Krankenhaus selbst übernommen oder an die niedergelassenen Ärzte übergeben. Ist eine weitere Behandlung und Versorgung der Patientin erforderlich, so ist die Überleitung in Betriebe der ambulanten oder stationären Rehabilitation bzw. in stationäre oder ambulante Pflegeeinrichtungen zu veranlassen.

---

[9] Vgl. zur weiteren Differenzierung der Prozesse der Leistungserstellung auch Kap. 3.5.1.

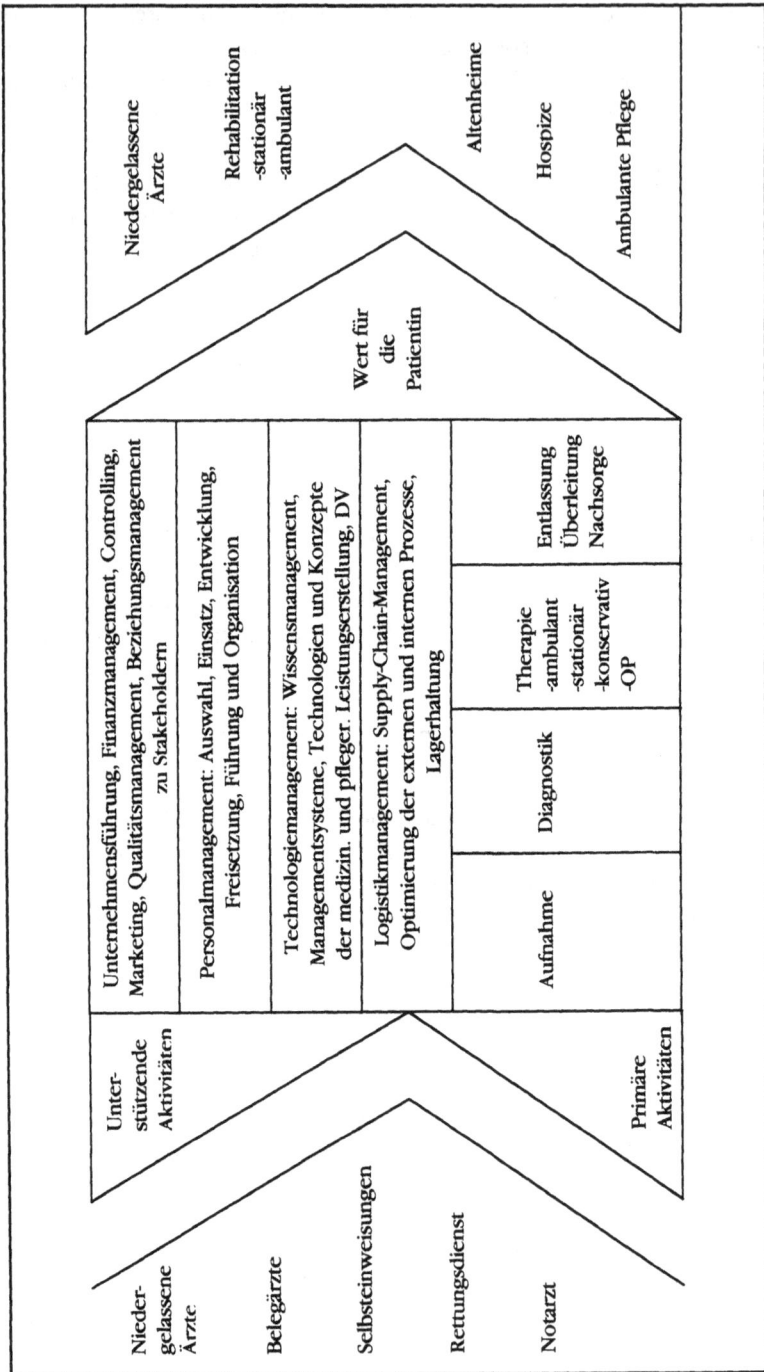

Abb. 3.4: Die Wertkette des Krankenhauses

Im Rahmen der *Integrierten Versorgung* wird die Schnittstelle zu den Wertketten der vor- und nachgelagerten ambulanten Versorgung sektorenübergreifend, z.B. in Form von Versorgungszentren, institutionalisiert. Diese konstituieren dann eine neue Versorgungsform mit einer eigenen Wertkette an der Schnittstelle zwischen den ambulanten und stationären Versorgungsstrukturen des Gesundheitssystems.

Die Basisprozesse der Leistungserstellung werden überlagert von den Aktivitäten der *Unternehmensführung*. Diese umfassen die zentralen Aufgaben des strategischen Managements zur Gestaltung der langfristigen Entwicklung des Gesamtbetriebes. Einzelaktivitäten beziehen sich auf die Gestaltung der Austauschbeziehungen mit dem Umfeld und den Stakeholdern. In diesem Zusammenhang sind Aspekte des Marketings von Bedeutung. Aufgrund ihrer hohen strategischen Relevanz für Gesundheitsbetriebe werden die zentralen Themenstellungen des Finanz- und Qualitätsmanagements diesem Bereich zugeordnet, ebenso wie das Controlling, das die Unternehmensführung bei der Gestaltung ihrer übergreifenden Aufgaben zu unterstützen hat.

Die Potenziale des Personals stellen die wesentlichen Ressourcen im Rahmen der Dienstleistungserstellung von Gesundheitsbetrieben dar. Das *Personalmanagement* umfasst alle Aktivitäten, die sich auf Fragestellungen der Personalpolitik, -führung und -organisation beziehen. Hier geht es darum, grundsätzliche Zielsetzungen für das Personalmanagement zu formulieren, die konsistent mit den übergeordneten Unternehmenszielen sind. Einzelne Wertaktivitäten beziehen sich auf Gestaltungsaspekte wie Personalausbildung, -auswahl, -einsatz, -entwicklung, -freisetzung und Entgeltpolitik.

Der Systematik von Porter folgend wird im *Technologiemanagement* ein weiterer Bereich gesehen, der die Aktivitäten des Leistungsprozesses unterstützend überlagert. Auf die Bedeutung des Wissensmanagements und die Etablierung von Managementsystemen für die Entwicklungsfähigkeit von Gesundheitsbetrieben wurde bereits hingewiesen. Im Rahmen des Technologiemanagements geht es nicht nur um Fragen der Datenverarbeitung, die für die Abbildung und Steuerung der betrieblichen Prozesse wichtig sind. Diesem Bereich sind auch die Entwicklung von Konzepten und Methoden zur Professionalisierung des Managements und der medizinischen und pflegerischen Dienstleistungserstellung zuzuordnen.

Abweichend von Porter wird das *Logistikmanagement* ebenfalls den unterstützenden Aktivitäten zugeordnet. Im Sinne eines Supply Chain-Managements steuert die Logistik alle internen und betriebsexternen Aktivitäten, die der Beschaffung und Bereitstellung der Inputgüter für die Dienstleistungserstellung dienen. Dies beinhaltet sowohl die Anbindung an die vorgelagerten Wertschöpfungsketten der Zulieferer als auch die ökologisch angemessene Entsorgung von Abfällen. Die logistischen Prozesse sind dabei nicht im Push-, sondern im Pull-Verfahren organisiert. Das bedeutet, die Patientin „zieht" die für ihre Behandlung benötigten Inputs aus der Supply Chain. Aufgabe des Logistikmanagements ist es, die entsprechenden Betriebsmittel und Informationen entsprechend den zeitlichen, quantitativen und qualitativen Anforderungen bereitzustellen. Um dies – bei gleichzeitiger Optimierung der Lagerbestände – zu gewährleisten, sind eine ständige Überprüfung der Prozesse und eine systematische Gestaltung der Beschaffungsaktivitäten und Lieferantenbeziehungen erforderlich.

Das Konzept der Wertkette stellt ein Analyseschema dar, das es ermöglicht, die betrieblichen Aktivitäten auf ihren Beitrag für die Schöpfung des Wertes für die Kundin, den diese bereit ist, über den Preis zu honorieren, zu untersuchen. Ein weiterer Ansatz, um die Stärken und Schwächen einer Organisation zu beurteilen, stellt die ressourcenorientierte Potenzialanalyse dar.

Die Potenzialanalyse

Im Rahmen der Potenzialanalyse geht es darum, die Organisation auf ihre Ressourcen im Vergleich zu den Wettbewerbern hin zu untersuchen. Die Aspekte, die aus Unternehmenssicht als relevant für eine Analyse angesehen werden, können dabei je nach Fokus und zugrundeliegendem Konzept differieren und in ihrer Bedeutung für die Unternehmensentwicklung unterschiedlich bewertet werden. So sehen Bea und Haas (2009: 122ff.) in den klassischen Funktionen Beschaffung, Produktion, Absatz, Personal, Kapital und Technologie die zentralen Kategorien zur Untersuchung von *Leistungspotenzialen* und ergänzen sie um die *Führungspotenziale* der Planung, Kontrolle, Information, Organisation und Unternehmenskultur. Ein weiteres Analyseschema stellt das sog. *7-S-Modell* von Peters und Waterman (1991: 32) dar. Nach diesem Modell stellen neben den „harten" Faktoren, wie Struktur (Structure), Systeme (Systems) und Spezialkenntnisse (Skills), gerade die „weichen" Faktoren, wie Strategie (Strategy), (Führungs-)Stil (Style) und Stammpersonal (Staff), die Faktoren dar, die auf das Selbstverständnis (Shared Values, Subordinate Goals) einer Organisation wirken und im Hinblick auf ihre Potenziale zu untersuchen sind.

Je nach zugrundeliegender Systematisierung werden unterschiedliche Aspekte im Rahmen der Organisationsanalyse relevant. Die Auswahl und Bewertung der einzelnen Kriterien unterscheiden sich branchen- und unternehmensspezifisch. Zielsetzung der Auseinandersetzung um die Ressourcen bzw. Stärken und Schwächen des Betriebes ist auch hier, einen Diskurs über divergierende Sichtweisen und damit die Ausbildung gemeinsamer Strategien anzuregen. Als Heuristik für die Auswahl der relevanten Analysekriterien können dabei jene Organisationsaspekte herangezogen werden, für die sich – vor dem Hintergrund der Ergebnisse der Umwelt- und Branchenanalyse – in besonderem Maße Anforderungen ergeben.

Ausgehend von einer marktwirtschaftlichen Orientierung von Gesundheitsbetrieben kommt der Frage nach der Autonomie der Organisation eine besondere Bedeutung zu. Die betrieblichen Gestaltungsspielräume sind dabei abhängig von der jeweiligen *Trägerschaft* und *Rechtsform* des Betriebes. Diese regeln die grundsätzlichen Kompetenzabgrenzungen zwischen den einzelnen Leitungsgremien der Organisation.[10] Grundsätzlich ist im Rahmen der Trägerstruktur eine Tendenz weg von öffentlichen bzw. freigemeinnützigen hin zu privaten Trägerschaften festzustellen.[11] Dies mag einerseits mit der geforderten Marktorientierung zusammenhängen, deren Chancen (z.B. der Gewinnorientierung) man durch die Möglichkeiten der Rechtsformwahl fördern möchte, andererseits mit den allgemeinen Konzentrationsbewegungen im Gesundheitswesen. Zudem werden privaten Rechtsformen, wie der AG oder der GmbH, eine höhere Flexibilität in den Entscheidungsstrukturen der Unternehmensführung und größere Potenziale bei der Gewinnung von (Eigen)Kapital zugeschrieben.

Die *Größe* einer Organisation wird mit der Chance in Verbindung gebracht, die Position im Markt auszubauen und den Bestand des Betriebes langfristig zu sichern. Durch Größenvorteile können Kostendegressionen und Synergien in der Leistungserstellung realisiert werden. Größenwachstum kann aber auch zur Unflexibilität der Organisation führen, wenn die Strukturen nicht entsprechend angepasst werden. Betrachtet man den Krankenhaussektor, so sinkt die Anzahl der Einrichtungen und der Betten kontinuierlich, zugleich steigen die Fallzahlen bei einer gleichzeitigen Verweildauerreduktion im selben Zeitraum.[12] Dies bedeutet, dass mehr Patientinnen in immer kürzerer Zeit behandelt werden. Zukunftsszenarien gehen davon aus, dass sich diese Entwicklungen noch fortsetzen werden. So wird im Krankenhaussektor die Zahl der Betten bis 2050 um 26,3% - gegenüber 2005 als Referenzpunkt - sinken. Die Prognosen gehen davon aus, dass die durchschnittliche Verweildauer dann nur noch 3,8 Tage umfassen wird (vgl. Andersen Hrsg. 2000, Beske et al. 2007: 94f.). Auch im Bereich der Krankenkassen findet eine Konzentration statt. So nimmt die Anzahl der Kassen in der gesetzlichen Krankenversicherung ständig ab (vgl. Ernst & Young 2005). Anders stellt sich die Situation im Bereich der ambulanten und stationären Altenpflege dar. Hier steigt die Zahl der Einrichtungen bei einer gleichzeitigen Ausweitung der angebotenen Plätze stetig (vgl. Statistisches Bundesamt Hrsg. 2011b).

Angesichts der Leistungsverdichtung durch zunehmende Fall- und Mitgliederzahlen bei gleichzeitiger Abnahme der Einrichtungszahlen, müssen Gesundheitsbetriebe ihre *Strukturen* überprüfen. Vor dem Hintergrund der Anforderungen und der Komplexität des interessenpluralistischen Feldes sind grundsätzlich multiple Leitungsstrukturen und flexible Aufbaustrukturen zu präferieren. Weitere Potenziale können durch ein systematisches Management der Schnittstellen

---

[10] Vgl. zu den Implikationen für die Autonomie des Managements, die sich aus der Rechtsform und Trägerschaft ergeben, Sachs (1994: 57ff. und 146ff.). Vgl. hierzu auch die Diskussion um die Corporate Governance von Unternehmen (vgl. z.B. Lohse. 2008: 469ff. und Theuvsen 2011: 131ff.).

[11] Vgl. Deutsche Krankenhausgesellschaft (Hrsg. 2011).

[12] Vgl. Statistisches Bundesamt (Hrsg. 2011a), Deutsche Krankenhausgesellschaft (Hrsg. 2011).

und Prozesse realisiert werden. Hohe Bedeutung kommt in diesem Zusammenhang auch dem Logistikmanagement zu (vgl. Kap. 3.5.3).

Die gesellschaftlichen Veränderungen und soziodemografischen Entwicklungen verweisen darauf, dass sich der Bedarf bei den Kundinnen und Patientinnen weiter verändert. Vor diesem Hintergrund sind die angebotenen Leistungen zu überprüfen. Die *Leistungserstellung* stellt damit ein weiteres Analysefeld im Rahmen der Untersuchung der Stärken und Schwächen der Organisation dar (vgl. Kap. 3.5.1).

Da das *Personal* die zentrale Ressource im Rahmen der Erstellung von Gesundheitsleistungen darstellt, gilt es auch dieses Thema bezüglich möglicher Potenziale einer genaueren Untersuchung zu unterziehen. Gerade für das Pflegepersonal werden immer wieder quantitative und qualitative „Notstände" konstatiert. Zudem ist der Bereich durch eine sehr hohe Fluktuation gekennzeichnet. Diese Aspekte können als Indikatoren gewertet werden, die auf Handlungsbedarf im Personalmanagement verweisen (vgl. Kap 3.6).

Die *Finanzierung* stellt durch die gegenläufige Entwicklung zwischen Ausgaben und Beitragseinnahmen ein Analysefeld dar, das der ständigen Aufmerksamkeit bedarf. Grundsätzlich ist davon auszugehen, dass der finanzielle Spielraum aufgrund der Preisgestaltung für Gesundheitsleistungen vergleichsweise eng ist. Da die Einnahmeseite nur begrenzt gesteuert werden kann, müssen die Kosten einer genauen Überprüfung unterzogen werden. Nur wenn im Gesundheitsbetrieb transparent ist, welche Leistungen und Prozesse wie viel Aufwand verlangen, können Aussagen über die Erlösentwicklung getroffen werden. Um die Leistungserstellung und die Abläufe wirtschaftlicher gestalten zu können, sind zunächst Investitionen, etwa in bauliche Maßnahmen, erforderlich. Durch eine monistische Finanzierung, die die Steuerung der Betriebskostenfinanzierung und der Investitionskostenfinanzierung in einer Hand zusammenführt, können die Wechselwirkungen zwischen beiden Größen stärkere Berücksichtigung finden. Zudem besteht für die Gesundheitsbetriebe die Möglichkeit, ihr Finanzpotenzial durch das Anbieten von privaten Zusatzleistungen und die Erschließung von Eigenkapital durch eine Rechtsformänderung auszuweiten.

Vor dem Hintergrund der Bedeutung der Sinnorientierung für die Steuerung der Betriebe gilt es schließlich die Potenziale, die im *Selbstverständnis* des Betriebes verankert sind, zu explizieren. Auch vor dem Hintergrund der gesellschaftlichen Veränderungen kommt diesem Aspekt eine besondere Bedeutung zu. Gesundheitsbetriebe zeichnen sich aufgrund ihrer Geschichte und Identität durch eine spezifische Werteorientierung aus. Die Auseinandersetzung mit den Werten, die dem Handeln zugrunde liegen, kann sich dabei als Ressource und spezifische Stärke des Gesundheitsbetriebes erweisen (vgl. Kap. 3.3.1).

Die Auswahl der Analysekriterien differiert unternehmensspezifisch. Ebenso erfordert die Bewertung und Gewichtung der betrachteten Indikatoren eine diskursive Auseinandersetzung der Beteiligten. Als Instrument zur Unterstützung der Bewertung können *Stärken-Schwächen-Profile* zur Anwendung kommen (vgl. Bea, Haas 2001: 113, 2009: 125f.). Die einzelnen Analysekriterien und -indikatoren werden anhand einer Skala bewertet und mit den (geschätzten) Punktezahlen der Wettbewerber verglichen. Je nach der Beurteilung der Stärken und Schwächen bzw. der Potenziale kann dann der erforderliche Handlungsbedarf abgeleitet werden.

Zusammenfassend kann festgehalten werden, dass Aussagen zur Entwicklung von Strategien eine integrierte Betrachtung sowohl der Unternehmensseite als auch des Umfeldes erfordern. Die Analyse des Umfeldes ist dabei nicht nur auf die unmittelbaren Marktparameter zu beschränken, sondern muss in einer erweiterten Betrachtung Veränderungen in der Branche und der Umwelt miteinbeziehen. Vor dem Hintergrund der Anforderungen, die sich aus der Umwelt ergeben, kann dann der Gesundheitsbetrieb auf seine relativen Stärken und Schwächen hin untersucht werden. Die Analysen sind dabei kein einmaliger Akt, sondern bedürfen der ständigen Aktualisierung. Die Ergebnisse der Analyse bilden dann die Grundlage zur Entwicklung und Planung von Unternehmensstrategien.

3.3 Instrumente der Strategieentwicklung und -planung

Die Ausführungen in Kap. 2 haben die Grenzen einer intentionalen Führung und die Bedeutung des prozeduralen Führungshandelns für die Steuerung von Gesundheitsbetrieben verdeutlicht. Prozedurales Führungshandeln zielt auf die Gestaltung von Rahmenbedingungen durch die Etablierung von Arenen, in denen selbstorganisierende Prozesse der Komplexitätsverarbeitung ablaufen und die Strategieentwicklungsprozesse fördern. Mit dem Rahmenkonzept und dem Leitbild werden zwei zentrale Instrumente der unternehmenspolitischen Rahmenplanung vorgestellt, die die Formulierung und Planung von Zielsetzungen in Gesundheitsbetrieben unterstützen (3.3.1). Der Gestaltung des Prozessablaufes bei der Erstellung von Rahmenplanungskonzepten kommt dabei eine besondere Bedeutung zu (3.2.2).

3.3.1 Rahmenkonzept und Leitbild

Rahmenplanungskonzepte dienen dazu, das Selbstverständnis des Gesundheitsbetriebes im Hinblick auf seine zukünftige Entwicklung zu thematisieren und zu reflektieren (vgl. Reinspach 1995a, b). Das Rahmenkonzept umfasst all jene Maximen (Grundsätze, Strategien, Ziele), die die übergreifenden Leitvorstellungen und Handlungsorientierungen des Systems bezüglich seiner zukünftigen Ausrichtung betreffen.[13] Grundsätzlich ist davon auszugehen, dass im Betrieb ständig Basisprozesse ablaufen, die sich mit den Prinzipien des Handelns auseinander-

---

[13] Vgl. Kirsch, Obring (1991: 376ff.), Ringlstetter (1993), Kirsch (1997b: 292ff., 2001: 510ff, 570ff.) und Kirsch et al. (2009: 186ff.).

setzen und zur Formierung von Strategien führen. Auf die Bedeutung von Entscheidungsprozessen und Managementsystemen zur Unterstützung dieser Prozesse wurde bereits hingewiesen. Die Rahmenkonzepterstellung kann nun als Anlass gesehen werden, sich mit den vorgängig vorhandenen Handlungsorientierungen explizit auseinander zu setzen und diese zu reflektieren und zu kommunizieren. Die Thematisierung des Selbstverständnisses führt zur Formulierung der formierten Strategien im Hinblick auf die Unternehmensentwicklung. Die Formulierungsaktivitäten können dann natürlich wiederum Formierungsprozesse auslösen.

Das Selbstverständnis der Organisation prägt das betriebliche Handeln gegenüber den Stakeholdern nach außen und nach innen. Das Selbstverständnis ist dabei Ausdruck der *Identität* als Kern historisch gewachsener Eigenschaften des Unternehmens. Im Laufe der Geschichte einer Organisation verändert sich die Identität des Unternehmens, und es kann zu Abweichungen der Identität vom *Image*, also dem Bild des Betriebes nach außen kommen. Insbesondere durch die Veränderungen im sozioökonomischen *Umfeld* können Fehlpassungen zwischen Identität und Image ausgelöst werden. So haftet manchen Wohlfahrtsverbänden immer noch das Image von Bürokratien an, obwohl sie bereits seit geraumer Zeit einen Wandel hin zu einer modernen sozialen Dienstleistungsinstitution vollzogen haben (vgl. Hauser et al. 1997: 475ff.). Empirische Ergebnisse aus der Unternehmensberatung zeigen, dass viele Betriebe keine klare Vorstellung über das Bild ihrer Institution in der Öffentlichkeit haben (vgl. Reinspach 1994). Die Reflexionsprozesse im Zuge der Rahmenkonzeptformulierung ermöglichen nun den Beteiligten eine explizite Auseinandersetzung mit dem Sinn und dem Stellenwert ihres Handelns, insbesondere wenn die Umweltanforderungen Anpassungen verlangen. So findet in vielen Gesundheitsbetrieben vor dem Hintergrund der zunehmenden Marktorientierung die Diskussion darüber statt, wie man diese Herausforderung unter Wahrung des eigenen Selbstverständnisses annehmen und gestalten kann. Gerade in Umbruchszeiten wirkt ein Rahmenkonzept identitäts- und motivationsstiftend nach innen und dient als Orientierung und Legitimationsbasis für das betriebliche Handeln.

Grundsätzliche Intention des *Rahmenkonzeptes* ist es, durch die Rekonstruktion und Weiterentwicklung grundlegender Prinzipien und Handlungsorientierungen die gegenwärtige und zukünftige Unternehmensentwicklung zu beschreiben und zu reflektieren. Der Handlungsspielraum, der dem Management dabei zur Verfügung steht, ist insbesondere durch die Umfeldfaktoren und die Wertorientierungen, die in der betrieblichen Führungspraxis verankert sind, geprägt. Aufgrund ihrer spezifischen Sinnorientierung kann man bei Gesundheitsbetrieben davon ausgehen, dass sie sich im Wettbewerb eher kooperativ als kompetitiv verhalten. Zudem sind die strategischen Optionen, die einem Unternehmen bei der Rahmenplanung offen stehen, abhängig von der strategischen Grundhaltung, die in der betrieblichen Lebenswelt verankert ist (vgl. Kirsch 1997a: 368ff., 2001: 521ff.).

Strategische Grundhaltungen

Grundsätzlich können Unternehmen gegenüber *Neuerungen* eher eine „konservative" bzw. „progressive" Haltung einnehmen. Eine konservative Einstellung gegenüber Veränderungen setzt auf den Status quo, während dieser bei einer progressiven Einstellung einem ständigen Legitimationszwang unterworfen ist. Ferner zeichnet sich die strategische Grundhaltung durch ihre Einstellung gegenüber *Spezialisierung* und *Generalisierung* aus. Im Rahmen der Spezialisierung neigt das Unternehmen dazu, sich auf einen sehr engen Produkt-Markt-Bereich zu konzentrieren, während der Generalist Erfolgspotenziale in vielen verschiedenen Feldern zu realisieren sucht. Entsprechend den beiden Dimensionen lassen sich sechs Typen von strategischen Grundhaltungen abgrenzen (vgl. Abb. 3.5).

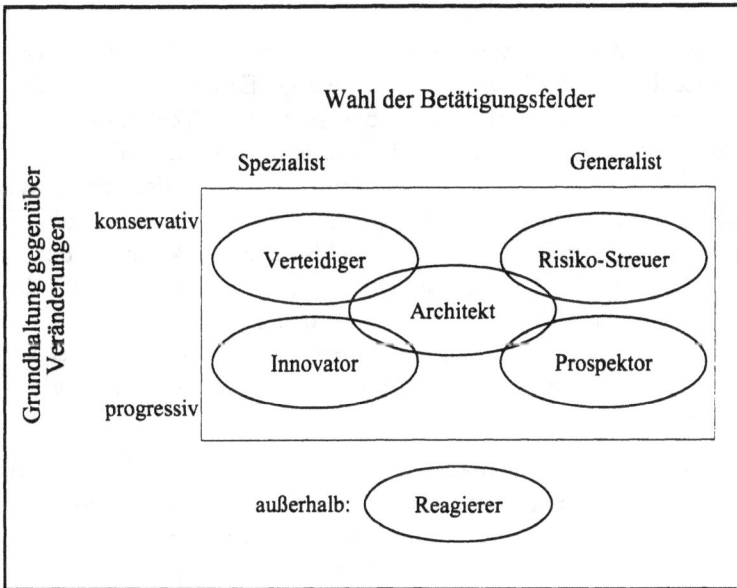

Abb. 3.5: Typen strategischer Grundhaltungen (modifiziert nach Kirsch 1997a: 368)

Der *Reagierer* als Grundtyp steht außerhalb der Systematik, da er im Grunde von langfristigen Planungen nicht viel hält. Dies hat zwar den Vorteil, dass er sich den Aufwand für Planungen spart und er auf Veränderungen flexibel reagieren kann. Um diese Flexibilität zu gewährleisten, braucht er aber einen frei verfügbaren Ressourcenpool, etwa durch Liquiditäts- und Kapazitätsreserven. Da er ständig schnell reagieren muss, steigt die Gefahr von Fehlentscheidungen, zumal Entwicklungen, die sich langfristig abzeichnen, häufig nicht durch kurzfristige Improvisationen angemessen kompensiert werden können.

Der *Verteidiger* bewegt sich in einer überschaubaren Domäne und spezialisiert sich auf das, was er kennt und beherrscht. Er besitzt sehr viel Erfahrung in seinem Bereich und kann deshalb extrapolierend planen. Das Bewährte bedarf keiner Legitimation und wird in die Zukunft fortgeschrieben. Das ihm angemessene Feld zeigt eine hohe Stabilität. An Veränderungen passt er sich vorausschauend an. Problematisch ist, dass der Verteidiger nur seine begrenzte Domäne gut kennt, die er im Bedarfsfall auch offensiv verteidigt. Da er aber die Gefahr, z.B. durch die Entwicklung neuer Technologien oder Marketingkonzepte, nicht wahrnimmt, kann er mit neuen Strategien in seiner eigenen Domäne gerade durch den Innovator in Bedrängnis gebracht werden.

Der *Innovator* konzentriert sich ebenfalls auf eine Domäne. Im Gegensatz zum Verteidiger ist er aber ständig auf der Suche nach neuen Ideen, denen er zum Durchbruch verhelfen will. Er ist selber Erfinder, oder er greift bereits bestehende Ideen, auch aus anderen Branchen, auf und modifiziert sie für das eigene Aktivitätsfeld. Als problematisch für den Innovator erweist sich, wenn die Idee schnell kopiert werden kann, oder die Reserven der Verteidiger in der Domäne seine Möglichkeiten übertreffen.

Der *Prospektor* ist dem Innovator gegenüber insofern im Vorteil, als er sich in vielen unterschiedlichen Aktivitätsfeldern bewegt. Er ist ständig auf der Suche nach Lösungen für Kundenprobleme oder greift neue Technologien auf bzw. versucht das Problem, das damit gelöst werden kann, zu finden. Im Grunde befindet er sich ständig in der Explorationsphase. Kurzfristige Erfolge versucht er gar nicht erst zu verteidigen. Er schöpft den Gewinn ab und wendet sich der nächsten Idee zu. Gerade turbulente Umfeldsituationen kommen der strategischen Grundhaltung des Prospektors entgegen, da wechselnde Anforderungen sein Kreativitätspotenzial fordern. Häufig werden Unternehmen mit dieser strategischen Einstellung von Großunternehmen übernommen, um das Innovationspotenzial auszuschöpfen. Aufgrund der Dominanz der aufnehmenden Kultur verlieren sich aber häufig die Stärken des Prospektors.

Meist ist es gerade der *Risiko-Streuer*, der dem Prospektor zur Gefahr wird. Seine Stärke besteht in der Breite seines Betätigungsfeldes. Wenn es Probleme in einem Bereich gibt, kann er diese durch Stärken in anderen Segmenten ausgleichen. Da er von seiner Einstellung her eher konservativ ist, tastet er sich langsam und analysierend an neue Geschäftsfelder heran. In diesem Bereich ist ihm der Architekt überlegen.

Der *Architekt* kann sich auch auf rasche Veränderungen in turbulenten Umwelten einstellen. Er hat keine Präferenzen bezüglich angestammter Technologien, Aktivitätsfelder oder Führungssysteme. Analytisch prüft er das Bestehende und versucht zu ergründen, wo Gefahren und Chancen Veränderungen erforderlich machen. Er ist in seinen marktlichen Interessen breiter angelegt als der Verteidiger und Innovator, versucht durch Planungen im Vergleich zum Prospektor und Innovator Sicherheit und Stabilität für sein Unternehmen aufzubauen und kann aber auch im Gegensatz zum Verteidiger und Risiko-Streuer mit Turbulenzen im Umfeld umgehen, da ihm eine vorausschauende Früherkennung und Strategieentwicklung die nötige Flexibilität des Handelns garantieren. Dafür nimmt er auch gerne den Aufwand, den er in Managementsysteme zur Unterstützung der Führung investieren muss, in Kauf.

Versucht man Gesundheitsbetriebe in die vorgestellte Typologie einzuordnen, so kann man feststellen, dass sie sich in den letzten Jahren in ihren Grundhaltungen verändert haben. Je nachdem, ob sie bezüglich der Breite des Aktivitätsspektrums eher Spezialisten oder Generalisten sind, war ihre Einstellung gegenüber Neuerungen ursprünglich wohl eher als konservativ zu beschreiben. Durch die Stabilität des Umfeldes war diese Haltung ausreichend, um das Überleben des Betriebes zu gewährleisten. Die Zunahme der Umweltturbulenzen hat aber eine Entwicklung hin zum Architekten ausgelöst. Viele Gesundheitsbetriebe setzen sich mit Konzepten und Instrumenten der Strategieentwicklung und -planung auseinander und installieren Managementsysteme. Dies ist auch deshalb erforderlich, da verstärkt Wettbewerber in den Markt eintreten, die das Geschäft im Sinne des Innovators oder Prospektors nach neuen Spielregeln, etwa bezüglich der Rechtsformen und Organisationsstrukturen, spielen. Unternehmen, die ihre Grundhaltungen nicht überprüfen, werden sich in der Rolle des Reagierers wiederfinden. Da aber Gesundheitsbetriebe meist nicht den Ressourcenüberhang haben, den diese Position erfordert, kann sich diese Grundhaltung für die Entwicklung dieser Organisationen – auch angesichts der Konzentrationsbewegungen in der Branche – als problematisch erweisen. Vor dem Hintergrund der spezifischen Grundhaltungen werden die Zielsetzungen zur Unternehmensentwicklung in den Rahmenplanungskonzepten formuliert.

Formate von Rahmenplanungskonzepten

Durch die Formulierung der Maximen erfolgt eine inhaltliche Abstimmung der Handlungsorientierungen und Aktivitäten. Unterstützend erweist sich hierbei eine Vereinheitlichung durch die Verwendung von Formaten für die Dokumentierung. Zur Reduktion der Komplexität werden die inhaltlichen Bereiche des Rahmenkonzeptes in Themen gegliedert. Das einzelne Thema ist dann wiederum nach bestimmten Klassen von Aussagen eingeteilt:

> „Jedem Thema vorangestellt ist ein *Leitsatz*, in dem die Intention des nachfolgenden Themas schlagwortartig ausgedrückt ist und ein *Abstract* als Kurzzusammenfassung der wichtigsten Aussagen des Themas. Leitsatz und Abstract geben einen Überblick über den nachfolgenden Inhalt und dienen damit der besseren Verständlichkeit des Rahmenkonzeptes. (...)
> Die *Prämissen* stellen die Basis des Rahmenkonzeptes dar. Sie dokumentieren die Annahmen über die Ausgangssituation bzw. die zugrunde liegenden Beschränkungen, vor deren Hintergrund das Rahmenkonzept erstellt wurde. (...)
> Vor diesem Hintergrund bilden die *Maximen* den zentralen Bestandteil des Rahmenkonzeptes. Sie bringen die Ziele, Strategien und Grundsätze für die einzelnen Themen zum Ausdruck. (...)
> Die Maximen sind meistens eher vorauseilend, d.h. sie beschreiben Zustände, die noch nicht realisiert sind. Aus der Diskrepanz zwischen dem so beschriebenen 'eingeschwungen Zustand' und dem Status quo ergibt sich die Notwendigkeit für zukünftiges Handeln. Daraus abgeleitete Maßnahmen, Projekte und Schwer-

punktprogramme werden im *Handlungsbedarf* formuliert. Der Handlungsbedarf aller Themen des Rahmenkonzeptes sollte während bzw. am Ende des Prozesses konsolidiert werden." (Kirsch et al. 2009: 187ff.; Hervorhebungen im Original)

Die Hauptzielsetzung der Rahmenkonzepterstellung zielt darauf, Abstimmungs- und Verhandlungsprozesse über die Entwicklung des Gesundheitsbetriebes zu initiieren und zu forcieren. Die Aussagen zum Rahmenkonzept werden dabei vor dem Hintergrund unterschiedlicher Lebens- und Sprachformen und divergierender Interessenlagen formuliert. Obwohl davon auszugehen ist, dass es zu einer Angleichung der Handlungsorientierungen kommt, erweist sich die eindeutige Formulierung von Maximen häufig als sehr schwierig. Die Erfahrungen in Beratungsprozessen zur Rahmenkonzeptplanung (vgl. Reinspach 1994: 321ff.) zeigen, dass es mit Hilfe von *Statusanmerkungen* gelingen kann, dennoch zu Festlegungen zu gelangen. Durch Statusanmerkungen kann die Vorläufigkeit von Rahmenkonzeptaussagen festgehalten werden und Konflikte, die eventuell die Strategieentwicklung blockieren würden, kanalisiert werden. Statusanmerkungen können sich auf alle Aussagenklassen beziehen und Dimensionen, wie Prioritäten, Überprüfungs- und Abstimmungsbedarf, Zeitbezug und Konsensstand betreffen. Auf diese Weise können auch erste explorative Überlegungen, die später eventuell modifiziert oder verworfen werden, dokumentiert werden. Die Inkonsistenz der Aussagen, die sich über Statusanmerkungen zeigt, kann dazu beitragen, dass die Weiterentwicklung des Rahmenkonzeptes als ständige Aufgabe betrachtet wird.

Rahmenkonzepte sind i.d.R. sehr umfangreiche, über viele Jahre fortgeschriebene Dokumente. Da sie die zentralen Strategien und Maßnahmen für die langfristige Unternehmensentwicklung und damit häufig auch Aussagen zu den Mitwettbewerbern enthalten, sind sie nach innen gerichtete Dokumente, die durch *Vertraulichkeit* gekennzeichnet sind. Leitsätze und Abstracts können aber zu einer für die (unternehmensinterne) Öffentlichkeit kommunizierbaren Kurzfassung zusammengefasst werden. Die *Inhalte* des Rahmenkonzeptes beziehen sich meist auf Aussagen zum Selbstverständnis, zur Leistungserstellung sowie zu den Kunden und Mitarbeiterinnen. Grundsätzlich können die Themen alle relevanten und aktuellen Fragestellungen des Betriebes, wie etwa Qualität und Organisation, aufgreifen.

Im vorliegenden Beispiel eines Rahmenkonzeptes für einen Gesundheitsbetrieb wird der Orientierung an den Erwartungen und den Bedürfnissen der Patientinnen für die zukünftige Entwicklung ein so hoher Stellenwert beigemessen, dass sie in einem Thema aufgegriffen und dokumentiert wird (vgl. Abb. 3.6). Die Leitidee des Themas ist, dass die Patientinnen- bzw. Kundinnenorientierung positive Auswirkungen auf die Erhöhung der Kundinnenzufriedenheit hat. Zufriedenheit stellt sich ein, wenn die Erwartungen der Patienten im Rahmen der Dienstleistungserstellung erfüllt werden und führen zu Begeisterung, wenn sie übertroffen werden (vgl. Frodl 2010: 258ff.). Damit erhöht eine zunehmende Kundenorientierung die Wertschöpfung für den Patienten in der Leistungserstellung. Die Folge von Zufriedenheit ist die Erhöhung der Loyalität und Bindung des Kunden an den Gesundheitsbetrieb. Dies bedeutet, dass die Einrichtung bei

Bedarf wieder in Anspruch genommen und weiterempfohlen wird. Durch die Zunahme der Patiententreue erhöht sich einerseits der Handlungsspielraum des Gesundheitsbetriebes. Andererseits müssen Potenziale der Handlungsfähigkeit, z.B. im Umgang mit Beschwerden, erworben werden. Da Gesundheitsgüter personenbezogene Dienstleistungen sind, ist die Interaktion etwa zwischen Pflegenden und Patienten im gemeinsamen Prozess der Leistungserstellung von besonderer Relevanz für die Generierung von Zufriedenheitspotenzialen. Um den damit verbundenen Anforderungen, etwa im Bereich der „Emotionsarbeit" (Hochschild 1990), gerecht werden zu können, ist ein Kompetenzaufbau, z.B. durch Mitarbeiterschulungen, zu gewährleisten (vgl. Kap. 3.5.1). Grundlage für die Identifikation des Handlungsbedarfes und die Entwicklung von Maßnahmen ist die Erhebung von Daten zu den Erwartungen der Patientinnen und zum Stand der Kundenzufriedenheit. Diese möglichst kontextspezifisch zu erfassen, stellt Anforderungen an die Lernfähigkeit und Empfänglichkeit des Gesundheitsbetriebes und führt rekursiv wiederum zu einer Steigerung dieser organisatorischen Fähigkeiten.

Thema A: Patient/innenorientierung

Leitidee: Eine hohe Patient/innenorientierung ist die Voraussetzung für eine hohe Patient/innenzufriedenheit.

Abstract: Durch die Ausrichtung des betrieblichen Handelns an den Erwartungen und Bedürfnissen der Patient/innen wird deren Zufriedenheit und damit der Wert unserer Leistung gesteigert.

Prämissen: Keine genauen Daten über die Erwartungen der Patient/innen

Maximen: Die Handlungsfähigkeit des Krankenhauses und die Kompetenzen der Mitarbeiter/innen aufbauen

Handlungsbedarf:
- Erhebung zur Patient/innenzufriedenheit
- Installierung eines Beschwerdemanagements
- Schulung der Mitarbeiter/innen

Abb. 3.6:   Rahmenkonzept eines Gesundheitsbetriebes

Das *Leitbild*[14] stellt ein weiteres Rahmenplanungskonzept dar, das in Gesundheitsbetrieben derzeit bevorzugt zur Anwendung kommt. Grundsätzlich können dem Leitbild dieselben Funktionen wie dem Rahmenkonzept zugeschrieben werden. Beide unterscheiden sich insofern, als das Leitbild ein „Substrat" der Strategien ist, die im Rahmenkonzept ausführlich und nach innen gerichtet formuliert sind, und diese in eine nach außen kommunizierbare Form bringt. Die im Leitbild dokumentierten Aussagen zum Selbstverständnis und den Zielsetzungen des Betriebes stellen damit gleichsam nur „die Spitze des Eisberges" der Strategieentwicklungs- und Planungsprozesse des Unternehmens dar. Gerade Gesundheitsbetriebe besitzen häufig noch keine umfangreichen Strategiebeschreibungen in Form eines Rahmenkonzeptes. In diesem Fall übernimmt das Leitbild gleichsam die Rolle der konzeptionellen Gesamtsicht des Unternehmens. Falls im Betrieb nur ein Leitbild als Rahmenplanungskonzept existiert, müssen aus den hier niedergelegten Zielen Maßnahmen zur Umsetzung generiert werden, da sonst die formulierten Strategien nicht an die betriebliche Realität rückgebunden sind und zu plakativen Lippenbekenntnissen zu degenerieren drohen.[15]

Das Leitbild ist ebenso wie das Rahmenkonzept in Themen gegliedert, die mit einem *Kernsatz* überschrieben sind. Dieser formuliert die zentrale Maxime zu diesem Thema. Die Leitsätze können zu einem eigenen Dokument zusammengefasst werden und bilden dann das *Kernleitbild*. Im Rahmen des *erweiterten Leitbildes* werden zusätzliche erläuternde und präzisierende Aussagen getroffen. Diese können durch die Aufnahme der Prämissen zu einem *kommentierten Leitbild* erweitert werden. Das gesamte Leitbild kann durch eine *Präambel* und ein *Schlusswort* abgerundet werden. In der Präambel kann zum Beispiel auf die Intention, die mit dem Dokument verbunden wird, eingegangen werden. Im Schlusswort können Fragen der institutionellen Verankerung, der Weiterentwicklung und Maßnahmen zum Handlungsbedarf thematisiert werden. Im Rahmen der Öffentlichkeitsarbeit findet vor allem das Kernleitbild Verwendung. Um Prozesse der Strategieentwicklung und -umsetzung zu initiieren, erscheinen die umfangreicheren Dokumente des erweiterten und kommentierten Leitbildes sinnvoll. Die vorgestellten Formate stellen gleichsam Prototypen dar, die im Rahmen der strategischen Planungsprozesse an die situativen Erfordernisse des jeweiligen Gesundheitsbetriebes angepasst werden müssen.

---

[14] Vgl. Kirsch (2001: 240ff.), Kirsch et al. (2009: 186f.), Sander, Bauer (2006: 134ff.), Stöger (2010: 41ff.) und Vahs, Weiand (2010: 114ff.).

[15] Vgl. hierzu auch Lüthy, Buchmann (2009: 68ff.), die in der Formulierung von „Ethical Conduct Guidelines", die verbindliche, ethische Richtlinien im internen Umgang miteinander und gegenüber Kunden festschreiben, eine Weiterentwicklung des Leitbildes sehen.

3.3.2 Ablauf des Rahmenplanungsprozesses

Instrumente der strategischen Rahmenplanung, wie Rahmenkonzept und Leitbild, dokumentieren inhaltliche Maximen zu den zentralen Entwicklungsthemen des Gesundheitsbetriebes. Außenstehenden erscheinen die Aussagen, wie sie etwa im Leitbild niedergelegt sind, häufig als sehr allgemein und geradezu trivial. Die Formulierung der Inhalte stellt den Endpunkt eines umfassenden und aufwändigen Entwicklungsprozesses dar. Ihre richtungsweisende und identitätsstiftende Wirkung entfalten die inhaltlichen Aussagen i.d.R. erst, wenn man die Entwicklungsprozesse in die Betrachtung mit einbezieht.[16]

Grundsätzlich ist davon auszugehen, dass im betrieblichen Alltag ständig Basisprozesse stattfinden, die der Ausbildung und Reproduktion von Prinzipien und Leitlinien des unternehmerischen Handelns dienen. Die Auseinandersetzung mit Rahmenplanungskonzepten führt dazu, dass Reflexionsprozesse über Erfolgspotenziale bzw. die zukünftige Richtung der Organisation initiiert und in Gang gehalten werden. Im Zuge der Entfaltung der Basisprozesse werden die vorgängig formierten Handlungsorientierungen rekonstruiert und einer Reflexion und Weiterentwicklung unterzogen. Von der Art und Weise der Ausgestaltung des Rahmenplanungs*prozesses* hängt es im Wesentlichen ab, welche Kontexte und Inhalte in den Prozess mit einfließen und wie mit diesen umgegangen wird. Aufgrund der Komplexität des inner- und außerorganisatorischen Umfeldes von Gesundheitsbetrieben kann man davon ausgehen, dass eine Vielzahl von Betroffenen existiert und damit eine große Anzahl von unterschiedlichen Kontexten relevant ist. Verfolgt man den Anspruch, diese Kontexte und die dahinterstehenden Interessenlagen und Bedürfnisse möglichst authentisch zu berücksichtigen, so sind die potenziellen Betroffenen und Stakeholder als Beteiligte in den Prozess mit einzubeziehen (vgl. Reinspach 1994: 243ff.).

Betrachtet man beispielhaft den Ablauf eines Konzepterstellungsprozesses in einem Gesundheitsbetrieb (vgl. Abb. 3.7), so können unterschiedliche Personengruppen, wie Leitungsgremien, Arbeitsgruppen, die Mitarbeiterbasis, externe Stakeholder und die Öffentlichkeit, in den Prozess miteinbezogen werden. Der Erstellungsprozess zeichnet sich dadurch aus, dass er sowohl *Bottom up*-Elemente als auch *Top down*-Elemente in sich vereinigt. Die einzelnen Personengruppen übernehmen im Rahmen des Prozesses unterschiedliche Rollen. So fällt den obersten Leitungsgremien, wie Aufsichtsrat, Geschäftsführung und Vorstand, die Aufgabe der *Verifizierung* zu. Gerade in der Phase der Initiierung, bei wichtigen Zwischenschritten und bei der Verabschiedung der Dokumente werden diesen Gremien die Ergebnisse des Prozesses zur Überprüfung und Abstimmung vorgestellt. Top down-Prozesse dominieren also in der Initiierungs- und Verifizierungsphase, Bottom up-Prozesse eignen sich dagegen insbesondere für die *Generierungsphase* der Konzepterstellung. Dadurch, dass die Generierung von Aussa-

---

[16] Zur Implementierung von Leitbildern vgl. z.B. Sander, Bauer (2006: 136ff.) und Vahs, Weiand: 2010: 115ff.).

gen auf eine möglichst breite Beteiligtenbasis gestellt wird, erhöhen sich die Chancen, dass nicht nur bekannte, sondern auch relevante neue Inhalte und Ideen in den Formulierungsprozess mit einfließen und so Entwicklungsimpulse zu setzen vermögen.

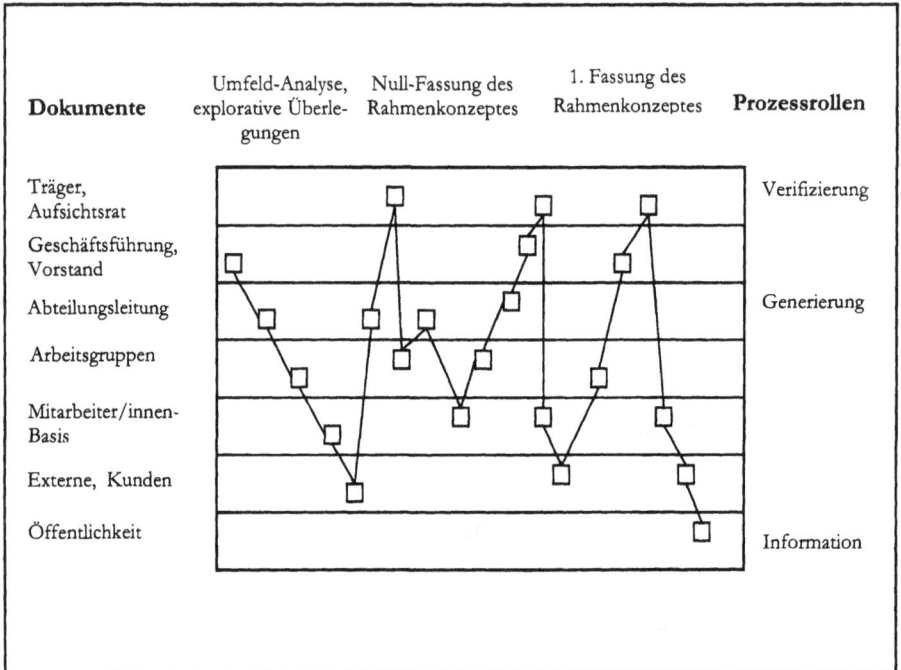

Dokumente	Umfeld-Analyse, explorative Überlegungen	Null-Fassung des Rahmenkonzeptes	1. Fassung des Rahmenkonzeptes	Prozessrollen
Träger, Aufsichtsrat				Verifizierung
Geschäftsführung, Vorstand				
Abteilungsleitung				Generierung
Arbeitsgruppen				
Mitarbeiter/innen-Basis				
Externe, Kunden				
Öffentlichkeit				Information

Abb. 3.7: Prozessablauf bei der Erstellung eines Rahmenkonzeptes

Die Beteiligung der Mitarbeiterinnen in der Generierungsphase sollte auf möglichst breiter Basis erfolgen. Die Einbeziehung kann zunächst durch die Erhebung von Daten und Meinungen des Personals zu relevanten Inhalten erfolgen. Für eine interne Datenerhebung eignen sich quantitative Befragungsmethoden und qualitative Erhebungen durch Interviews und Gespräche mit Repräsentanten der Mitarbeiter. Eine weitere Möglichkeit besteht darin, die Mitarbeiterinnen durch die direkte Einbindung in Arbeitsgruppen an den Entwicklungsprozessen zu beteiligen. Die Zusammensetzung sollte auch hier so erfolgen, dass eine möglichst große Zahl der potenziellen Kontexte vertreten ist.

Die *Open Space*-Technologie, die im Rahmen der Organisationsentwicklung entstand, stellt eine weitere Option dar, die Mitarbeiterinnen großzahlig unmittelbar in die Generierungsprozesse einzubinden. Open Space bedeutet, dass der Betrieb einen offenen Rahmen zur Verfügung stellt, in dem die Mitarbeiterinnen selbstorganisierend Themen auswählen, diese in Foren bearbeiten und dem Plenum, das mehrere hundert Teilnehmer umfassen kann, ihre Ergebnisse und Vorschläge, wie diese weiterhin zu behandeln sind, vortragen. Zunächst stellen die Mitarbeiterinnen auf einem „Marktplatz" die Themen vor, die sie bearbeiten möchten, und versuchen möglichst viele Interessenten dafür zu gewinnen. Nach dem Prinzip „Jeder, der kommt, ist der Richtige" kann jede Mitarbeiterin unabhängig von der Position an jeder Themenbearbeitung teilnehmen. Das Prinzip „Was immer passiert, ist das Einzige, was passieren konnte" wird die generelle Lernbereitschaft der Teilnehmenden eingefordert. Nach dem Gesetz der Mobilität können die Teilnehmerinnen jederzeit zwischen den einzelnen Foren wechseln. Eine Open Space-Veranstaltung kann ein bis drei Tage dauern und endet mit der Sicherung der Ergebnisse, die in den weiteren Generierungsprozess einmünden. Durch ihre offene Konstruktion ermöglicht sie Selbstorganisation auf der Inhalts-, Arbeitsgruppen- und Prozessebene und eignet sich besonders für Auftaktveranstaltungen von Entwicklungsprozessen (vgl. Gutenschwager et al. 2000: 192ff., Vahs, Weiand: 2010: 280ff.).

Die Berücksichtigung der Kontexte externer Betroffener kann zunächst indirekt durch eine Umwelt- und Branchenanalyse erfolgen. Darüber hinaus können relevante Stakeholder, wie Kooperationspartner, Zulieferer, Einweiser, Angehörige, die Patienten und Meinungsbildner in der Öffentlichkeit durch Befragungen und Interviews einbezogen werden. Ausgangspunkt der Überlegung ist hier, dass man die Richtung des Aktionsfeldes nur sinnvoll bestimmen und die Unterstützung der Betroffenen gewinnen kann, wenn man ihre Kontexte möglichst authentisch erfasst. Aus diesem Grunde sollte sich die Berücksichtigung der Kontexte nicht nur auf die Form der „negativen Koordination" beschränken, sondern es sollten nach Möglichkeit eine Vielzahl von Betroffenen zu Beteiligten gemacht und in betriebsinterne und -übergreifende Arbeitsgruppen einbezogen werden. Die Intention ist es zum einen, das spezifische Know-how der Beteiligten für den Erstellungsprozess fruchtbar zu machen und zum anderen sollen diejenigen, die von der Entwicklung betroffen sind, frühzeitig für die Problematik sensibilisiert und ihre Unterstützung gewonnen werden.

Im Rahmen der Erstellungsprozesse lassen sich die Verifizierungs- und Generierungsfunktionen nicht immer eindeutig trennen. So werden die Arbeitsgruppen nicht nur Vorschläge generieren, sondern die damit verbundenen Maßnahmen auf ihre Durchführbarkeit hin überprüfen, so dass den Entscheidungsgremien bereits vorselektierte Präsentationen vorgelegt werden. Umgekehrt zeigen die Erfahrungen aus Beratungsprozessen, dass sich die Führungskräfte nicht auf die Funktion der Verifizierung beschränken, sondern häufig Anregungen und Vorschläge für weitere Generierungsprozesse einbringen. Im Rahmen des Gesamtprozesses gilt es auch zu entscheiden, wann und in welcher Form die Öffentlichkeit, etwa durch eine Mitteilung in den Medien, über geplante Entwicklungen des Betriebes *informiert* werden soll.

Durch die Einbeziehung möglichst vieler Beteiligter und die Berücksichtigung einer Vielzahl von Kontexten gestalten sich Rahmenplanungsprozesse, insbesondere wenn das Unternehmen gleichsam bei Null beginnen muss, als sehr aufwändig und komplex. Diese Komplexität ist aber erforderlich, wenn man die

Multidimensionalität der Problemlagen und Themenstellungen nicht verkürzen, sondern entsprechend den internen und externen Entwicklungsanforderungen abbilden will. Der Entwicklungsprozess ist auch nicht beendet, wenn nach diversen vorläufigen Fassungen ein erstes Rahmenkonzept oder Leitbild verabschiedet wird. Um die Umfeldveränderungen adäquat berücksichtigen zu können, ist eine ständige Überprüfung und Pflege der Rahmenplanungsdokumente erforderlich. Durch die Rahmenplanungsprozesse sollen ja gerade Arenen geschaffen werden, die sich fortwährend mit Fragestellungen der Entwicklung der Organisation und ihrer Erfolgspotenziale auseinandersetzen. Die Thematisierung der Identität und Grundhaltungen fördert den Aufbau reflexiver Strukturen, wie sie im Rahmen einer systemischen Steuerung erforderlich sind. Dadurch, dass einzelne Themen immer wieder vor dem Hintergrund der Erfolgpotenziale diskutiert werden, erhöht sich die Chance, dass sich die jeweiligen Sichtweisen angleichen und mit neuen Ideen aus divergierenden Kontexten angereichert werden, die sich im Hinblick auf die Entwicklungsfähigkeit des Betriebes als fruchtbar erweisen können.

Zusammenfassend kann festgehalten werden, dass die Auseinandersetzung mit Rahmenplanungskonzepten zu einer Professionalisierung der Managementpraxis im Umgang mit Fragen der Entwicklung von Gesundheitsbetrieben beitragen kann. Die Konzepte, die im Rahmen der wissenschaftlichen Beratungspraxis entwickelt wurden, betonen die Bedeutung der Prozesskomponente bei der Strategieentwicklung und unterstützen ein prozedurales Führungshandeln durch Kontextsteuerung. Die Konzepte sind so angelegt, dass sie einen Rahmen abstecken, der eine systematische und instrumentenbasierte Reflexion der Prinzipien des betrieblichen Handelns erlaubt. Auch für Gesundheitsbetriebe wird im Zuge einer systematischen Auseinandersetzung um langfristige strategische Zielsetzungen der Rückgriff auf externe Beratungsleistungen zur Unterstützung der Prozesse häufig nicht vermeidbar sein. Dies verändert sich aber, je mehr sich Managementsysteme im Unternehmen etablieren, die die Entwicklungsprozesse durch Methoden und Instrumente unterstützen und vorantreiben können. Damit die in den Rahmenplanungsprozessen erarbeiteten Strategien auch handlungsleitend im Unternehmen werden, ist die Auseinandersetzung mit Fragen der strategischen Steuerung und des Controllings erforderlich.

3.4 Instrumente der Umsetzung und Kontrolle

Unternehmenspolitische Prozesse der Rahmenplanung dienen dazu, Strategien für die langfristige Entwicklung des Gesundheitsbetriebes zu generieren. Instrumente, die die Formulierung einer konzeptionellen Gesamtsicht zur Steuerung der Entwicklung unterstützen, stellen das Rahmenkonzept und das Leitbild dar. Mit Hilfe dieser Dokumente werden die bestehenden formierten Strategien rekonstruiert und die Soll-Vorstellungen für die zukünftige strategische Ausrichtung des Betriebes festgelegt. Die formulierten Zielsetzungen beziehen sich auf den Aufbau von Erfolgspotenzialen und zeichnen sich durch eine eher qualitative Beschreibung und bereichsübergreifende Perspektive der Inhalte aus. Die Umsetzung des strategisch Gewollten und damit die Überführung der Erfolgspotenziale in Erfolgsgrößen der einzelnen betrieblichen Funktionen und Bereiche fällt der strategischen Steuerung zu. Aufgabe der strategischen Steuerung ist die Umsetzung und Kontrolle der in der strategischen Rahmenplanung formulierten Zielsetzungen in das operative Tagesgeschehen. Der Strategienfächer (3.4.1) und die Balanced Scorecard (3.4.2) stellen zwei Konzepte dar, die das Management bei der Aufgabe der strategischen Steuerung unterstützen.

3.4.1 Der Strategienfächer

Aufgabe von Rahmenplanungskonzepten ist es, Prozesse zu initiieren, die eine Auseinandersetzung mit der zukünftigen langfristigen Entwicklung des Unternehmens fördern. Vor dem Hintergrund der Analyse der Stärken und Schwächen des Gesundheitsbetriebes werden Zielsetzungen formuliert, die es dem Management erlauben, die Risiken und Chancen der Umweltanforderungen zu bewältigen und zu nutzen.

Unternehmensstrategien

Mit der Lücken- oder Gap-Analyse[17] werden die gegenwärtigen Aktivitäten der gewünschten Entwicklung gegenübergestellt und die Lücke bestimmt, die zwischen der Status-quo-Projektion und der Soll-Projektion, wie sie in der unternehmenspolitischen Zielformulierung zum Ausdruck kommt, besteht (vgl. Abb. 3.8). Die Status-quo-Projektion beschreibt den Grad der Zielerreichung der Erfolgsgröße, wenn die bestehenden Basisaktivitäten fortgeschrieben werden. Die Projektion des potenziellen Basisgeschäftes berücksichtigt Maßnahmen der Kostensenkung oder Mitarbeitermotivation, die eine bessere Erreichung der gewählten Erfolgsgröße und damit die Schließung einer operativen Lücke erlauben. So kann etwa eine Erhöhung der Patientinnenzufriedenheit dadurch erreicht werden, dass sich die Mitarbeiterinnen um mehr Freundlichkeit bemühen. Eine wesentliche Steigerung der Erfolgsgröße kann aber nur erzielt werden, wenn zusätzliche Maßnahmen zur Schließung der strategischen Lücke generiert werden. Als strategische Lücke wird die Differenz zwischen dem potenziellen Basisgeschäft und der Zielprojektion der Erfolgsgröße bezeichnet. Diese muss mittels strategischer Projekte und Maßnahmen geschlossen werden. Berücksichtigt man im Rahmen der Analyse der strategischen Lücke diejenigen Projekte, die bereits geplant oder in Umsetzung sind, ergibt sich als Planwert eine gedeckte Lücke. So sind eventuell bereits Projekte zur Mitarbeiterschulung und zur Einrichtung eines Beschwerdemanagements initiiert. Für die verbleibende ungedeckte Lücke müssen aber noch zusätzliche strategische Programme, etwa bezüglich des Verhaltens der Zuweiser, entwickelt werden, wenn der im Rahmenkonzept formulierte Zielwert erreicht werden soll.

---

[17] Vgl. Kirsch (1997a: 353f., 2001: 181ff.), Kirsch et al. (2009: 76) und Bea, Haas (2009: 178f.).

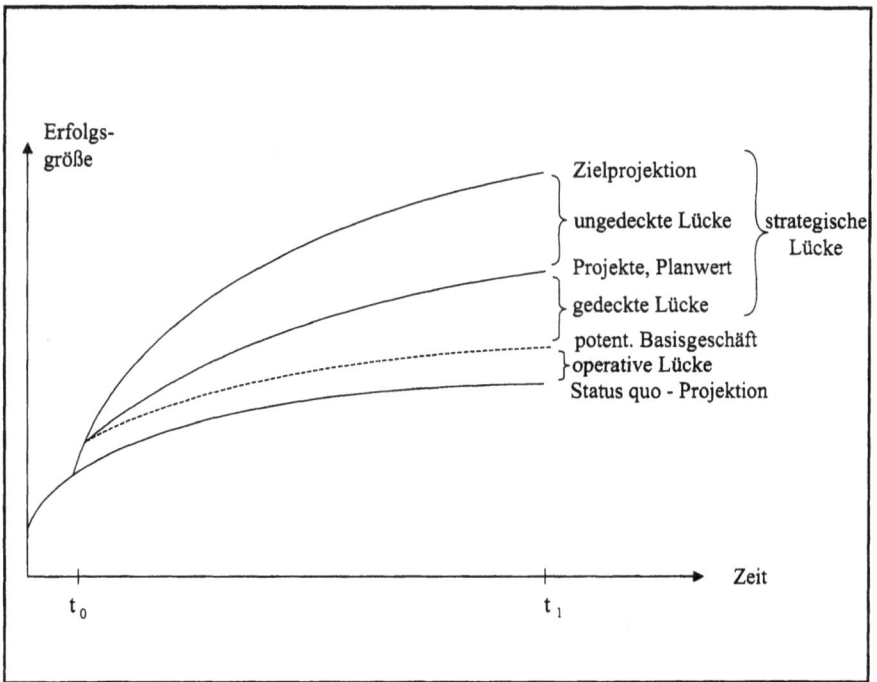

Abb. 3.8:   Die Lückenanalyse

Die Differenzierung in operative und strategische Lücken verdeutlicht die eingeschränkte Wirksamkeit rein reaktiver fortschreibender Maßnahmen. Um die Entwicklung des Betriebes voranzutreiben, bedarf es – vor dem Hintergrund der jeweiligen strategischen Grundhaltung – der Formulierung strategischer Zielsetzungen im Rahmenkonzept zur Schließung der strategischen Lücke.

Nach Bea und Haas (2009: 179ff.) stehen einem Unternehmen als grundsätzliche Wahlmöglichkeiten Wachstums-, Stabilisierungs- und Desinvestitionsstrategien zu Verfügung. *Stabilisierungsstrategien* zeugen von einer defensiven Grundhaltung und stellen darauf ab, die bisherige Position im Markt zu halten. *Desinvestitionsstrategien* bewerten die jeweiligen Geschäftseinheiten eines Unternehmens getrennt. Anlässe für Desinvestitionen können mangelnde Rendite, Abbau von Kapazitäten, das Angebot eines Käufers, die Konzentration auf das Kerngeschäft und die Verbesserung der Liquidität sein. Im Rahmen des *Management Buy-out* übernimmt das Management den Betriebsteil. Beim *Spin-off* wird der Bereich aus dem Unternehmen herausgenommen und unter Beteiligung des ursprünglichen Eigentümers rechtlich verselbständigt. Durch die Beteiligung von Externen fließt dem Spin-off zusätzliches Kapital zu. Meist hat der Geschäftsbereich nicht unmittelbar mit dem Kerngeschäft des Unternehmens zu tun und kann nun unabhängig vom Mutterunternehmen die eigenen Kernkompetenzen und die Marktaufgabe entwickeln. Auch Gesundheitsbetriebe wählen - etwa im Rahmen von Outsourcingprozessen - dieses Vorgehen. Beim *Sell-off* wird das Unternehmen veräußert und im Falle der *Liquidation* die betriebliche Tätigkeit eingestellt.

Meist verfolgen Unternehmen vor dem Hintergrund einer expansiven Grundhaltung *Wachstumsstrategien*. Diese beziehen sich auf eine Ausweitung des Produkt-Markt-Bereiches. Lokale Strategien sind regional gebunden, nationale landesweit ausgerichtet. Internationale Strategien operieren grenzüberschreitend, während globale Strategien den Markt weltweit definieren. Im Rahmen der *Autonomiestrategie* versucht der Betrieb aus eigener Kraft zu wachsen. Das Wachstum kann aber auch durch die Nutzung gemeinsamer Ressourcen durch *Kooperationen* erfolgen. Im Falle der *Integrationsstrategien* durch *Fusionen*[18] oder *Akquisition* verliert zumindest ein beteiligtes Unternehmen seine rechtliche Selbständigkeit. Auch hier werden die Vorteile durch die Erzeugung von Synergien durch Kosteneinsparungen und bessere Ressourcennutzung gesehen.

Nach Porter (1999a: 37ff., 1999b) kann ein Unternehmen grundsätzlich drei *generische Wettbewerbsstrategien* verfolgen.[19] Zunächst entscheidet das Unternehmen, ob es seinen Markt branchenweit abgrenzt oder seinen Tätigkeitsschwerpunkt in einer marktlichen Nische wählt. Im so abgegrenzten Markt kann der Betrieb nun entweder eine Kostenführerstrategie oder eine Differenzierungsstrategie wählen. Die *Kostenführerstrategie* zielt darauf ab, Wettbewerbsvorteile über den Preis zu erlangen. Die Realisation dieser Strategie setzt die Nutzung von Kostendegression durch eine Steigerung der Produktionsmenge und ein strenges Kostenmanagement über die gesamte Wertkette voraus. Mit der *Differenzierungsstrategie* versucht das Unternehmen sich von den Wettbewerbern dadurch abzuheben, dass seine Leistungen eine einzigartige Anbietereigenschaft aufweisen. Diese „Unique Selling Proposition" (USP) wird dadurch erreicht, dass sich die Leistungen in Qualität und Service deutlich von den Konkurrenzprodukten unterscheiden. Die Unternehmenskultur und die Wertkette werden nach dieser Zielsetzung ausgerichtet. Grundsätzlich muss natürlich auch beim Kostenführer das Preis-Leistungs-Verhältnis stimmen. Auch der preisbewusste Kunde erwartet eine angemessene Qualität. Dieses gilt auch für den Kunden des Differenzierers. Er ist zwar bereit, den Differenzierungsnutzen über einen höheren Preis zu honorieren, dieser muss aber ebenfalls angemessen sein.

Problematisch erweist sich eine Strategie des „Stuck in the Middle". Dies bedeutet, dass das Unternehmen vom Kunden nicht eindeutig als Kostenführer oder als Differenzierer zu identifizieren ist, da es strategisch gleichsam „zwischen den Stühlen" sitzt. Nur wenn die einzelnen Geschäftsbereiche in der Wahrnehmung der Kundin klar abgegrenzt sind, wird sie einem Unternehmen mit dem Image der Preisgünstigkeit auch die Kompetenz zur Erstellung einer einzigartigen Leis-

---

[18] Die Fusion rechtlich selbständiger Unternehmen kann durch die Aufnahme einer Gesellschaft in eine andere oder Neubildung mittels Auflösung der bestehenden Unternehmen erfolgen (vgl. Schenk Hrsg. 1998: 269).

[19] Vgl. hierzu auch Bea und Haas (2009: 182), die die generischen Strategien allerdings auf der Geschäftsbereichsebene ansiedeln.

tung zuerkennen.[20] Die Kostenführer- und Differenzierungsstrategie können nun im Sinne einer *Nischenstrategie* in einem spezifischen Marktsegment verfolgt werden. Auch im Bereich der Gesundheitsbetriebe zeichnen sich Entwicklungen ab, die betrieblichen Handlungen stärker an den generischen Strategien auszurichten. Gerade Anbieter im Altenhilfebereich oder im Krankenhaussektor, die sich auf ein marktliches Segment konzentrieren, verstehen sich eher als Differenzierer, die eine besondere Leistung zu einem etwas höheren Preis anbieten. Ebenso geht das Konzept der Einkaufsmodelle davon aus, dass sich etwa Krankenhäuser auf bestimmte Indikationen spezialisieren und durch Mengenausweitung bzw. Effekte der Erfahrungskurve[21] Kostendegressionen bei angemessener Qualität erzielt werden können.

Die im Rahmenkonzept dokumentierten Unternehmenszielsetzungen, die vor dem Hintergrund der jeweiligen strategischen Grundhaltung generiert werden, werden über den Strategienfächer über alle Unternehmensebenen bis hinein in die einzelnen Bereiche und Prozesse umgesetzt (vgl. Kirsch 1997a: 363).

Ebenen des Strategienfächers

Der Strategienfächer dient als Managementinstrument der strategischen Steuerung (vgl. Kirsch 2001: 187ff., Kirsch et al. 2009: 59f.). Ausgangspunkt bilden die Ziel- und Strategieformulierungen im *Rahmenkonzept* auf Unternehmensebene (vgl. Abb. 3.9). Im Rahmenkonzept wird vor dem Hintergrund der Organisations- und Umweltanalyse der Handlungsbedarf im Hinblick auf die Entwicklung der Erfolgspotenziale festgelegt. Zur Umsetzung der unternehmenspolitischen Zielsetzung (z.B. Erhalt oder Ausbau der Marktposition) werden *strategische Programme* bereichsübergreifend formuliert. Sie enthalten die Zielsetzungen und Strategien für das Aktivitätsfeld. Ziele werden weiter in Unterziele aufgeteilt und erste Maßnahmen zur Umsetzung festgelegt. Die Programme können sich dabei auf alle inhaltlichen Bereiche des Unternehmens beziehen. So kann z.B. eine unternehmerische Zielsetzung die Erhöhung der Kundinnenzufriedenheit sein, da man sich davon die Sicherung der eigenen Marktposition erwartet. Um die Zielsetzung umzusetzen, wird zunächst ein *Schwerpunktprogramm* formuliert, das erste Ziele und Maßnahmen unternehmensübergreifend festlegt. So werden etwa Projekte zur Erhebung der Patientinnen- und Zuweiserzufriedenheit initiiert und

---

[20] Dieser Aspekt ist auch bei Fusionen zu berücksichtigen. So haben sich etwa im Rahmen der Fusion von AOL und Time Warner ein klassischer Kostenführer und ein Differenzierer in der Medienbranche zusammengeschlossen (vgl. Sjurts 2000: 128ff.).

[21] Das Konzept der Erfahrungskurve wurde von der Boston Consulting Group (BCG) entwickelt und geht davon aus, dass eine Verdoppelung der Ausbringungsmenge eines Produktes eine Senkung von ca. 20 bis 30% der Stückkosten ergibt. Dieser Sachverhalt ist auf Lerneffekte durch Wiederholung von Tätigkeiten, die Standardisierung der Produkte, eine Erhöhung der Produktivität durch Verbesserung der Produktionsabläufe und die Ausweitung der Produktionsmenge zurückzuführen (vgl. Kreikebaum 1997: 98ff., Bea, Haas 2009: 142 und die dort angegebene Literatur).

die Etablierung eines zentralen Beschwerdemanagements beschlossen. Die Maßnahmen des Schwerpunktprogramms gelten dann gleichsam als Pilotprojekt, das in der Folge über die einzelnen Ebenen des Unternehmens weitergetragen wird und schließlich etwa in ein dezentrales Beschwerdemanagement auf Stationsebene einmündet. Um die Unternehmensressourcen nicht zu sehr zu zersplittern, wird man sich zunächst bezüglich dieses Themas auf ein Schwerpunktprogramm konzentrieren. Weitere Projekte und Maßnahmen, wie etwa die Überprüfung der Abläufe und Personalschulungen zur Kundenzufriedenheit, können folgen, je nach Ergebnis der Erhebungen.

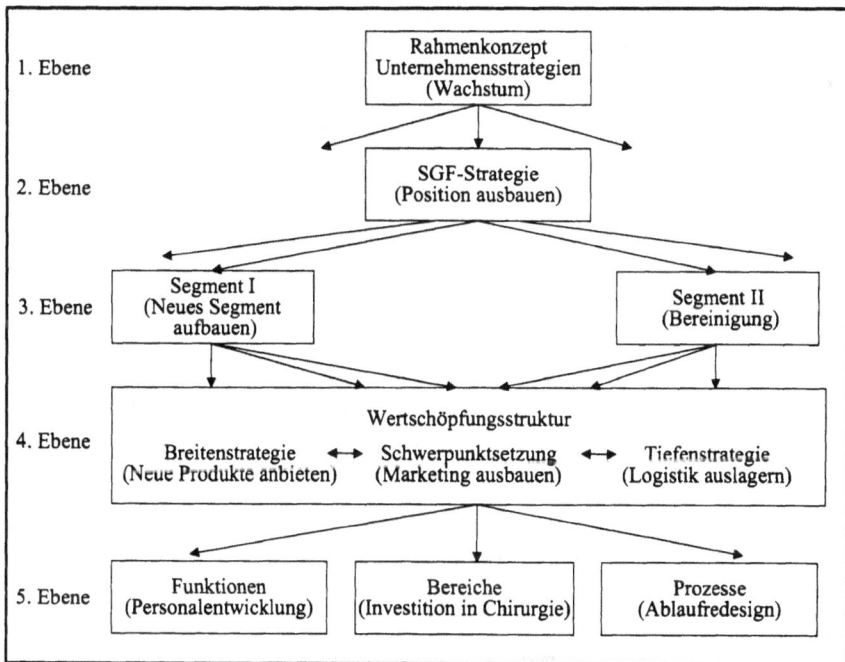

Abb. 3.9: Der Strategienfächer

Strategische Programme im Produkt-Markt-Bereich beziehen sich auf der zweiten Ebene des Strategienfächers auf *strategische Geschäftsfelder*. Die Abgrenzung der Betätigungsfelder erfolgt, wie in Kap. 3.2 aufgezeigt wurde, zunächst über die *Produkt-Markt-Matrix*. Diese stellt die einzelnen Leistungen den jeweiligen Zielgruppen bzw. Abnehmern gegenüber und fasst sie je nach Gemeinsamkeiten zu strategischen Geschäftsfeldern zusammen. Diese zeichnen sich durch eine eigenständige Marktaufgabe aus und können mit einer auf das Feld zugeschnittenen Strategie bearbeitet werden. Im Bereich der Krankenhäuser werden die Fachbereiche häufig als eigenständige Geschäftsfelder abgegrenzt.[22] Denkbar ist hier

---

[22] Vgl. etwa Morra (1996: 220ff.), v. Reibnitz (1996: 547) sowie Bea, Haas (2009: 150ff.).

aber auch, dass sich interdisziplinäre Zentren, die bestimmte Indikationen bereichsübergreifend bearbeiten, als Geschäftsfelder konstituieren, zumal die Betätigungsfelder meist nicht mit den gewachsenen Organisationsstrukturen übereinstimmen. Aber auch der gesamte Service-Bereich kann als Geschäftsfeld mit eigener Marktaufgabe konstruiert werden. Im Bereich der Krankenkassen ist eine Einteilung in Pflicht- und Freiwillig-Versicherte vorstellbar oder eine inhaltliche Abgrenzung etwa nach Prävention oder Teilnahme am Case Management. Um vor dem Hintergrund der übergeordneten Unternehmenszielsetzung zu einer Geschäftsfeldstrategie zu gelangen, eignet sich die Portfolio-Analyse als Unterstützungsinstrument.

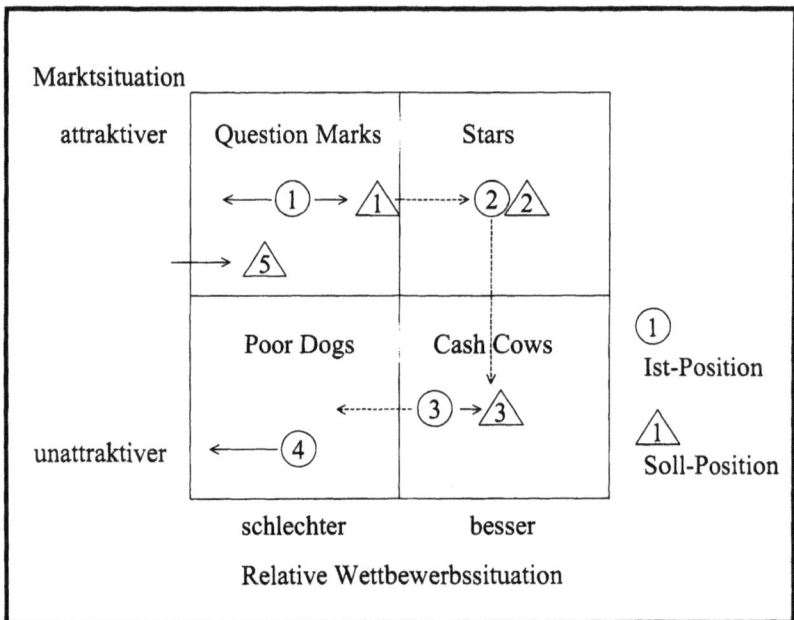

Abb. 3.10:   Die Portfolio-Matrix (nach BCG)

Die *Portfolio-Analyse*, wie sie von der Boston Consulting Group (BCG) entwickelt wurde, verbindet die Organisations- und Marktperspektive zu einer integrierten Betrachtung.[23] Die Marktperspektive wird dabei über Größen, wie Marktattraktivität, und die Organisationsseite über die relative Wettbewerbsposition, z.B. in Form des Marktanteils erfasst. Je nach Beurteilung der beiden Dimensionen werden die Geschäftsfelder in der Matrix positioniert und entsprechende Normstrategien abgeleitet (vgl. Abb. 3.10).

---

[23] Vgl. zu Portfolios von NPOs Sander, Bauer (2006: 119ff.) und zu einem Überblick über unterschiedliche Varianten von Portfolios Bea, Haas (2009: 146ff., 157ff.)

Zur Beurteilung der Marktattraktivität können Kriterien, wie sie in der Umwelt-, Branchen- und Marktanalyse vorgestellt wurden, herangezogen werden. Mögliche Analyseaspekte sind hier politische und rechtliche Einflüsse, die Situation der Mitwettbewerber, die Marktgröße und das Marktwachstum, die Technologiesituation, die Preisentwicklung sowie die Entwicklungen bei den Zulieferern und bei den Kundinnen. Die Kriterien werden im Hinblick auf ihre Attraktivität beurteilt und nach ihrer Bedeutung eingeordnet und zu einer Gesamtbeurteilung des Marktes zusammengefasst. Die Stärke des Unternehmens kann mit Hilfe der Kategorien der Organisationsanalyse untersucht werden. Mögliche Kriterien können hier die Größe, der Marktanteil, die Kostenstruktur, die Ressourcenausstattung bezüglich Finanzen und Personal, das fachliche Know-how, das Image und die Patientenbindung, geografische Faktoren oder die Flexibilität und Innovationsbereitschaft sein. Auch hier werden die einzelnen Aspekte bewertet und gewichtet zu einem Gesamturteil zusammengefasst.

Da es bei der Analyse der Unternehmensstärke immer um eine Bewertung relativ zu den Mitwettbewerbern geht, ist es sinnvoll, das Verhalten der Mitwettbewerber, die in der gleichen *strategischen Gruppe* agieren, mitzubetrachten (Porter 1999a,b). Eine strategische Gruppe fasst diejenigen Wettbewerber zusammen, die annähernd die gleichen Strategien etwa bezüglich des Leistungsspektrums oder der regionalen Ausdehnung verfolgen bzw. über den Preis oder die Qualität operieren. So können z.B. in der Gesundheitsbranche reine Grundversorger von fachlichen Spezialisten unterschieden werden (vgl. Morra 1996: 214ff.). Grundsätzlich gilt, dass zwischen den einzelnen strategischen Gruppen relativ hohe Wechselbarrieren etwa durch Anlageinvestitionen oder spezifisches Know-how bestehen. Die Betrachtung des erfolgreichsten Mitwettbewerbers in der Gruppe oder des Unternehmens, das nach anderen Spielregeln spielt, kann hier ein hohes Lernpotenzial freisetzen.

Entsprechend der Beurteilung der Marktattraktivität und der eigenen Marktstärke können nun die einzelnen Betätigungsfelder in der Portfolio-Matrix eingeordnet werden. Die jeweilige Positionierung gibt Hinweise auf die naheliegende *Normstrategie.* Da das Unternehmen i.d.R. die Marktseite nicht beeinflussen kann, können nur Strategien zur Gestaltung der Unternehmenssituation herangezogen werden. Dies bedeutet, dass in der Matrix nur intendierte waagrechte Bewegungen möglich sind. Die Bewegungen in senkrechter Linie werden vom jeweiligen Marktwachstum bestimmt. Je stärker das Marktwachstum und der Marktanteil ausfallen, umso höher sind zunächst die zu tätigenden Investitionen, allerdings auch die zu erwartenden finanziellen Rückflüsse. Die Portfolio-Matrix gibt damit Auskunft über die Verwendung und Entstehung des Cash Flows.[24] Vor dem Hintergrund dieses Sachverhaltes sollte ein Unternehmen immer auf ein ausgewogenes Portfolio-Management achten.

---

[24] Vgl. zur Ermittlung des Cash Flows Hinterhuber (1997: 75f.) sowie Bea, Haas (2009: 79f.).

Im Falle des Geschäftsfeldes 1 ist der Markt zwar sehr attraktiv, um das *Nachwuchsprodukt* (Question Mark) aber zu einem Starprodukt zu entwickeln, sind erhebliche Investitionen zu tätigen. Will man diese nicht leisten, so ist dieses Geschäftsfeld aufzugeben. Die *Starprodukte* des zweiten Geschäftsfeldes befinden sich in einem sehr attraktiven Marktsegment, und das Unternehmen hat einen hohen Marktanteil; um diesen zu halten, müssen hier weitere Finanzmittel zufließen. Wenn sich das Marktwachstum in diesem Geschäftsfeld verringert, entwickeln sich die Stars automatisch zu den „Melkkühen" (Cash Cows) des 3. Geschäftsfeldes, die das Unternehmen über finanzielle Rückflüsse (Cash Flow) mit den Mitteln versorgen, die zur Entwicklung von Nachfolgeprodukten und für den Aufbau von Stars erforderlich sind. Wenn die Rückflüsse aus den *Cash-Produkten* abgeschöpft sind, entwickeln sich diese am Ende ihres Produkt-Lebenszykluses[25] zu *Auslaufprodukten*, die wie im Beispiel des 4. Geschäftsfeldes allmählich aus dem Leistungsprogramm genommen werden. Auch im Bereich der Gesundheitsversorgung gibt es Leistungen und Technologien, die überholt sind und den Behandlungsstandards nicht mehr entsprechen. Grundsätzlich ist aber auch bei diesen „Armen Hunden" (Poor Dogs) zu überprüfen, ob sie nicht mit anderen Leistungen oder dem Image des Betriebes so eng verbunden sind, dass sie im Programm gehalten werden müssen, wenn die Potenziale der anderen Produkte oder Geschäftsfelder nicht geschmälert werden sollen. Geschäftsfeld 5 verweist schließlich darauf, dass in attraktiven Märkten auch neue Geschäftsfelder gesucht werden,[26] insbesondere wenn die Unternehmensstrategie auf den Erhalt bzw. Ausbau der Marktposition gerichtet ist.

Grundsätzlich gilt für das Instrument der Portfolio-Matrix, dass es einen Rahmen vorgibt, der die Auseinandersetzung mit Fragen der Unternehmensentwicklung fördert. Auch hier geht es darum, sich über die divergierenden Einschätzungen der Marktattraktivität und Positionierung der Geschäftsfelder diskursiv zu verständigen, um zu strategischen Aussagen zu gelangen. Die Normstrategien geben hier Orientierung. Die Entscheidung über die jeweilige Strategie muss aber immer organisationsspezifisch erfolgen. So wird ein Unternehmen mit der strategischen Grundhaltung eines Innovators oder Prospektors ständig auf der Suche nach neuen Geschäftsfeldern sein, während der Verteidiger seine Cash Cows möglichst lange hegt und pflegt.

Die Portfolio-Analyse kann auch auf der dritten Ebene des Strategienfächers Anwendung finden. Um die Strategien und Maßnahmen weiter differenzieren zu können, werden auf dieser Stufe die einzelnen abgegrenzten Geschäftsfelder weiter segmentiert. Als Kriterien der *Segmentierung* können die Kategorien des

---

[25] Der Produktlebenszyklus beschreibt den Verlauf der Kosten- und Umsatzentwicklung eines Produktes über die Phasen der Einführung, des Wachstums, der Reife und der Sättigung bis hin zur Degeneration. Vgl. Kreikebaum (1997: 109ff.), Bea, Haas (2009: 136ff.) und Stöger 2010: 70ff.).

[26] Vgl. zur Methode der Suchfeldanalyse im Einzelnen Kirsch (1997b: 85ff., 2001: 206ff.).

Marketings angewendet werden. Diese beziehen sich, wie in Kap. 3.2.1 bereits erwähnt, auf geografische, demografische, verhaltensorientierte (z.B. Integrationsverhalten) und psychografische (z.B. Lebensstil) Merkmale.[27] So kann etwa das Geschäftsfeld der Chirurgie in die Segmente Unfall-, Gefäß- und Allgemeine Chirurgie segmentiert werden. Wenn z.B. Potenziale in diesem Bereich als sehr hoch eingeschätzt werden und in der Region sich der einzige Anbieter aus dem Segment der Kinderchirurgie zurückgezogen hat, kann vor dem Hintergrund der verfolgten Ausbaustrategie die Kinderchirurgie als weiteres Segment in diesem Geschäftsbereich hinzugenommen werden. Im Bereich der Krankenhäuser ist davon auszugehen, dass neben Versorgungsaspekten, für die Entscheidung, welche Segmente ausgebaut werden, u.a. die Frage, in welchen Diagnosegruppen man im Rahmen der DRG-Abrechnung besonders erfolgreich ist, relevant ist. Im Tätigkeitsfeld der ambulanten Pflege kann ein Ausbau der betrieblichen Aktivitäten etwa im Bereich der Kurzzeitpflege oder der häuslichen Kinderkrankenpflege als erfolgversprechend angesehen werden. Für Krankenkassen kann sich eine Segmentierung im Bereich der Freiwillig-Versicherten ergeben, insofern man hier versucht, den Anteil an studentischen Mitgliedern zu erhöhen, da diese als potenzielle Freiwillig-Versicherte für die Zukunft gesehen werden. Im Geschäftsfeld, das die Mitglieder umfasst, die über ein Case Management betreut werden, kann hier z.B eine weitere Segmentierung nach Hauptindikationen, wie etwa Rücken- oder Herzleiden, erfolgen. Grundsätzlich geht es auf dieser Ebene des Strategienfächers darum, Strategien auf Segmentsebene zu entwickeln, die mit der übergeordneten Geschäftsfeldstrategie in Einklang stehen. Sieht die Strategie in den Segmenten vor, dass man einzelne Bereiche bereinigt oder Segmente ausbaut bzw. neue Segmente dazu nimmt, so hat dies Auswirkungen auf die Wertschöpfungsstruktur.

Die vierte Ebene des Strategienfächers betrachtet die Wertschöpfungsperspektive. *Wertschöpfungsstrategien* sind zunächst Produkt-Markt-Strategien (vgl. Ansoff 1966). Im Sinne einer *Breitenstrategie* geht es darum, die Produktpalette zu erweitern oder Produkte aus den Segmenten, die bereinigt werden sollen, abzubauen. Sollen Segmente ausgebaut werden, geht es bei der *Marktdurchdringungsstrategie* darum, durch Leistungserhöhung mehr Produkte im Markt abzusetzen. Die *Marktentwicklungsstrategie* zielt darauf, neue Märkte für bestehende Produkte zu gewinnen. Wenn z.B. in Ballungsgebieten ein Überangebot an Herzkatheter-Messplätzen besteht, werden gezielt Einweiser aus dem Umland angesprochen, um die Kapazitäten auszulasten. Die *Produktentwicklungsstrategie* bezieht sich darauf, neue Produkte für bestehende Märkte zu generieren. Dies geschieht etwa dadurch, dass Krankenkassen besondere Serviceleistungen im Bereich der Beratung für ihre Kundinnen anbieten. Bei der *Diversifikation* sucht das Unternehmen neue Produkte für neue Märkte. Wenn etwa die hauswirtschaftliche Versorgungsabteilung eines Krankenhauses einen Catering-Service für externe Tagun-

---

[27] Vgl. z.B. Bieberstein (1998: 159ff.), Bruhn (2005: 186ff.), Corsten, Gössinger (2007: 337) sowie Vahs, Schäfer-Kunz (2007: 564ff.).

gen anbietet, so diversifiziert sich dieser Geschäftsbereich in die Branche der Gastronomie.

Neben der Breitenstrategie kann das Unternehmen auf dieser Ebene des Strategienfächers als Wertschöpfungsstrategie auch eine *Tiefenstrategie* wählen. Diese Strategie zielt darauf ab, die Tiefe der Wertschöpfung durch *Integration* oder *Desintegration* vor- und nachgelagerter Produktionsstufen zu verändern. Während früher Unternehmen im Zuge ihres Größenwachstums bestrebt waren, möglichst alle Stufen der Wertkette unter ihrem Machtbereich zu haben, gehen heute – auch angesichts der Überlegungen zu einem Lean Management – die Bestrebungen dahin, nur diejenigen Bereiche, die für die Kernprozesse des Unternehmens von (strategischer) Bedeutung sind, in die Wertschöpfung zu integrieren. Die anderen Bereiche werden i.d.R. ausgelagert und über Kooperationen oder marktliche Koordination erworben.[28] Out- und Insourcing-Maßnahmen der Gesundheitsbetriebe sind der Tiefenstrategie zuzurechnen. Schließlich kann es auf dieser Ebene zu Veränderungen in der Wertschöpfungsstruktur durch *Schwerpunktsetzungen* kommen. So verlangen Produkt-Markt-Strategien i.d.R. zugleich eine Verstärkung der Marketingaktivitäten im Unternehmen.

Auf der fünften Ebene des Strategienfächers werden schließlich die Auswirkungen der einzelnen Geschäftsfeldstrategien auf die *Funktionalbereiche, Abteilungen* und Leistungserstellungs*prozesse* überprüft. Wenn etwa ein neues Segment für Kinderchirurgie eröffnet wird, müssen dafür die entsprechenden Räume und Ausstattungen zur Verfügung stehen. Im Bereich des Personals ist zu überlegen, ob die bestehenden Ressourcen quantitativ und qualitativ den Anforderungen genügen oder ob Schulungsmaßnahmen und Neueinstellungen erforderlich werden. Ferner ist zu überprüfen, wie ein kindgerechter Behandlungs- und Versorgungsprozess, der auch die Bedürfnisse der Eltern berücksichtigt, zu gestalten ist, und inwiefern die Abläufe und Planungen für die Operationssäle angepasst werden müssen. An diesem Beispiel wird deutlich, dass strategische Zielsetzungen auf Unternehmens- und Geschäftsfeldebene sämtliche Teilpläne des operativen Geschäftes berühren und hier Anpassungen erforderlich machen.

Der Strategienfächer unterstützt das Management, das strategisch Gewollte deduktiv in das operative Tagesgeschäft umzusetzen. Als Instrument der strategischen Steuerung stellt er eine Brückenfunktion zwischen den Kontexten der strategischen Ebene und der operativen Ebene her. Qualitative Zielsetzungen, die zunächst bereichsübergreifend formuliert sind, werden in kurzfristige, quantitative funktions- und abteilungsbezogene Maßnahmen dekomponiert. Der Strategienfächer dient damit als Instrument, strategische Programme und Pläne in die Kategorien der operativen Programme und Teilpläne überzuführen. Diese fassen vor dem Hintergrund des strategischen Auftrags die Maßnahmen und

---

[28] Organisationstheoretische Aussagen zu Integrations- und Desintegrationsentscheidungen (Make or Buy) werden von der Transaktionskosten-Theorie im Rahmen der Neuen Institutionenökonomie bereitgestellt. Vgl. zu einem Überblick Reinspach (1994: 37ff.).

Projekte zur Schließung der strategischen Lücke sowie die Basisaktivitäten des Geschäftsfeldes zusammen und präzisieren sie bezüglich Prämissen, Dringlichkeit, Zeitrahmen und Ressourcenbedarf. Zugleich werden die Auswirkungen auf andere Geschäftsbereiche und Abteilungen überprüft.

Strategische Kontrolle

Die Umsetzung des strategisch Intendierten muss grundsätzlich auf ihre Auswirkungen auf andere Bereiche und auf die Konsistenz bezüglich der übergeordneten Unternehmenszielsetzungen hin überprüft werden. Die Kontrolle des strategisch Gewollten kann *direkt* erfolgen, indem die strategischen Programme daraufhin überprüft werden, ob die Annahmen und Prämissen, die zur Strategieformulierung führten, noch gültig sind. Daneben kann eine Überprüfung der Strategiekonkretisierung erfolgen, etwa durch die Überprüfung der Umsetzung im Strategienfächer. Im Rahmen der Ergebniskontrolle werden Abweichungen zwischen den Sollvorgaben und den Istwerten vorgenommen. Die Planfortschrittskontrolle überprüft, inwiefern definierte Ergebnisse zu festgelegten Zeitpunkten erreicht werden. Die direkte Kontrolle kann laufend kalendergesteuert oder bei Erreichen bestimmter Ergebnisse erfolgen.

Neben der direkten Kontrolle kann auch durch eine indirekte Kontrolle die Überprüfung der Strategieumsetzung erfolgen. Im Rahmen der indirekten Kontrolle werden die Kontrolldaten aus dem operativen Geschäft dazu verwendet, Rückschlüsse auf die Realisation der in strategischen Programmen formulierten Zielsetzungen zu ziehen. Die Zahlen, die sich etwa aus der Projekt- oder Investitionskontrolle ergeben, verweisen auf den Status der Strategieumsetzung und geben Anhaltspunkte für Abweichungen und Handlungsbedarf im Rahmen der strategischen Steuerung (vgl. Kirsch 1997b: 421ff., Kirsch et al. 2009: 99).

Nach Bea und Haas (2009: 250ff.) besteht eine zentrale Aufgabe der strategischen Kontrolle in der Überwachung der Potenziale als Grundlage der Entwicklungsfähigkeit des Betriebes. Trotz der Problematik einer quantitativen Messung qualitativer Kategorien geht es im Rahmen der strategischen Kontrolle darum, Kriterien zur Erfassung der Potenziale zu generieren. So kann im Bereich des Personals die Lernbereitschaft als Indikator für das vorhandene Lernpotenzial angesehen werden und etwa über die Häufigkeit von Schulungsteilnahmen gemessen werden. Die Fluktuationsrate kann Auskunft über die Motivation als weiteres Kriterium für diesen Bereich geben. Die Leistungspotenziale in der Beschaffung können z.B. über die Qualität der Vorprodukte konkretisiert und durch die Messung der Häufigkeit von Mängeln erfasst werden. Als Heuristik zur Untersuchung der Potenziale des Unternehmens können hier wiederum die Kategorien aus der Organisationsanalyse herangezogen werden. Die Auswahl der Indikatoren und Messverfahren zur strategischen Kontrolle der Potenziale sollte auch hier diskursiv und unternehmensspezifisch erfolgen. Ein weiteres Konzept, das die Umsetzung und Kontrolle des strategisch Intendierten zum Inhalt hat, stellt die Balanced Scorecard dar.

3.4.2 Die Balanced Scorecard

Die Balanced Scorecard als Instrument der strategischen Steuerung wurde von Kaplan und Norton (1997) auf Grundlage empirischer Fallstudien zur Generierung eines Performance Measurement-Modells entwickelt.[29] Im Vergleich zu traditionellen eindimensionalen finanzwirtschaftlichen Kennzahlensystemen werden im Konzept der Balanced Scorecard Kennzahlen aus unterschiedlichen betrieblichen Bereichen berücksichtigt. Der zentrale Anspruch ist die konsequente Umsetzung der Unternehmensziele. Durch die Übersetzung vager Unternehmensstrategien in konkrete Messgrößen durch die Balanced Scorecard werden die Betriebsergebnisse vor dem Hintergrund des strategisch Gewollten kommuniziert und gesteuert (vgl. Müller 2000: 63ff.).

Als Führungs- und Steuerungssystem erlaubt die Balanced Scorecard eine ganzheitliche Betrachtung der betrieblichen Wirkungszusammenhänge, da sie neben der finanziellen Perspektive auch die Perspektiven des Kunden, der Prozesse und des Lernens im Unternehmen einbezieht. Traditionelle Kennzahlensysteme zeichnen sich durch eine vergangenheitsbezogene Kontrolle aus. Im Vergleich dazu ermöglicht die Balanced Scorecard durch die Wahl ihrer Messgrößen eine zeitnahe Überprüfung der Strategieerreichung. Durch die Integration der laufenden Kontrolle in die Planung werden nicht umgesetzte Strategieelemente schnell identifiziert und dadurch der strategische Lernprozess im Unternehmen gefördert. Mit der Betonung der Prozesskomponente bietet die Balanced Scorecard einen Bezugsrahmen, um sich kommunikativ mit strategischen Fragestellungen und deren Umsetzung über alle Unternehmensebenen auseinander zu setzten. Im Zuge der Entwicklung der Balanced Scorecard werden Arenen geschaffen, die einen reflexiven Diskurs über lebensweltliche Prinzipien und eine Angleichung der Handlungsorientierungen unterstützen. Zudem erhöht sich durch die Berücksichtigung verschiedener interner und externer Perspektiven und qualitativer Einflussfaktoren die Möglichkeit, die Interessen verschiedener Stakeholder zu integrieren.

Inhaltliche Dimensionen und Messgrößen

Ausgehend von den Unternehmensstrategien werden für die ausgewählten Dimensionen die Zielsetzungen formuliert und in einem Ursache-Wirkungs-Netzwerk in Form einer Strategie Map abgebildet (vgl. Kaplan, Norton 2001: 65ff., 2004: 52ff.). Für die einzelnen Themen, zwischen denen ein Gleichgewicht (Balance) bestehen soll, werden die Messgrößen bestimmt und auf einer Anzeigetafel (Scorecard) dargestellt. Bezüglich der Kennzahlen bzw. Messgrößen unterscheiden Kaplan und Norton (1997: 30) zwischen Frühindikatoren und Spätindikatoren. Die *Spätindikatoren* (Lagging Indicators) stellen Ergebnisgrößen dar, auf die die *Frühindikatoren* als Leistungstreiber (Leading Indicators) einwirken. Bei

---

[29] Vgl. Müller (2000: 63ff.), Sander, Bauer (2006: 167ff.), Haubrock, Schär (Hrsg. 2007), Bea, Haas (2009: 217ff.) sowie Vahs, Weiand (2010: 204ff.).

der Auswahl der Messgrößen sollte auf ein ausgewogenes Verhältnis zwischen den unterschiedlichen Indikatoren geachtet werden. Die Anzeigetafel bildet neben den Zielen und Messgrößen für die einzelnen Perspektiven die Zielwerte, die Istwerte, den Erreichungsgrad und die Maßnahmen zur Erreichung ab. Kaplan und Norton (1997: 24ff.) schlagen als die zentralen Perspektiven den Finanzbereich, die Kundenperspektive, die internen Prozesse und die Lern- und Entwicklungsperspektive des Unternehmens vor. Die Finanzperspektive wird gewählt, da sie einen Überblick über die wirtschaftlichen Konsequenzen der Aktivitäten liefert. Die Kundenperspektive verdeutlicht die Kunden- und Marktsegmente, in denen der Betrieb tätig ist oder tätig sein soll. Die interne Prozessperspektive identifiziert die kritischen Prozesse für die Leistungserstellung. Die Lern- und Entwicklungsperspektive verweist schließlich auf die Infrastruktur, die das Unternehmen schaffen muss, um langfristig Wachstum und Fortschritt zu sichern. Grundsätzlich wird jede Organisation die für ihre Situation angemessenen Dimensionen selbst auswählen. Die Ausführungen zur Umwelt- und Organisationsanalyse verdeutlichen aber, dass die im Konzept vorgeschlagenen Perspektiven auch für Gesundheitsbetriebe Relevanz besitzen.

Zwischen den einzelnen Dimensionen bestehen Wirkungszusammenhänge, die gemeinsam auf die übergeordnete Unternehmensstrategie wirken und die in einem Netzwerk abgebildet werden können (vgl. Abb. 3.11).

Ausgehend von der übergeordneten unternehmenspolitischen Zielsetzung der Bestandswahrung etwa durch Wachstum, wird in der *finanzwirtschaftlichen Perspektive* mit der Rentabilität eine Größe betrachtet, die positiv auf das übergeordnete Ziel wirkt. Je nach Rechtsform des Gesundheitsbetriebes kann sich hinter der Zielgröße Rentabilität das Streben nach Gewinn oder auch das Ziel der Kostenneutralität verbergen. Die Gewährleistung der Rentabilität kann etwa durch die Steigerung der Deckungsbeiträge und die Steigerungen der Umsätze erreicht werden. Durch die Einführung neuer Geschäftsfelder und Segmente in der *Kundinnenperspektive* erhofft man sich eine Umsatzsteigerung, insbesondere auch dadurch, dass man die Zuweiser vom innovativen Leistungsangebot (z.B. ambulantes Operieren) überzeugen kann. Die neuen Leistungsangebote erhöhen die Zufriedenheit der Kunden, da die Eingriffe aufgrund etwa minimal invasiver Verfahren reduziert werden. Durch die Konzentration des Betriebes in der *Prozessperspektive* auf die Kernprozesse können die Abläufe besser an den Bedürfnissen der Patientinnen ausgerichtet werden. Um patientenorientierte Abläufe gestalten zu können, wird der Aufbau von interdisziplinären Teams bzw. Zentren und die Schulung der Mitarbeiterinnen zur Erhöhung der Servicequalität als erforderlich angesehen. Diese Maßnahmen wirken sich steigernd auf die Patientinnenzufriedenheit aus. Um innovative Verfahren, Produkte und Abläufe entwickeln zu können, ist in der Lernperspektive ein Technologiemanagement erforderlich, das auf die Wissensbestände, die im Zuge eines systematischen Wissensmanagements generiert werden, zurückgreifen kann. Getragen werden die Lern- und Verbesserungsprozesse durch die Potenziale der Mitarbeiterinnen. Deren Zufriedenheit wirkt sich positiv auf die Leistungserstellung und damit auf die Zufriedenheit der Patientinnen und in Folge auf das finanzwirtschaftliche Ergebnis des Gesundheitsbetriebes aus. Die Ausführungen geben einen Eindruck von den vielfältigen *Wirkungszusammenhängen* zwischen den einzelnen betrieblichen Dimensionen. Durch die Präzisierung der Messgrößen können diese noch weiter verdeutlicht werden.

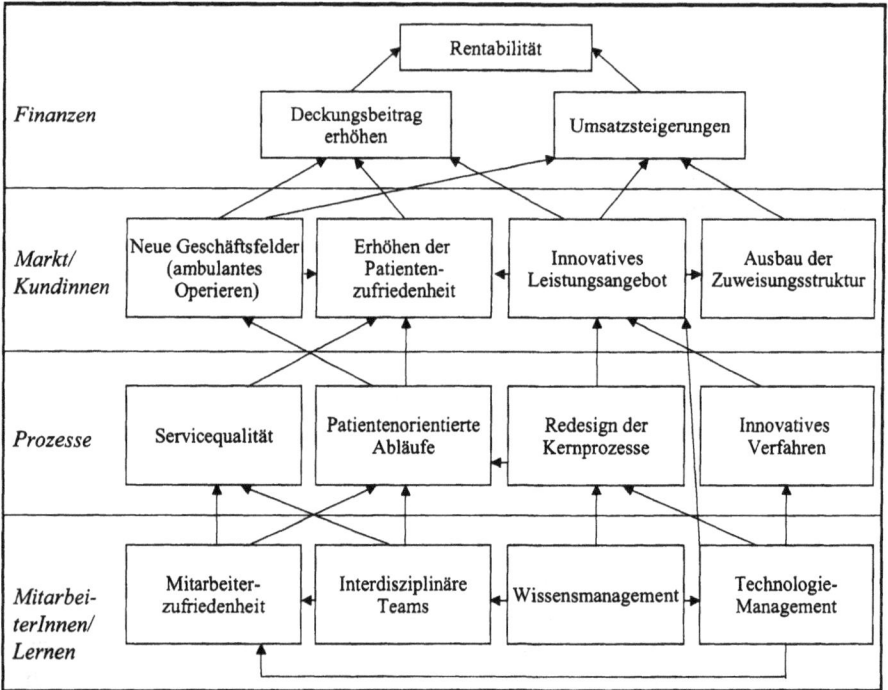

Abb. 3.11:   *Das Wirkungsnetzwerk der Balanced Scorecard für einen Gesundheitsbetrieb*

Nach Kaplan und Norton (1997: 46ff.) erfüllen die *finanzwirtschaftlichen* Zielsetzungen und Kennzahlen insofern eine Doppelrolle, als sie definieren, inwieweit die finanzielle Leistung, die mit der jeweiligen Strategie verbunden ist, erfüllt wird und als sie als Endziele für die Ziele und *Messgrößen* der anderen Perspektiven dienen. Die Gefahr der Dominanz dieser Perspektive muss beim Aufbau der Balanced Scorecard berücksichtigt werden. Kaplan und Norton bringen die finanzwirtschaftlichen Strategien in Zusammenhang mit der Lebenszyklusphase, in der sich ein Geschäftsfeld befindet. In der Wachstumsphase können Messgrößen die Umsatzwachstumsrate pro Segment oder der Prozentsatz der Erträge aus neuen Produkten sein bzw. der Investitionsanteil in Prozent am Umsatz. In der Reifephase stellen die Rentabilität von Produkten oder die Kosten im Vergleich zu anderen Unternehmen Kennzahlen dar. In der Erntephase beziehen sich die Kennzahlen etwa auf die Amortisationsrate von Investitionen und den Anteil unrentabler Produkte.

Müller (2000: 106ff.) kritisiert am Konzept von Norton und Kaplan, dass es nicht berücksichtigt, dass sich die Produkte in den einzelnen Geschäftsfeldern selbst wiederum in unterschiedlichen Phasen befinden können. Der Systematik der Balanced Sorecard entspricht es ja gerade, dass die Leistungstreiber der anderen Perspektiven die finanzwirtschaftlichen Zielsetzungen beeinflussen. So kann im Beispiel (vgl. Abb. 3.11) zwar die Zielsetzung einer Umsatzsteigerung um 10% festgelegt werden, diese ist aber nur zu erreichen, wenn die Prozesse eine bessere Nutzung der Kapazitäten erlauben. Ebenso ist der Deckungsbeitrag der einzelnen Leistungen nur zu erhöhen, wenn Unwirtschaftlichkeiten bei der Leistungserstellung abgebaut werden und der Anteil der Dienstleistungen gesteigert wird, die sich vor dem Hintergrund der Preisgestaltung (etwa in Form der DRGs) für den Betrieb auszahlen. Der Deckungsbeitrag (DB) je Indikation stellt damit einen Spätindikator dar, der etwa durch die Messgrößen Umsatzanteil DB-starker Indikationen oder Belegung in einzelnen Indikationen als Frühindikatoren abgebildet werden kann. Ob diese Messgrößen aber erreicht werden, ist abhängig von den weiteren Perspektiven (vgl. Abb. 3.12).

Kernkennzahlen im Bereich der *Kundenperspektive* beziehen sich nach Kaplan und Norton (1997: 62ff.) auf den Marktanteil, die Kundentreue, die Kundenakquisition, die Kundenzufriedenheit und die Kundenrentabilität. Der Marktanteil beschreibt den Umfang eines Geschäftes und kann z.B. durch die Anzahl der Patientinnen und Fallzahlen erhoben werden. Die Kundentreue misst das Ausmaß, in dem ein Geschäftsbereich dauerhafte Beziehungen zu seinen Kundinnen unterhält und steht in Zusammenhang mit dem Grad der Kundinnenzufriedenheit, der etwa durch Erhebungen anhand spezifischer Leistungskriterien bestimmt wird. Die Kundenrentabilität misst schließlich den Nettoerlös eines Segments oder eines Behandlungsfalls. Die zentralen Leistungstreiber der Kundenzufriedenheit beziehen sich auf die Dimensionen Zeit, Qualität und Preis. Durch die indirekte Finanzierung der meisten Gesundheitsleistungen stellt der Preis für Patientinnen i.d.R. eine untergeordnete Größe dar. Anders sieht dies aber bei Zusatzleistungen aus. Bezüglich der Qualität kann grundsätzlich von einem gewissen Standard, zumal dieser gesetzlich eingefordert wird, ausgegangen werden. Besondere Bedeutung kommt damit den Messgrößen für die Zeit zu.

Bezogen auf das Beispiel (vgl. Abb. 3.12) kann als Größe zur Messung der Einführung neuer Segmente etwa der Umsatzanteil ambulanter Behandlungen dienen. Die Erhöhung der Patientinnenzufriedenheit kann über einen Index erhoben werden. Die Zielsetzung, ein innovatives Leistungsangebot bereitzustellen, kann in ihrer Umsetzung durch den Marktanteil neuer Leistungsangebote in einer definierten Region überprüft werden. Ob der Ausbau der Zuweiserstruktur erfolgreich verläuft, kann über die Veränderung des Anteils der Neuzuweiser erfasst werden. Inwieweit die zentrale Zielsetzung der Kundenperspektive, nämlich die Erhöhung der Zufriedenheit, erreicht wird, ist abhängig von der Entwicklung der Messgrößen in der Prozessperspektive.

Finanzen	Umsatzanteil DB-starker Indikationen		Belegungsquote der Indikationen	
Markt/ Kundinnen	Umsatzanteil ambulanter Behandlungen	Index der PatientInnen- zufriedenheit	Marktanteil neuer Angebote regional	Anteil NeueinweiserInnen
Prozesse	Anzahl der Beschwerden	Ø Liegezeit pro Indikation	Ø prä-, post- operative Zeiten	Anteil minimal- invasiver Eingriffe
Mitarbei- terInnen/ Lernen	Index der MitarbeiterInnen- Zufriedenheit	Anzahl der Teamentscheidungen	Nutzungsquote des Intranets	Entwicklungsstand elektronischer Dokusysteme

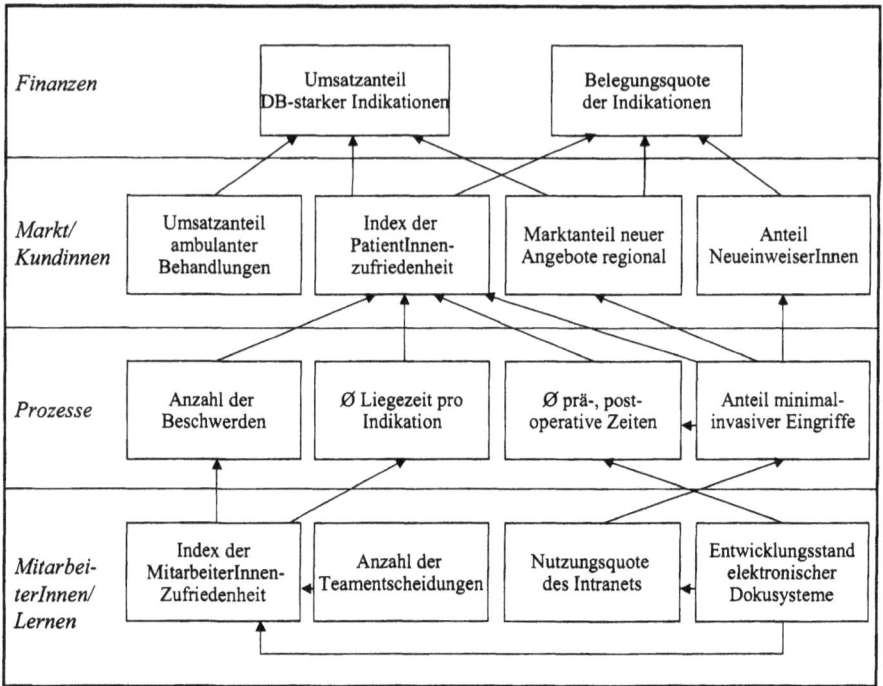

Abb. 3.12: Messgrößen der Balanced Scorecard

Die interne *Prozessperspektive* fokussiert auf die Prozesse, die für die Erreichung der Kunden- und Stakeholderziele des Unternehmens als besonders kritisch identifiziert werden (vgl. Kaplan, Norton 1997: 89ff.). I.d.R. müssen neue Geschäftsprozesse gestaltet werden. Die Verbesserung der bestehenden Abläufe ist meist nicht ausreichend, um die Bedürfnisse der Stakeholder zu befriedigen. Ausgangspunkt zur Generierung der Messgrößen für die Prozessperspektive bilden die Geschäftsprozesse, wie sie in der Wertschöpfungskette von Porter konzipiert wurden. Im Innovationsprozess werden die Wünsche der Kunden erforscht und in Produkte und Dienstleistungen umgesetzt. Im Kundendienst als letzter Stufe der Wertschöpfung werden Reparatur- und Wartungsarbeiten durchgeführt und Fehler und Reklamationen bearbeitet. Kennzahlen in dieser Perspektive sind etwa Time-to-Market, also die Zeitspanne von der Produktentwicklung bis zur Markteinführung, die Lieferpünktlichkeit von Produkten, die Verweildauer und Wartezeiten oder Materialabfall und Verschwendung etwa durch den Verfall von Medikamenten.

Für Gesundheitsbetriebe ist im Rahmen der Prozessdimension die Thematisierung der internen Schnittstellen, aber auch der externen Schnittstellen von besonderer Bedeutung, da sie Auswirkungen auf die jeweilige Verweildauer haben. Bezogen auf das Beispiel können mögliche Messgrößen für diese Perspektive etwa die durchschnittliche Liegezeit pro Indikation und die durchschnittlichen prä- und postoperativen Zeiten sein. Diese wirken über die Kernprozesse und Abläufe direkt auf die Patientinnenzufriedenheit und in Folge auf den Deckungsbeitrag pro Indikation. Die Innovationskraft des Unternehmens kann über den Anteil innovativer Verfahren, etwa in Form minimal invasiver Eingriffe erhoben werden. Die Anzahl der Beschwerden kann schließlich als Indikator der Servicequalität gelten.

In der *Lern- und Entwicklungsperspektive* werden jene Potenziale generiert, die die Basis zur Erreichung der Ziele der anderen Perspektiven bilden (vgl. Kaplan, Norton 1997: 121ff.). Die drei Hauptkategorien der Lern- und Entwicklungsperspektive, in die es zu investieren gilt, um langfristige finanzielle Erfolge zu erreichen, sind die Mitarbeiterpotenziale, die Potenziale von Informationssystemen sowie Motivation, Empowerment[30] und Zielausrichtung. Die Ideen zu Verbesserungen werden von den Mitarbeiterinnen generiert. Die Standards und Prozesse der Vergangenheit bilden lediglich Ansatzpunkte für Weiterentwicklungen. Um diese zu gewährleisten, müssen die kreativen Fähigkeiten der Mitarbeiterinnen durch Weiterbildungsmöglichkeiten ständig mobilisiert werden. Zentrale Ergebnisgrößen in dieser Perspektive stellen die Mitarbeiterzufriedenheit, die Personaltreue und die Mitarbeiterproduktivität dar. Ist die Mitarbeiterzufriedenheit vorhanden, werden auch die beiden anderen Kriterien getrieben. Zur Messung der Mitarbeiterinnenzufriedenheit können Indikatoren, wie Mitbestimmung bei Entscheidungen oder Zugriff auf Informationen, herangezogen werden. Die Mitarbeitertreue kann anhand der Fluktuationsrate gemessen werden. Treue Mitarbeiterinnen sind die Wertträgerinnen der Organisation, sie kennen die Prozesse und die Wünsche der Kundinnen und wirken so positiv auf deren Zufriedenheit. Eine Kennzahl für die Mitarbeiterproduktivität stellt das Verhältnis Ertrag pro Mitarbeiter dar. Diese Messung setzt voraus, dass alle Aktivitäten der Wertschöpfung zahlenmäßig erfasst werden können. Dies ist aber im Bereich der personenbezogenen Dienstleistung der Gesundheitsbetriebe, die etwa im Bereich der Pflege insbesondere auf Interaktionen beruht, nicht unproblematisch. Situationsspezifische Antriebskräfte werden den drei Befähigern Weiterbildung, Informationspotenziale und Motivation sowie Empowerment und Ausrichtung am Unternehmensziel zugeschrieben. Mögliche Kennzahlen können hier etwa die Anzahl der Mitarbeiterinnen, die für strategische Aufgaben qualifiziert sein müssen, oder Zahlen zum Informationsbedarf und zur Informationsverfügbarkeit sein. Das Arbeitsklima stellt ferner einen weiteren wichtigen Indikator in diesem Zusammenhang dar. Die Motivationswirkung kann etwa über die Anzahl der eingereichten und umgesetzten Verbesserungsvorschläge erfasst werden.

Bezogen auf das Beispiel sind relevante Messgrößen dieser Perspektive etwa die Fluktuationsrate als Indikator für die Mitarbeiterzufriedenheit oder die Anzahl von teamgetragenen Entscheidungen. Die Nutzung der durch das Wissensmanagement generierten Bestände kann durch die Quote der Intranetabfragen gemessen werden. Die Beschreibung des Entwicklungsstandes der elektronischen Do-

[30] Vgl. zum Konzept des Empowerments z.B. Pankofer (2000).

kumentationssysteme, z.B. im Bereich der Pflege, geben Auskunft über die Zielerreichung im Rahmen des Technologiemanagements.

Da die Balanced Scorecard auch mit qualitativen Größen, wie etwa dem Arbeitsklima, arbeitet, die schwer in Messgrößen quantifizierbar sind, oder Themen aufgreift, für die im Betrieb noch keine gültigen Kennzahlen entwickelt sind, schlagen Kaplan und Norton (1997: 139f.) als Ersatz die Verwendung von Texten vor. Die Texte beschreiben die Ziele und Maßnahmen zum Thema und dienen als Diskussionsgrundlage über Initiativen und Ergebnisse. Bei der Auswahl der Messgrößen für die einzelnen Perspektiven, der Quantifizierung der Zielgrößen für die Indikatoren und der Festlegung der Maßnahmen und Aktivitäten ist grundsätzlich auf die jeweilige spezifische Situation des Gesundheitsbetriebes zu achten.[31] Der Erfolg der Einführung und Umsetzung hängt dabei insbesondere von der Einbeziehung der Mitarbeiterinnen in den Entwicklungsprozess ab.

Der Entwicklungsprozess der Balanced Scorecard

Die Balanced Scorecard stellt eine Balance zwischen extern orientierten Messgrößen für Kunden und Eigentümer und internen Kennzahlen für kritische Prozesse, Innovation und Lernen her. Die Indikatoren halten ein Gleichgewicht zwischen den Ergebnissen vergangener Tätigkeiten und den Kenngrößen, die künftige Entwicklungen antreiben. Und schließlich ist die Balanced Scorecard ausgewogen bezüglich quantifizierbaren Ergebniskennzahlen und subjektiven, urteilsabhängigen Leistungstreibern für die Ergebnisse. Sie stellt damit mehr als ein kurzfristiges operatives Messsystem dar. Durch die Auseinandersetzung mit unterschiedlichen Dimensionen der strategischen Steuerung versucht die Balanced Scorecard komplexe Wirkungszusammenhänge des betrieblichen Geschehens abzubilden. Als strategischer Handlungsrahmen dient sie dazu, reflexive Lernprozesse im Unternehmen anzuregen (vgl. Kaplan, Norton 1997: 8ff.).

Ausgangspunkt des Managementprozesses, der durch den Handlungsrahmen angeregt wird, ist die Formulierung der *Vision* bzw. der zentralen *Strategien* des Gesamtbetriebes (vgl. Abb. 3.13). Im Rahmen der kommunikativen Interaktionen der am Formulierungsprozess Beteiligten werden die zentralen Perspektiven zur Präzisierung der Zielsetzungen ausgewählt. Diese können sich an den von Kaplan und Norton vorgeschlagenen Themen orientieren oder weitere bzw. andere relevante Kontexte miteinbeziehen. So gewinnt etwa im Rahmen der Diskussion um betriebliche Nachhaltigkeit die ökologische Dimension zunehmend an Bedeutung (vgl. Fleßa 2010: 87ff.). Die Auseinandersetzung mit den Zielen und inhaltlichen Perspektiven bringt die unterschiedlichen Sichtweisen der Beteiligten zum Vorschein und ermöglicht eine Angleichung der Handlungsorientierungen über einzelne Unternehmensfunktionen und -bereiche hinweg.

---

[31] So gehen Weber und Schäffer (2000: 47) davon aus, dass nach der Erarbeitung der balancierten Kennzahlen im Unternehmen, je nach strategischer Grundhaltung, die Messgrößen weiter fokussiert werden müssen.

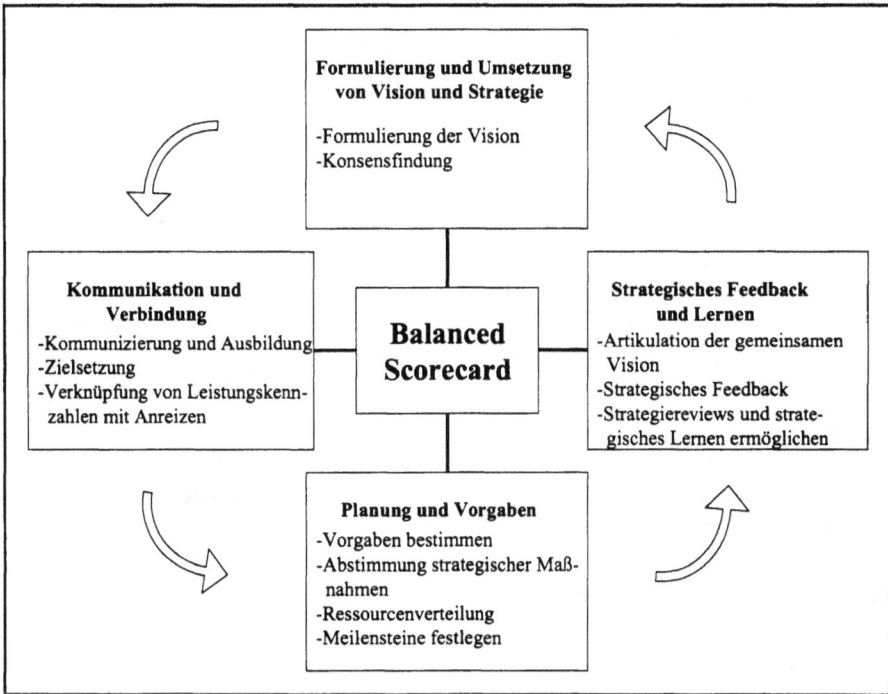

Abb. 3.13:   *Die Balanced Scorecard als strategischer Handlungsrahmen*
              (aus: Kaplan, Norton 1997: 10)

Im nächsten Schritt geht es darum, alle Mitarbeiterinnen im Unternehmen über die Zielsetzungen, die angestrebt werden, zu *informieren*. Die Ziele der Balanced Scorecard werden unter Nutzung der betriebsinternen Medien, wie Zeitschriften, Aushänge, Videos und Mailingsysteme, im Gesamtunternehmen kommuniziert. Intention ist es, die Unternehmensziele mit den Strategien der Geschäftseinheiten zu *verknüpfen* und in den Bereichen jene Maßnahmen zu generieren, die die Unternehmensstrategien unterstützen und vorantreiben. Die Balanced Scorecard bietet hier den Rahmen, um über Verhandlungen zwischen Vorstands- und Bereichsebene zu einem Konsens über die Strategie der Geschäftsbereiche zu gelangen. Angestrebt wird, dass alle Mitarbeiterinnen die Ziele kennen, verstehen und als Handlungsorientierung nutzen können. Um dieses zu erreichen, ist eine Verknüpfung der Strategieerreichung mit den Anreizsystemen der Mitarbeiter erforderlich. Die Mitarbeiterinnen werden für strategiegerechtes Verhalten, etwa durch eine Teilnahme an einer Fortbildung ihrer Wahl, belohnt.

Als Nächstes werden die langfristig angestrebten Zielsetzungen quantifiziert und die entsprechenden *Maßnahmen* und *Aktivitäten* entwickelt. Die Bestimmung der Erfolgsgrößen und Leistungstreiber setzt auch hier wiederum einen kommunikativen Prozess voraus. Nur durch die Berücksichtigung unterschiedlicher Kontexte können jene Treiber und Aktivitäten ermittelt werden, die tatsächlich auf die Ergebnisse wirken und zur Strategierealisierung beitragen. Im Rahmen der Standortbestimmung werden die Ist-Situation bezüglich der Indikatoren und

Maßnahmen bestimmt und kurzfristige Meilensteine für die Umsetzung der geplanten Aktivitäten festgelegt. Auch das Ausmaß der geplanten Veränderung (etwa eine Umsatzsteigerung von 10% in einem Jahr) muss diskursiv festgelegt werden, da nicht realisierbare *Vorgaben* motivationshemmend auf die Mitarbeiterinnen wirken.

Im vierten Schritt wird die Balanced Scorecard schließlich in einen *strategischen Lernprozess* eingebunden. Durch die Auseinandersetzung mit und die Verwendung von Kennzahlen wird eine gemeinsame Sprache über die unterschiedlichen betrieblichen Kontexte hinweg generiert. Die Einbeziehung der Mitarbeiter aus den verschiedenen Unternehmensbereichen fördert deren Verständnis bezüglich ihrer Position und Bedeutung für den Strategieprozess. Die Balanced Scorecard ermöglicht nicht nur einen Austausch über kurzfristige Veränderungen der Finanzkennzahlen, sondern ermöglicht die Überprüfung der Ziele in Bezug auf Kundinnen, Prozesse, Mitarbeiterinnen, Systeme und Innovation. Die Beteiligten diskutieren dabei sowohl die erreichten Ergebnisse der Vergangenheit, als auch die Entwicklungsoptionen der Zukunft und die sich daraus ergebenden Aktivitäten. Die *Feedback-Prozesse* im Rahmen der strategischen Kontrolle stellen nicht nur ein Single-Loop-Learning dar, sondern entwickeln sich durch die Hinterfragung der Prämissen und Annahmen der Strategien zu einem Double-Loop-Learning. Damit wird ein neuer Managementkreislauf angestoßen, der einen neuen Prozess der Strategiefindung auf Unternehmensebene und in den Perspektiven anregt.

Die Implementierung der Balanced Scorecard ist ein Lern- und Veränderungsprozess, der das gesamte Unternehmen umfasst.[32] Sinnvoll ist es, diesen Prozess durch eine *Projektorganisation* zu unterstützen. Im Rahmen des Projektes erarbeiten Teams die einzelnen Schritte, wie Auswahl der Perspektiven, Zielsetzungen und Messgrößen, sowie den konkreten Zeitplan für die Umsetzung. Die Beteiligten am Projekt werden je nach Themenstellung und betroffener Unternehmensebene ausgewählt. Endziel des Prozesses kann es sein, die Aktivitäten der einzelnen Bereiche nicht nur lose an die Unternehmens-Scorecard anzupassen, sondern eine Balanced Scorecard mit entsprechenden Zielen und Messgrößen auch für die einzelnen Geschäftsbereiche und Unterabteilungen, wie etwa Stationen, zu erarbeiten. Zentral für das Gelingen des Prozesses ist die kommunikative Einbindung der Mitarbeiterinnen. Im Rahmen von Zielvereinbarungsgesprächen[33] sind die Zielsetzungen und Kennzahlen der Balanced Scorecard mit den

---

[32] So entwerfen etwa Vahs, Weiand (2010: 204ff.) eine Balanced (Reorganization) Scorecard, die in modifizierter Weise geeignet ist, den organisatorischen Wandel zu steuern.

[33] Das Konzept der Führung durch Zielvereinbarung (Management by Objectives) beschreibt den Aushandlungsprozess zwischen Mitarbeiter und Führungskraft zur Festlegung der Ziele, die der Mitarbeiter in einer Periode erreichen soll. Kennzeichen des Konzeptes ist, dass die Ziele nicht von der Leitung vorgegeben werden, sondern gemeinsam mit dem Mitarbeiter entwickelt und vereinbart werden. Vgl. Hinterhuber (1997: 231f.), Kirsch (2001: 182ff.).

Zielen der einzelnen Mitarbeiterinnen zu verknüpfen. Die kommunikative Beteiligung am Prozess der strategischen Steuerung erhöht die Motivation der Mitarbeiter, ihre Aktivitäten an übergreifenden Unternehmenszielsetzungen auszurichten. Damit sie den damit verbundenen Anforderungen gerecht werden können, sind entsprechende Weiterbildungen anzubieten. Unterstützt wird die strategische Mobilisierung zudem durch eine Verknüpfung des strategiefördernden Verhaltens mit entsprechenden Anreizen.

Zusammenfassend kann festgehalten werden, dass die Umsetzung des strategisch Intendierten in das operative Tagesgeschäft im Rahmen der Gestaltung der langfristigen betrieblichen Entwicklung eine zentrale Aufgabe des Managements von Gesundheitsbetrieben darstellt. Mit Hilfe der Instrumente der strategischen Steuerung müssen Übersetzungsleistungen zwischen den unterschiedlichen lebensweltlichen Kontexten und Perspektiven eines Unternehmens hergestellt werden. Mit dem Strategienfächer und der Balanced Scorecard wurden zwei Instrumente vorgestellt, die einen Bezugsrahmen für die Auseinandersetzung mit Fragen der strategischen Umsetzung und Kontrolle ermöglichen. Beide Konzepte erlauben die Berücksichtigung komplexer Wirkungszusammenhänge, die eine systemische entwicklungsorientierte Unternehmensführung kennzeichnet. Ebenso wie bei der Strategieentwicklung und -planung kommt den kommunikativen und partizipativen Prozessen im Rahmen der strategischen Steuerung besondere Bedeutung zu. Die vorgestellten Instrumente der strategischen Analyse, Planung und Steuerung integrieren die zentralen inhaltlichen Dimensionen des strategischen Managements. Vor dem Hintergrund der Anforderungen an ein strategisches Management sollen abschließend einige zentrale Themenbereiche ausführlicher betrachtet werden.

3.5 Themenbereiche des strategischen Managements von Gesundheitsbetrieben

Das Spektrum des strategischen Managements umfasst die Phasen der Exploration, Analyse, Planung, Steuerung und Kontrolle. Die in den Phasen vorgestellten Instrumente unterstützen die Führung bei der Entwicklung und Umsetzung von Strategien und können in den unterschiedlichen inhaltlichen Themenbereichen eines strategischen Managements zur Anwendung kommen. Das Spektrum des strategischen Managements (vgl. Abb. 3.1) umfasst Fragestellungen des Produkt-Markt-Bereiches, der Ressourcen, der Organisation und der Führung sowie der Standortbestimmung des Betriebes. Vor dem Hintergrund der vorstehenden Ausführungen und den spezifischen Anforderungen aufgrund der Umweltveränderungen werden zentrale inhaltliche Fragestellungen eines Managements von Gesundheitsbetrieben betrachtet. Um Entscheidungen zum Produkt-Markt-Bereich treffen zu können, ist zunächst eine Auseinandersetzung mit den Spezifika der Erstellung von Gesundheitsdienstleistungen erforderlich (3.5.1). Für die Entwicklung von Organisationen ist die Förderung der Lernfähigkeit von besonderer Bedeutung. Die Entfaltung der Lernfähigkeit kann im Bereich der Ressourcen durch den Aufbau eines systematischen Wissensmanagements unterstützt werden (3.5.2). Strukturen bestimmen und ermöglichen das Verhalten in Organisationen. Um mit der inner- und außerbetrieblichen Komplexität angemessen umgehen zu können, sind komplexe team- und prozessorientierte modulare Strukturen erforderlich (3.5.3). Gesundheitsbetriebe stehen im besonderen öffentlichen Interesse und sind aufgefordert, ihren Standort, an dem sie sich mit ihrem Handeln gesellschaftlich verorten, offen zu legen. Die damit verbundene Kommunikationsaufgabe fällt dem Marketing zu (3.5.4).

3.5.1 Spezifika der Dienstleistungserstellung von Gesundheitsbetrieben

Gesundheitsbetriebe werden in den vorstehenden Ausführungen dadurch gekennzeichnet, dass sie Dienstleistungen herstellen und anbieten, die sich auf Aspekte der Gesundheit beziehen. Da das Gesundheitssystem eine sehr hohe Veränderungsdynamik aufweist, die u.a. dazu führt, dass ständig neue organisatorische Versorgungsformen und Leistungsangebote entwickelt werden, wird die Abgrenzung der Gesundheitsbetriebe hier sehr weit gezogen. Traditionell sind zu den Gesundheitsbetrieben die Krankenhäuser und die stationären und ambulanten Anbieter im Bereich der Altenpflege und der Rehabilitation zu rechnen. Zugleich bilden sich aber auch Versorgungsformen – etwa im Rahmen der Integrierten Versorgung in Form von Versorgungszentren - aus, die gesundheitssektorenübergreifend und integrierend Leistungen anbieten. Die Kassen spielen in dieser Entwicklung eine maßgebliche Rolle. Ihre Rolle wandelt sich zunehmend vom Bezahler zum Gestalter und Anbieter der Leistungen. Aus diesem Grunde werden sie ebenfalls den Gesundheitsbetrieben zugeordnet.[34] Um die Kennzeichnung der Gesundheitsbetriebe noch genauer fassen zu können, ist eine Auseinandersetzung mit den Spezifika der Gesundheitsdienstleistungen und ihrer Erstellung erforderlich.

Merkmale von Gesundheitsdienstleistungen

Gesundheitsdienstleistungen umfassen mit dem Begriff der Gesundheit und dem Begriff der Dienstleistung zwei inhaltliche Dimensionen, die es zu spezifizieren gilt.

In der Literatur werden verschiedene *Gesundheitsdefinitionen* angegeben, die häufig mit dem Fehlen von Krankheit in Zusammenhang gebracht werden (vgl. Schär 2007: 66ff., Geise 2010: 32f.). Entsprechend der begrifflichen Krankheitsbestimmung des Bundessozialgerichtes wird Krankheit als ein regelwidriger Körper- und Geisteszustand beschrieben, der eine Heilbehandlung notwendig macht und mit dem Zustand der Arbeitsunfähigkeit in Verbindung gebracht wird.

---

[34] Vgl. zur begrifflichen Abgrenzung auch von den Schulenburg (2008: 12ff.), Busse et al. (2010) und Frodl (2010: 23ff.).

Krankheit und ihre Folgen sind durch den Einsatz von Gesundheitsgütern in den Bereichen der Prävention, Kuration und Rehabilitation zu verhindern oder zu beheben. Ebenso wie die versicherungsrechtliche Definition geht etwa die Legaldefinition der Krankenhäuser (§ 107 Abs. 1 SGB V) vom Krankheitsbegriff aus. Krankenhäuser haben durch ärztliche und pflegerische Hilfeleistungen Krankheiten zu erkennen, zu heilen, ihre Verschlimmerung zu verhüten und Krankheitsbeschwerden zu lindern. Gesundheit wird damit als Dichotomie zu Krankheit gesehen.[35]

Eine inhaltliche Erweiterung erfährt der Gesundheitsbegriff in der Fassung durch die Weltgesundheitsorganisation (WHO). Gesundheit wird als „a state of complete physical, mental and social well-being and not merely the absence of disease and infirmity" (WHO 1948) definiert. In Abgrenzung zu krankheitsbezogenen Gesundheitsdefinitionen wird der Gesundheitsbegriff hier positiv als ein Zustand vollkommenen körperlichen, seelisch-geistigen und sozialen Wohlbefindens und nicht allein als ein Fehlen von Krankheit oder Gebrechen gefasst. Gesundheit ist damit offensichtlich noch etwas Anderes als nur das Fehlen einer Krankheit. Durch die Erweiterung um soziale Aspekte wird Gesundheit mit dem Zustand eines *umfassenden Wohlbefindens* gleichgesetzt und in den 80er Jahren von der WHO noch um die Dimensionen von Lebenssinn und Ökologie erweitert (vgl. Hajen et al. 2010: 20). Dennoch bleibt der Gesundheitsbegriff statisch und berücksichtigt nicht, dass das menschliche Wohlbefinden ständigen (auch täglichen) Veränderungen unterliegt.

Eine zusätzliche Erweiterung des Gesundheitsbegriffes ergibt sich, wenn man Gesundheit und Krankheit nicht als dichotom begreift, sondern als ein Kontinuum, auf dem sich der Mensch ständig bewegt. Damit verbunden ist, dass sich der Mensch trotz kranker Anteile über seine positiven Potenziale und Ressourcen definieren kann. Dieser Beitrag zum Paradigmenwechsel wurde durch Antonovsky in den 70er Jahren geleistet. Mit seinem Konzept der *Salutogenese* stellt er die Frage nach der Entstehung von Gesundheit. Der Spannung, die durch Stressoren hervorgerufen wird, kann der Mensch mit der Mobilisierung von Widerstandsreserven begegnen. Konstitutionelle Ressourcen beziehen sich auf die körperliche Ausstattung unter Einbeziehung genetischer Faktoren. Psychosoziale Ressourcen sind materielle Ressourcen, Wissen und Intelligenz, soziale Unterstützung, kulturelle Stabilität, Ich-Identität, Coping-Mechanismen, Religion, Philosophie und Kunst sowie eine präventive Gesundheitsorientierung (vgl. Antonovsky 1997: 200). Die Wirkung der Ressourcen ist im Wesentlichen vom Kohärenzgefühl abhängig. Dieses umschreibt, inwiefern eine Person in der Lage ist, Ereignisse zu verstehen und ihnen Sinn zuzuordnen und inwiefern sie glaubt, die geeigneten Ressourcen zur Handhabung zur Verfügung zu haben. Ein hohes Maß an Kohärenzgefühl ermöglicht die Auswahl der angemessenen Ressourcen,

---

[35] Zu den Bestimmungsgründen und Bezugssystemen von Gesundheit vgl. auch Hajen et al. (2010: 20ff.) und die dort angegebene Literatur.

um eine Stresssituation als Herausforderung anzunehmen und zu meistern. Vor diesem Hintergrund schlagen gesundheitsfördernde Konzepte vor, positive Gesundheitsziele, die auf einem multidimensionalen Gesundheitskontinuum variieren, zu formulieren und – neben der Bewältigung von Belastungen – die Erhaltung und Förderung der Ressourcen in den Mittelpunkt zu stellen. Der Mensch wird in diesen Konzepten als Person, die das eigene Leben (wieder) selbst gestalten kann, wahrgenommen.[36]

Gesundheitsbetriebe gehen bei der Definition ihrer Leistungen traditionellerweise eher von pathogenetischen Fragestellungen aus. Die Auseinandersetzung mit Gesundheitsbegriffen jenseits der Dichotomie zum Krankheitsbegriff ermöglicht ihnen, ihre Dienstleistungen zu überprüfen und an salutogenetischen Zielsetzungen auszurichten. Angesichts der Änderungen in den Wertorientierungen der Patientinnen können hier Leistungspotenziale erschlossen werden, die den Nutzen der betrieblichen Wertschöpfung für den Kunden erhöhen. Dies entspricht auch der Zielsetzung der Dienstleistungserstellung, die durch die Generierung von Nutzen für den Abnehmer gekennzeichnet ist.

Gesundheitsdienstleistungen werden den *personenbezogenen* Dienstleistungen zugeordnet, da sich auf der Anbieterseite und auf der Nachfragerseite Personen im Prozess der Leistungserstellung als dominante Produktionsfaktoren gegenüberstehen.[37] Nach Nerdinger (1994) lassen sich aufgrund der historischen Wurzeln der Dienstleistung konstante Merkmale in den Beziehungen zwischen den am Dienstleistungsprozess beteiligten Menschen rekonstruieren.

> „Das Problem 'Dienstleistung', der Dienst von Menschen an und für andere Menschen, ist ein sozial-historisches Phänomen, die Begegnung von Menschen als Dienenden und Bedienten hat die Beziehung von Menschen seit Jahrtausenden – vielleicht seitdem Menschen zusammenleben – gekennzeichnet." (Nerdinger 1994: 22)

Historisch gesehen bildet sich der Gesindedienst nach Abschaffung der Sklaverei als feudale Herrschafts- und Arbeitsorganisation aus. Der Gesindedienst ist durch die Unterordnung unter die Hausherrschaft (mit Züchtigungsrecht) und die ständige Arbeitsbereitschaft durch das Fehlen einer geregelten Arbeitszeit gekennzeichnet. Mit zunehmender Industrialisierung entwickelt sich der Dienstbotenberuf immer mehr zu einem Frauenberuf. Die Beziehung zwischen Dienstboten und Bedienten ist durch die Dialektik zwischen Intimität und (sozialer) Distanz aufgrund der gesellschaftlich definierten Standesunterschiede geprägt. Die soziale Distanz wird durch Mechanismen der Depersonalisierung, wie die willkürliche Änderung des Namens als äußeres Symbol der menschlichen

---

[36] Vgl. hierzu auch Wydler et al. (Hrsg. 2010).

[37] Vgl. Nerdinger et al. (2008: 558ff.). Vgl. zur Unterscheidung in personen- und sachbezogene Dienstleistungen, bei denen sich die Leistungserstellung auf ein Objekt des Kunden bezieht, Maleri (1997: 24f.) und Corsten, Gössinger (2007: 35f.).

Identität, ständig reproduziert. Die soziale Unterwerfung und Abgrenzung stehen in untrennbarem Zusammenhang mit der Intimität der Beziehung. Die Arbeit der Bediensteten verlangt häufig eine Überschreitung der Intimgrenzen, wie etwa beim Waschen. Zudem herrscht eine ständige körperliche Präsenz. Um angesichts der Depersonalisierung die eigene Identität zu wahren, entwickeln die Dienstboten Mechanismen der Rebellion, wie etwa Diebstahl oder die Verbreitung von Klatsch. Der entscheidende Wandel vom Dienst zur Dienstleistung wird nach Nerdinger (1994: 44f.) durch den Marktmechanismus herbeigeführt. Durch den Anstieg alternativer Erwerbsmöglichkeiten und einem anwachsenden Nachfrageüberhang ändert sich die Situation der Dienstboten. Das moderne Dienstleistungsverhältnis entsteht. Es ist dadurch gekennzeichnet, dass nicht mehr die gesamte Person totalitär vereinnahmt wird, sondern eine bestimmte Leistung gegen ein geldwertes Äquivalent verkauft wird.

Auch wenn die moderne Dienstleistung ökonomisch als Tausch zwischen gleichberechtigten Partnern konstruiert wird, bleibt dennoch – gerade im Bereich der Gesundheitsdienstleistungen – die Frage offen, ob die Interaktionsbeziehung zwischen den Beteiligten tatsächlich eine Loslösung ihrer Persönlichkeit erlaubt. Nach Nerdinger können Dienstleistungen weitgehend anonym verlaufen. Die Begegnungen sind i.d.R. hochgradig organisierte Situationen, in denen das Verhalten weitgehend ritualisiert abläuft und die Akteure durch ein minimales Involvement gekennzeichnet sind. Im Gegensatz dazu bilden sog. riskante Dienstleistungen weitgehend individualisierte, intime Beziehungen. „Dienstleistungen nähern sich dieser Form, wenn sich Dienstleister und Bediente als individuelle Personen identifizieren und im Laufe der beruflichen Kontakte ein gegenseitiges Wissen ausbilden, das die (weiteren) Begegnungen strukturiert." (Nerdinger 1994: 61)

Vor dem Hintergrund der Überlegung, dass sich die Gesundheitsdienstleistung im Rahmen einer sozialen Interaktionsbeziehung vollzieht, wird das Paradoxon, das mit der Erstellung von Gesundheitsdienstleistungen verbunden ist, deutlich (vgl. Reinspach 2004: 172ff.). Zum einen erfordern die Interaktionen, wie sie z.B. Pflegehandlungen darstellen, ein hohes Maß an Intimität. Um die damit verbundene Nähe zu neutralisieren, werden die Handlungen standardisiert und ritualisiert und insofern entpersonalisiert. Damit die Patientin aber in ihrer spezifischen Verfasstheit und mit ihren Ressourcen wahrgenommen werden kann, ist eine Auseinandersetzung mit der Person erforderlich. Damit begeben sich die am Leistungserstellungsprozess Beteiligten wieder in die Intimitätsfalle einer riskanten Dienstleistungsbeziehung, zumal gemeinhin Empathie mit den Patienten ja als erforderliche Leistungskompetenz der Pflege betrachtet wird. Die ökonomische Tauschebene wird von der sozialen Interaktionsebene überlagert. Die damit verbundenen Gefühle sind integraler Teil der Pflegeleistung und werden damit zu einem Bestandteil des ökonomischen Tausches. Persönliche Zuwendung und Freundlichkeit kennzeichnen als wesentliche Aspekte den Gebrauchswert der Dienstleistung für den Empfänger. Aufgrund des erwarteten Rollenverhaltens werden die Handlungen der Pflegekraft immer in die Nähe einer riskanten

Dienstleistung gerückt. Ein den Gebrauchswert steigerndes Rollenverhalten kann vom Gesundheitsbetrieb als Arbeitgeberin, vom Leistungsempfänger aber auch vom Rollenträger selbst – vor dem Hintergrund des eigenen professionellen Anspruchs – eingefordert werden. Für die Pflegekraft kann das geforderte Verhalten zu subjektiv erlebten Widersprüchen führen, wenn sie etwa Gefühle des Ekels und der Wut in der Interaktion empfindet und diese rollenkonform unterdrücken muss. Hochschild (1990) hat für diese „Kommerzialisierung der Gefühle" in der personenbezogenen Dienstleistung den Begriff der „Emotionsarbeit" geprägt.

Emotionsmanagement in der Gesundheitsdienstleistung

Emotionsarbeit beschreibt den Versuch in einer sozialen Situation den Gefühlsausdruck in Übereinstimmung mit den für die Situation angemessenen Gefühlsregeln zu bringen. Hochschild unterscheidet dabei die Gefühlsarbeit, die wir in der privaten Lebenswelt, etwa im Umgang mit kleinen Kindern, täglich leisten (Emotional Work) von der Gefühlsarbeit am Arbeitsplatz (Emotional Labour). Die Mechanismen der *Emotional Work* werden in der Sozialisation erworben und helfen uns unsere privaten Beziehungen zu regeln. *Emotional Labour* dagegen ist Bestandteil der Dienstleistung und wird vom Kunden und auch vom Arbeitgeber im Rahmen einer ökonomischen Tauschbeziehung eingefordert. Auf einen ungehaltenen Patienten ruhig und freundlich zu reagieren, während man innerlich aber gekränkt oder wütend ist, bedeutet Anstrengung, Arbeit. Diese zu leisten, entspricht auch dem professionellen Selbstverständnis der Mitarbeiterin.

Nach Hochschild können im Sinne eines *Oberflächenhandelns* (Surface Acting) die erwarteten Gefühle ohne innere Beteiligung nach außen dargestellt werden. Die Pflegekraft verhält sich freundlich gegenüber dem aufgebrachten Patienten, auch wenn sie sein Verhalten für völlig unangemessen hält. Die erwarteten Gefühle werden also ohne innere Beteiligung nach außen dargestellt. Wenn die gezeigten Gefühle in Widerspruch zu den erlebten Gefühlen stehen, wirkt der Gefühlsausdruck unauthentisch und misstrauenserweckend. Dies kann durch das innere *Tiefenhandeln* (Deep Acting) in Form der Manipulation der eigenen Gefühle vermieden werden (vgl. Hochschild 1990: 53ff.). Deep Acting setzt auf der mentalen Ebene an. Situationen werden umgedeutet, neu gerahmt. Mentale Bilder und Vorstellungen werden erzeugt, die mit den erwarteten, normenkonformen Gefühlen verbunden sind. Aus dem schwierigen Patienten wird dann vielleicht ein quengeliges Kind, mit dem man geduldig sein muss oder man vergegenwärtigt sich die erwarteten Gefühle, indem man sich an eine Situation erinnert, in der man diese Gefühle, etwa der Trauer, tatsächlich empfunden hat. Neben diesen mentalen Methoden stellt das Einfühlen in die andere Person eine weitere Technik dar, eigene Gefühle an fremde Erwartungen anzupassen. Entspannung als körperbezogene Technik schließlich unterstützt den Abbau der Körperspannung, die mit Gefühlen der Wut oder der Angst verbunden ist.

Nach Hochschild führt die Manipulation der Gefühle zur Selbstentfremdung und in Folge zu Burnout. Der Zusammenhang ist allerdings empirisch nicht ausreichend belegt. Nach empirischen Untersuchungen sind insbesondere zwei Aspekte, nämlich eingeschränkter Handlungsspielraum und Rollenambivalenz, Burnout förderlich. Die positive Integration der Gefühlsarbeit in die berufliche Rolle, verbunden mit der Fähigkeit zu einer angemessenen Rollendistanz, scheint damit die Entfremdungstendenzen zu verhindern (vgl. Nerdinger 1994: 165ff.). Forschungsergebnisse zum psychischen Stress in der Krankenpflege zeigen, dass sich das Bewusstsein, die eigenen Gefühle und die Gefühle der Patientinnen beeinflussen zu können, identitätsfördernd auf das Selbstwertgefühl der Pflegenden auswirkt. Die Fähigkeit zum *Emotionsmanagement* wird damit als positive berufliche Kompetenz gewertet. Insofern kann dem Emotionsmanagement sogar ein Burnout verhindernder Effekt zugeschrieben werden.[38]

Emotionsmanagement als angemessener Umgang mit den eigenen und mit den Gefühlen der zu Pflegenden stellt einen integralen Bestandteil der Dienstleistung dar und das nicht erst seit das Thema der Kundenorientierung Einzug in die Gesundheitsbetriebe gehalten hat. Patienten haben ein Recht auf eine Dienstleistung, die den sozialen Umgangsformen entspricht und die Pflegekräfte haben ein Recht auf den Ausdruck ihrer individuellen Persönlichkeit und auf die Unterstützung beim Umgang mit strukturell angelegten Rollenkonflikten. Der gelingende Umgang mit Gefühlen in der Pflege ist damit nicht eine individuelle Angelegenheit der einzelnen Pflegekraft, sondern ist Führungsaufgabe des Managements.

Das Konzept eines *systematischen Emotionsmanagements* (vgl. Reinspach 2004: 172ff.) setzt an unterschiedlichen betrieblichen Ebenen an und thematisiert unternehmenspolitische, personalpolitische und strukturelle Aspekte (vgl. Abb. 3.14).

Aufgabe der *Unternehmenspolitik* ist es, betriebsübergreifende *Strategien* und *Ziele* im Rahmen eines systematischen Emotionsmanagements zu formulieren. Im Rahmen einer *Ist-Analyse* wird dabei zunächst überprüft, inwiefern das Thema in der Kultur des Unternehmens verankert ist, wo besondere Problemlagen auftreten und welche Maßnahmen bereits in diesem Zusammenhang realisiert werden. Ein klassisches Instrument im Rahmen der Ist-Analyse stellt die Befragung dar. D.h. im Rahmen einer Patienten-Befragung geht es darum, die Erwartungen der Leistungsnehmer im Hinblick auf den gewünschten Umgang zu erfassen. Ebenso können sich aus Mitarbeiterbefragungen Informationen zum derzeitigen Umgang mit Gefühlen in der Pflegearbeit und Hinweise auf vorhandene Probleme und Unterstützungsbedarf ergeben.

Weitere Analysen können sich z.B. auf Pflegeinteraktionen beziehen, die als besonders kritisch und belastend erlebt werden. Die Analysen geben auch hier erste Hinweise, wo Strukturen und Verfahren entwickelt werden müssen, um diese Situationen zu entschärfen und wo gegebenenfalls Schulungsbedarf für die Mitarbeiter besteht. Die durchgeführten Untersuchungen zur Ist-Analyse bilden die Basis zur Formulierung von Strategien und Normen im Rahmen der Emotions-

---

[38] Vgl. Büssing (1999) und die dort angegebene Literatur.

arbeit und bilden den Ausgangspunkt für die Umsetzung in *Maßnahmen*. Um Rollenambivalenz zu vermeiden, müssen die Erwartungen des Betriebes im Umgang mit Emotionen klar benannt sein. Zentral für ein gelingendes Emotionsmanagement ist es, dass die Normen und Standards im Umgang mit den Patienten gemeinsam mit den Mitarbeitern entwickelt werden, damit diese sie auch in ihr professionelles Selbstverständnis integrieren können.

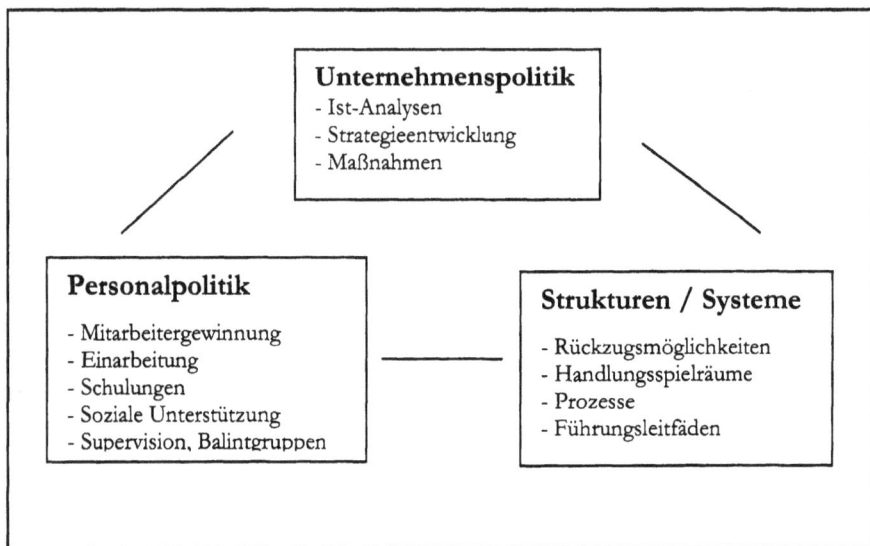

Abb. 3.14:   Systematisches Emotionsmanagement

Im Rahmen der *Personalpolitik* geht es bei der *Mitarbeitergewinnung* auf der individuellen Ebene darum, Mitarbeiter auszuwählen, die neben den fachlichen Kompetenzen auch soziale Kompetenzen mitbringen. Analysen zu dienstleistungsspezifischen Anforderungen am Arbeitsplatz zeigen, dass bestimmte soziale Kompetenzen, wie etwa Expressivität, Eigeninitiative, Gelassenheit und Kontaktfähigkeit erforderliche Verhaltensdimensionen in der Dienstleistungserstellung darstellen. Mitarbeiter, die sich durch diese Merkmale auszeichnen, können die gestellten Anforderungen besser bewältigen und scheinen damit auch besser vor psychischem Stress geschützt zu sein (vgl. Nerdinger 1994: 282ff.).

Auch im Rahmen der *Einarbeitung* ist ein besonderes Augenmerk auf den Umgang mit Gefühlen in der Leistungserstellung zu legen. Die Unterstützung durch einen *Mentor* ist hier ein sinnvolles Konzept, das neben fachlichen Inhalten auch den Raum für die Thematisierung und Bearbeitung emotional sensibler Ereignisse schafft. Ein zentraler Baustein im Rahmen der Personalpolitik stellen ferner *Schulungen* und *Trainings* dar. Grundsätzlich geht es darum, alle Mitarbeiter im Unternehmen für das Thema Emotionsarbeit zu sensibilisieren. Im Rahmen von Schulungen werden kritische Situationen analysiert und alternative Lösungsmöglichkeiten und Handlungsansätze gesucht. Untersuchungen belegen, dass Mitarbeiter solche Trainings in der Regel als hilfreich erleben, wenn sie Hilfestellung für schwierige Situationen bekommen (vgl. Nerdinger 1994: 295ff.).

Ein weiterer zentraler Aspekt zur Reduzierung von Belastungen stellt die *soziale Unterstützung* von Kollegen dar. Der Austausch mit Kollegen erfolgt häufig informell, etwa in Pausen oder beim gemeinsamen Mittagessen. Voraussetzung hierfür ist, dass die betriebliche Kultur es zulässt, über Gefühle am Arbeitsplatz zu sprechen und negative Empfindungen auch gegenüber Patienten nicht tabuisiert werden müssen. Eine weitere Möglichkeit, die soziale Unterstützung der Kollegen systematisch zu gewinnen, stellt die Etablierung von *Supervisions- und Balintgruppen* dar, in denen die Gelegenheit besteht, schwierige Interaktionssituationen mit fachlicher oder kollegialer Beratung zu bearbeiten. Eine Unternehmenskultur, die Emotionsmanagement als integralen Bestandteil der Leistungserfüllung sieht, ermöglicht es, die nötigen *Freiräume* und *Rückzugsmöglichkeiten* dafür zu schaffen.

Ob die nötigen Freiräume gegeben werden, ist abhängig von den betrieblichen *Strukturen und Prozessen*. Wie bereits bei der Ist-Analyse ausgeführt, sind besonders belastende Interaktionssituationen auf strukturelle Aspekte hin zu untersuchen und Verfahren zu entwickeln, die die Mitarbeiterinnen bei der Bewältigung der emotionalen Anforderungen ihrer Aufgabe unterstützen. Im Rahmen der strukturellen Aspekte kommt der Gestaltung des *Handlungsspielraumes* eine besondere Bedeutung zu, wie die Studien zur Burnout-Prophylaxe zeigen. Obwohl Standards und Abläufe beschrieben werden müssen, um die Qualität in der Prozessphase der Leistungserstellung zu gewährleisten, müssen z.B. den Pflegekräften in der Ausführung ihrer Tätigkeiten autonome Gestaltungsräume – gerade auch im Umgang mit belastenden emotionalen Situationen - zugestanden werden.

Die Gesundheitsbetriebe sind meist sehr darum bemüht, Prozesse zu bereinigen und Arbeitsabläufe optimal zu modellieren, um unnötige Arbeitsschritte zu vermeiden. Mit der Bereinigung der *Prozesse* ist in der Regel jedoch auch eine Arbeitsintensivierung verbunden. Übersehen wird bei diesem Vorgehen, dass scheinbar unproduktive Handlungen, wie das Holen eines zunächst vergessenen Pflegeartikels, entlastende Funktionen haben. Das kurzzeitige Herausgehen aus einer Interaktion dient häufig der psychischen Hygiene in einer schwierigen emotionalen Dienstleistungssituation und hilft so die nötige Rollendistanz wieder aufzubauen.

Und schließlich gilt es in einem systematischen Emotionsmanagement auch die *Führung* für das Thema zu sensibilisieren. Gerade Führungskräfte selbst sind in ihrer Aufgabenerfüllung in besonderem Maße mit Emotionsarbeit konfrontiert. Im Rahmen ihrer Tätigkeit beeinflussen sie die Gefühle ihrer Mitarbeiter, indem sie diese z.B. motivieren und loben. Sie sind aber auch gezwungen ihre eigenen Gefühle im Umgang mit Kollegen und Mitarbeitern zu kontrollieren. Auch hier ist es hilfreich, den Führungskräften Strukturen und Verfahren, etwa in Form von Leitfäden, an die Hand zu geben, die ihnen z.B. im Mitarbeitergespräch helfen, emotional belastende Situationen der Mitarbeiter zu erkennen und diesen die nötige Unterstützung auf struktureller und personeller Ebene zukommen zu lassen. Die Bedeutung gelingender Emotionsarbeit wird auch deutlich, wenn man sich die Phasen der Dienstleistungserstellung betrachtet.

Phasen der Dienstleistungserstellung

Gesundheitsleistungen als personenbezogene Dienstleistungen sind durch *Immaterialität* in der Angebots- und Wirkungsdimension und das *Uno-actu-Prinzip* gekennzeichnet. Leistungserstellung und Leistungsabgabe laufen synchron ab. Gesundheitsleistungen sind nicht lagerfähig. Dadurch, dass sie im Prozess zwischen zwei bestimmten Personen entstehen, sind sie individuell und unwiederbringlich. Die Empfängerin der Leistung ist in den Leistungserstellungsprozess unmittelbar, also räumlich und zeitlich integriert. Von ihrer Mitwirkung hängen im Wesentlichen der Verlauf und das Ergebnis der Dienstleistungserstellung ab (vgl. Corsten 1994: 44ff.). Dies kann man sich anhand der drei Phasen der Dienstleistungserstellung verdeutlichen (vgl. Meyer, Blümelhuber 1994: 6f., Corsten, Gössinger 2007: 128ff.).

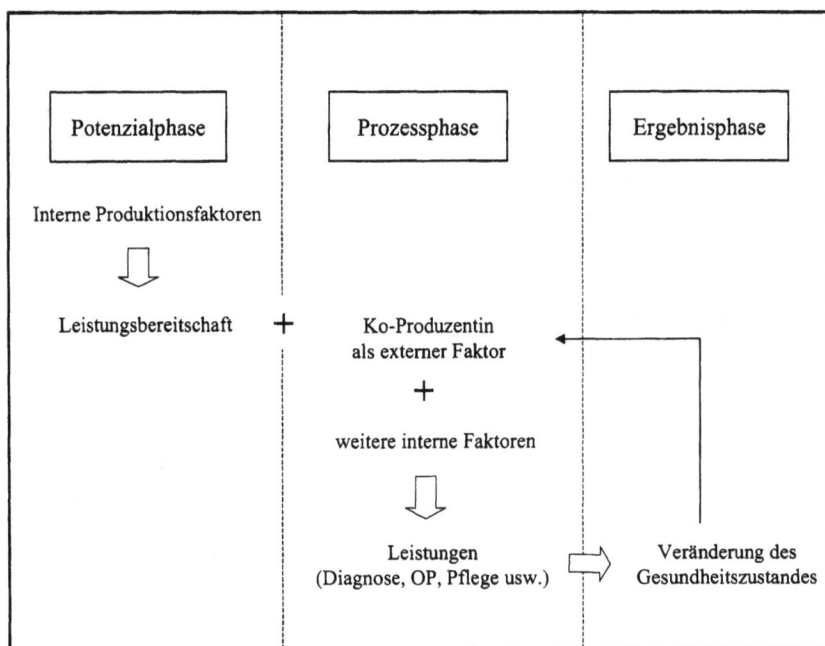

Abb. 3.15: Phasen der Leistungserstellung von Gesundheitsbetrieben

In der *Potenzialphase* werden die Leistungsbereitschaft und die Leistungsfähigkeit für die Dienstleistung aufgebaut. Der Gesundheitsbetrieb stellt die Räumlichkeiten, Betriebsmittel und Mitarbeiterpotenziale bereit und signalisiert Leistungsbereitschaft (vgl. Abb. 3.15). In dieser Phase ist die Dienstleistung immateriell, da sie lediglich ein *Leistungsversprechen* darstellt. Die potenzielle Kundin geht davon aus, dass im Notfall alles für ihre Behandlung bereit steht. Die Potenzialphase dokumentiert für die Patientin insofern einen *Bereitstellungsnutzen*. Zum Beanspruchungsnutzen werden die Potenziale erst, wenn das Leistungsversprechen eingelöst wird und die Kapazitäten tatsächlich in Anspruch genommen werden können. Der Potenzialphase kommt damit erhebliche Marketingwirkung zu, da sich die Patientin durch die vorgehaltenen Potenziale, etwa in Form der Technologieausstattung, ein Bild vom *Beanspruchungsnutzen* macht. Sind die vorgehaltenen Potenziale aber zu gering und kann der wahrgenommene Bereitstellungsnutzen nicht in den Beanspruchungsnutzen übergeführt werden, so hat dies imageschädigende Wirkungen für den Gesundheitsbetrieb. Eine Überdimensionierung der vorgehaltenen Potenziale dagegen führt zu einer mangelnden Auslastung etwa der vorgehaltenen Betten in einem Krankenhaus und damit zur Entstehung von sog. Leerkosten, da die Fixkosten der Vorhaltung nicht in die unmittelbare Leistungserstellung eingehen. Einerseits erlaubt eine hohe Leistungsbereitschaft also ein flexibles Reagieren auf Marktanforderungen, andererseits kann hier eine Quelle für Unwirtschaftlichkeit liegen.

Die zweite Phase kennzeichnet die *Prozessdimension* und umfasst den Leistungserstellungsprozess der Dienstleistung. In dieser Phase tritt zu den internen Produktionsfaktoren, wie den Betriebsmitteln und dem Personal, der Kunde, an dem und mit dem die Dienstleistung erstellt wird, als zentraler *externer Faktor* und Ko-Produzent der Dienstleistung hinzu. Durch die Kombination der Faktoren zu Diagnose-, Therapie- und Pflegeleistungen wird eine Veränderung des Gesundheitszustandes, der sich am Ko-Produzenten konkretisiert, erreicht.[39] Durch die jeweilige Individualität und situative Verfasstheit der am Prozess beteiligten Personen wird die Leistung einzigartig und unwiederbringlich. Je nach dem Ausmaß der Einbeziehung des Kunden werden Aspekte des Leistungserstellungsprozesses internalisiert oder externalisiert.

Im Rahmen der *Internalisierung* wird der Patientin sehr wenig Mitwirkung zugestanden bzw. abverlangt. Der Verlauf und die Handlungen der Dienstleistungserstellung werden weitgehend von der Mitarbeiterin bestimmt. Damit erhöht sich zwar deren Kontrolle über den Prozess, der beteiligte Patient wird aber verobjektiviert und in einer passiven Rolle gehalten. So ist es etwa zeitsparender, wenn die Pflegekraft die Patientin selbst wäscht, anstatt sie anzuleiten und bei der Selbstpflege zu unterstützen. Auch vom Ergebnis her wird sicherlich ein höherer Sauberkeitsstandard erzielt, mit den Vorstellungen einer aktivierenden Pflege ist dieses Vorgehen aber nicht vereinbar.

Bei der *Externalisierung* wird der Patient in die Dienstleistungserstellung, soweit es seinen Fähigkeiten und Wünschen entspricht, mit einbezogen. Als handelndes

---

[39] Corsten (1994: 103ff.) geht von einer Mehrstufigkeit im Leistungserstellungsprozess aus, wobei die Vorkombination die Potenzialphase und die Endkombination die Prozess- und Ergebnisphase umfasst. Zu den Stufen der Dienstleistungsproduktion vgl. auch Maleri (1997) und Corsten, Gössinger (2007: 148).

Subjekt übernimmt er Anteile der Leistungserstellung und bestimmt im Wesentlichen den Verlauf und das Ergebnis mit. Gerade im Bereich der Gesundheitsdienstleistungen ist eine Gestaltung der Dienstleistungserstellung unter Berücksichtigung möglicher Parameter der Externalisierung von besonderer Bedeutung für die Zielerreichung und korrespondiert mit den Theoriebildungen zu einer aktivierenden Pflege. So zielt eine ganzheitlich-fördernde Prozesspflege auf die Förderung der Ressourcen der Patientin zur Erhaltung oder Wiedererlangung von Unabhängigkeit und Wohlbefinden.[40] Natürlich gibt es auch Patientinnen, die an einer aktiven Mitwirkung wenig interessiert sind und die Pflegehandlung lieber passiv über sich ergehen lassen. Ob die Zielsetzung des Pflegeprozesses erreicht wird, ist abhängig von der Ausgestaltung der Interaktion zwischen den Beteiligten und hat Auswirkungen auf das Ergebnis der Dienstleistung.

In der *Ergebnisdimension* konkretisiert sich erneut die Immaterialität der Dienstleistung. Zwar kann das Ergebnis einer Dienstleistung auch materielle Bestandteile aufweisen, etwa in Form eines neuen Verbandes, konstituierend ist jedoch die erzielte Wirkung, also etwa das wiedergewonnene Wohlbefinden. Hier wird auch die Problematik der *Qualitätsbeurteilung* von Gesundheitsdienstleistungen deutlich. Während in der Potenzialphase die *Strukturqualität* (vgl. Donabedian 1980) im Vordergrund steht und durch materielle Indikatoren, wie Ausstattung oder Qualifikation der Mitarbeiterinnen, noch vergleichsweise objektiv gemessen werden kann, dominieren in der Prozess- und Ergebnisphase die subjektiven Beurteilungen der Patientinnen. Zwar können auch zur *Prozess- und Ergebnisqualität* objektivierbare Kriterien (z.B. Orientierung an Standards, Transparenz der Abläufe, Inanspruchnahme des Zeitbudgets des Patienten) angegeben werden, zentral bleiben aber die Erwartungen des Patienten. Die Bewertung der Wirkung einer Dienstleistung bleibt letztlich der subjektiven Beurteilung der Patientin überlassen. Und diese ist wiederum davon abhängig, wie die Interaktion zwischen den Beteiligten im Prozess gestaltet wurde.[41]

Zielsetzung der personenbezogenen Dienstleistungsproduktion ist die Stiftung eines substanziellen Nutzens durch Veränderung, Erhaltung, Steigerung und Wiederherstellung eines Zustandes (vgl. Corsten 1990: 38f.). Nach Kaplan und Norton (1997: 71ff.) besteht die Hauptaufgabe der Leistungserstellung darin, Wertangebote für den Kunden zu generieren. Das Wertangebot eines Produktes setzt sich aus den Produkt- und Serviceeigenschaften, der Gestaltung der Kundinnenbeziehungen sowie dem Image und der Reputation zusammen. Der Wert der Dienstleistung bemisst sich daran, inwiefern die Produkteigenschaften die Erwartungen bezüglich Zeit, Preis, Qualität und Funktionalität erfüllen. Die Image- und Reputationsdimension steht für die immateriellen Faktoren, die den Betrieb für den Kunden attraktiv machen. Wenn ein Gesundheitsbetrieb etwa in

---

[40] Vgl. Krohwinkel (1993: 21f., 1998: 134ff., 2001: 28ff.).

[41] Vgl. zu den Qualitätsdimensionen auch Schmutte (1998: 91ff.) sowie Corsten, Gössinger (2007: 276ff.) und die dort angegebene Literatur.

dem Ruf einer kompetenten Beratung steht, erhöht das den Wert der Dienstleistung für den Kunden.

Zusammenfassend kann festgehalten werden, dass die zentrale Aufgabe des Managements von Gesundheitsbetrieben im Produkt-Markt-Bereich die Gestaltung von Dienstleistungen und Leistungserstellungsprozessen ist, die einen Nutzen bzw. einen Wert für die Kundinnen generieren. Die relevanten Parameter stellen hier die Produkteigenschaften und das Image des Unternehmens dar. Insbesondere die Gestaltung der Phasen der Dienstleistungserstellung und der Interaktionen in der Prozessphase bieten Ansatzpunkte, um einen Wert für die Patientin zu stiften. Die Auseinandersetzung mit dem Gesundheitsbegriff als inhaltliche Determinante der Gesundheitsleistung bildet die Grundlage für die Leistungsgestaltung und bietet die Möglichkeit zusätzliche wertsteigernde Leistungsdimensionen etwa im kulturellen und sozialen Bereich zu erschließen.[42] Der Produkt-Markt-Bereich bietet damit den Gesundheitsbetrieben die Möglichkeit Erfolgspotenziale jenseits der bestehenden Produktpalette aufzubauen.

3.5.2 Bausteine des Wissensmanagements

Um Erfolgspotenziale im Leistungsbereich entwickeln zu können, ist eine systematische Auseinandersetzung mit den Ressourcen als weitere inhaltliche Dimension eines strategischen Managements von Gesundheitsbetrieben erforderlich. Neben den traditionellen Ressourcen der Finanzen und des Personals (vgl. Kap. 3.6) ist die Auseinandersetzung um das Wissen von Organisationen als zentrale Ressource zur Alimentierung der Entwicklungsfähigkeit von besonderer Bedeutung (vgl. Kap. 2.6). Information ist nicht mehr eine exklusive Ressource, die der Unternehmensleitung vorbehalten bleibt, sondern wird dezentral über die gesamte organisatorische Wissensbasis generiert und genutzt. Nach Willke (1998: 64) ist das Wissensmanagement ein kontinuierlicher Prozess, der die gesamte Organisation umfasst. Der informierte Unternehmer wird durch die intelligente Unternehmung ersetzt.

Mit der Orientierung an Wissen wird der Fokus des strategischen Managements vom Market-based zum Resource-based View of Strategy verschoben.[43] Der Blick richtet sich damit auf die internen und im Wettbewerb schwer imitierbaren Potenziale und Kernkompetenzen des Unternehmens. Wissen stellt nicht nur einen zentralen Inputfaktor im Leistungserstellungsprozess dar, sondern führt als Ergebnis zu immer intelligenteren Produkten und Problemlösungen. Der Siegeszug des Wissensmanagements in Betrieben wird durch die Entwicklung der Informations- und Kommunikationstechnologien ermöglicht und unterstützt.

---

[42] Vgl. z.B. zur Erweiterung des Leistungsangebotes im Krankenhaus um kulturelle Aspekte der Gesundheitsförderung Bollinger (1998).

[43] Vgl. zu einem Überblick der Ansätze z.B. Bea, Haas (2009: 28ff.).

Durch die Veränderung der traditionellen hierarchischen Strukturen mit taylo-ristischer Arbeitsteilung hin zu Prozess- und Teamorientierung sowie Selbstor-ganisation werden zudem die organisatorischen Voraussetzungen für die Imple-mentierung eines systematischen Wissensmanagements geschaffen (vgl. Bea, Haas 2001: 342ff.). Dem Kreislauf des Wissensmanagements folgend (vgl. Abb. 2.8) können in den einzelnen Bausteinen unterschiedliche Instrumente und Maßnahmen zur Anwendung kommen.

Instrumente des Wissensmanagements

Im ersten Baustein des Wissensmanagements werden die *Wissensziele* für den Gesundheitsbetrieb formuliert. Diese legen auf strategischer und operativer Ebene fest, welche Wissenspotenziale für den Betrieb generiert werden müssen, um die Unternehmensziele erreichen zu können. Probst et al. (1999: 82f., 2010: 34ff.) verweisen darauf, dass die Instrumente zur Definition strategischer Wis-sensziele noch weitgehend in den Anfängen stecken. Grundsätzlich können aber hier die Instrumente der unternehmenspolitischen Strategieentwicklung zur An-wendung kommen. So können etwa in einem *Wissensleitbild* grundsätzliche Aus-sagen zum Wissensmanagement gemacht werden. Durch die Formulierung eines Leitbildes für diesen Bereich wird die Bedeutung des Themas für den Gesund-heitsbetrieb verdeutlicht und in eine kommunizierbare Form gebracht. Mithilfe der Systematik der Portfolio-Analyse können die Fähigkeiten des Unternehmens in einer *Fähigkeitenmatrix* systematisiert und Normwissensstrategien abgeleitet werden. Je nach Ausmaß der Wissensnutzung und des Wissensvorsprungs, den die Potenziale aufweisen, stellen sie brachliegende Fähigkeiten, die angewendet werden müssen, Hebelfähigkeiten, die auf andere Anwendungen übertragbar sind, Basisfähigkeiten, die bewahrt und aufgewertet werden müssen oder wertlo-se Fähigkeiten, die aufzugeben sind, dar. Die Abstimmung zwischen den strate-gischen und operativen Wissenszielen kann durch das Instrument des „Manage-ments by Knowledge Objektives" unterstützt werden (vgl. Probst et al. 2010: 55).

Als Grundlage zur Formulierung und Ableitung strategischer und konsistenter operativer Wissensziele können zudem die Zielsetzungen, die im Unternehmen für die einzelnen Perspektiven und Geschäftsbereiche in der *Balanced Scorecard* entwickelt werden, dienen (vgl. Kap. 3.4.2). Dieses Vorgehen bietet sich an, da in diesem Instrument der strategischen Steuerung mit der Dimension des Lernens die Wissensdimension explizit berücksichtigt wird. So können etwa im Hinblick auf die unternehmenspolitische Zielsetzung der Kundenorientierung konkrete Wissensziele bezüglich der Kundinnenerwartungen und deren Zufriedenheitssta-tus formuliert werden. Die Geschäftsbereichszielsetzung der Produktentwick-lung – wie im Beispiel zur Balanced Scorecard aufgeführt – kann zu Wissensstra-tegien im Bereich der Branchenanalyse und Marktforschung führen.

Vor dem Hintergrund der formulierten Zielsetzungen geht es im nächsten Schritt darum, Wissenstransparenz durch die *Identifikation* der Wissensbestände herzustellen. Sehr häufig weiß der Gesundheitsbetrieb nicht, was er weiß. Das bedeutet, dass im Unternehmen keine genaue Kenntnis vorliegt, welches Wissen bei den einzelnen Mitarbeiterinnen oder Teams im Hinblick auf spezifische Problemlösungen vorhanden ist. Dies gilt häufig auch für das Wissensumfeld. Die Transparenz der Wissensbestandteile muss deshalb sowohl für interne als auch externe Wissensbestände hergestellt werden. Dies kann mit Hilfe von sog. Wissenskarten geschehen. *Wissenskarten* stellen nach Eppler (1997: 10ff.) Verzeichnisse dar, die Wissensträger, Wissensbestände, Wissensstrukturen, Wissensquellen oder Wissensanwendungen dokumentieren. In Form der „Gelben Seiten" werden die spezifischen Kompetenzen der einzelnen Mitarbeiterinnen und Teams erhoben und katalogisiert. Je nach Aufgabenstellung können die zur Verfügung stehenden Spezialisten identifiziert und als „Problemlöser" in Anspruch genommen werden. Ebenso können Experten und Informationsquellen aus dem Umfeld in diese Systematik aufgenommen werden. Die Bestandsaufnahme in diesen Karten ist niemals abgeschlossen und muss ständig aktualisiert werden.

Um einzelne Wissensbestände systematisch zu erheben, schlägt Willke (1998: 100ff.) die Verwendung von Mikroartikeln vor. In Form von *Mikroartikeln* dokumentieren die einzelnen Mitarbeiter oder Gruppen ihre Lernerfahrungen etwa in Projekten und stellen sie über Intranet in die organisatorische Wissensbasis ein. Zur Unterstützung und Routinierung kann eine allgemeine Gliederung bzw. einheitliche benutzerfreundliche Maske entworfen werden. Durch die Nutzung der Artikel und das Feedback zu den Inhalten wird nicht nur die organisatorische Wissensbasis erweitert, es werden auch Lernprozesse bei den einzelnen Wissensträgern angestoßen. Im Sinne eines Benchmarking können die Wissensbestandteile intern verglichen und eine Orientierung an den Best Practices gefördert werden. Das Benchmarking kann zudem als Instrument zur Aufdeckung von Wissenslücken des Betriebes im Vergleich mit anderen Unternehmen herangezogen werden (vgl. Probst et al. 1999: 105ff., 2010: 61ff.).

Die Identifikation von Wissenslücken führt im nächsten Schritt zu Maßnahmen des *Wissenserwerbs*. Der Erwerb von Wissen kann sich auf das Wissen externer Wissensträger, Wissen anderer Firmen, Stakeholderwissen sowie den Einkauf von Wissensprodukten in Wissensmärkten beziehen (vgl. Probst et al. 1999: 149ff., 2010: 90ff.). *Wissensmärkte* stellen keine klassischen Beschaffungsmärkte dar. Sie sind durch eine hohe Intransparenz gekennzeichnet und beruhen oft auf persönlichen Beziehungen. Die Produkte sind schwer zu vergleichen, da sie meist nur Potenziale darstellen. Innovative Verfahren sind häufig lizenziert, und begabte Nachwuchswissenschaftlerinnen treten auf dem Bewerbermarkt erst gar nicht in Erscheinung. Vor diesem Hintergrund ist ein gezieltes Mitarbeiterrecruiting zu betreiben, das bereits an den Hochschulen und Ausbildungsstätten systematisch ansetzt und eher auf das Auffinden von Entwicklungspotenzialen und weniger an einem exakten Kompetenzprofil ausgerichtet ist. Unter dem Stichwort *Diversity Recruiting* versucht man etwa in den USA Mitarbeiterinnen mit extrem unterschiedlichem fachlichem und kulturellem Hintergrund einzustellen, um durch die importierte Vielfalt die betriebliche Problemlösungskapazität zu erhöhen (vgl. Köhler-Braun 1999: 188ff.).

Das Wissen anderer Unternehmen wird i.d.R. dadurch gewonnen, dass man versucht, mit Hilfe von Headhunter-Firmen entsprechende Mitarbeiterinnen abzuwerben. Die Akquisition kleiner innovativer Betriebe durch Großunternehmen oder das Eingehen von strategischen Kooperationen zielen ebenfalls darauf ab, externe betriebliche Wissensbestände zu erwerben. Bei der Gewinnung von *Stakeholder-Wissen* geht es nicht nur um Wissen über die Anspruchsgruppen, sondern auch um das Wissen der Stakeholder. Kundenideen stellen mittlerweile die größte Innovationsquelle der Unternehmen dar. So kann mit Befragungen Wissen über die Erwartungen der Patientinnen erworben werden. Da diese aber im Leistungsprozess aktiv eingebunden sind, sind nicht nur das Wissen über sie, sondern deren Wissensbestände selbst für den Verlauf und das Ergebnis der Behandlung relevant und setzen eine gelingende Kommunikation im Prozess voraus. Der Erwerb von Wissensprodukten bezieht sich hauptsächlich auf den Kauf immateriell-rechtlicher Produkte. So können etwa die patentierten Forschungs- und Entwicklungsanstrengungen anderer Gesundheitsbetriebe über Lizenzverträge genutzt werden.

Durch den Wissenserwerb gelangt neues Wissen in den Betrieb und erweitert die organisatorische Wissensbasis. Diese gilt es im nächsten Schritt durch die Generierung von Wissen weiter zu entwickeln. Die *Entwicklung* neuen Wissens geschieht klassischer Weise durch die Forschungsbemühungen des Betriebes. Viele Unternehmen richten sog. *Think Tanks* ein, in denen die Intelligenz des Betriebes zur Entwicklung kritischen Wissens und kritischer Fähigkeiten gebündelt wird (vgl. Probst et al. 1999: 206, 2010: 111). Da viele Gesundheitsbetriebe nicht über ausreichende finanzielle und personelle Ressourcen für eigene Forschungstätigkeiten verfügen, bieten sich hier Kooperationen mit Hochschulen oder anderen Betrieben zu anwendungsbezogenen Fragestellungen an.

Betriebsintern kann Wissen durch die Förderung individueller und kollektiver Lernprozesse generiert werden. Gruppenkonzepte, wie Lernstatt oder Qualitätszirkel[44] eignen sich dazu, dass die Mitarbeiterinnen selbstorganisiert an betrieblichen Themen arbeiten und Lösungswissen generieren. Die *Lernstatt* wurde ursprünglich entwickelt, um ausländische Mitarbeiterinnen in das betriebliche Geschehen zu integrieren. Die Prozesskomponente und soziale Aspekte stehen bei diesem Konzept im Vordergrund. Die moderierenden Lernstattmethoden finden im Konzept der *Qualitätszirkel*, die ursprünglich sehr instrumentell ergebnisorientiert angelegt waren, mittlerweile verstärkt Anwendung, so dass man davon ausgehen kann, dass sich beide Konzepte immer mehr annähern.

Häufig liegt das Wissen auch bereits implizit vor. Mit der Methode des *Story Tellings* werden Organisationsmitglieder zu ihren Erfahrungen bezüglich wichtiger Ereignisse befragt und deren kontextspezifische Erfahrungen und multiple Perspektiven erfasst. Die wichtigsten Aussagen aus den Berichten werden ausge-

---

[44] Vgl. zu einem Überblick von Lernstatt und Qualitätszirkel als Konzepte der Organisationsentwicklung v. Rosenstiel et al. (Hrsg. 1987).

wählt und in Workshops vorgestellt. Als lebendiges Dokument umfasst es sozial konstruierte Bedeutungsinhalte und regt Diskussionen an, die vor dem Hintergrund der Reflexion der Erfahrungsgeschichten neues Wissen in der Organisation generieren. Grundsätzliche Voraussetzung zur Entwicklung von Wissen ist die Schaffung von Freiräumen für kreative Prozesse. Im Sinne einer kontextuellen Steuerung können die Mitarbeiterinnen selbstorganisierend an neuen *Projekten* und Themen arbeiten, die eher langfristig ausgerichtet sind. Durch die Freistellung für selbstgewählte Projekte, etwa in Form eines *Sabbaticals*, erhöht sich die Motivation der Mitarbeiterinnen, sich mit entwicklungsorientierten betrieblichen Themen kreativ auseinander zu setzen.

Damit das entwickelte Wissen genutzt werden kann, muss es im nächsten Schritt in der Organisation verteilt werden. Im Rahmen der *Wissensverteilung* ist zu klären, welches Wissen in welchem Umfang von welchen Mitarbeitern oder Teams wann gebraucht wird (vgl. Probst et al. 2010: 139ff.). Die Verteilung von Wissen erfolgt im Betrieb zunächst durch die *Sozialisation* (neuer) Mitarbeiter im Hinblick auf die Praktiken der spezifischen betrieblichen Lebenswelt der Organisation oder Abteilung. Im Rahmen der *Personalentwicklung* kann die Wissensmultiplikation zentral über Schulungen erfolgen oder dezentral über Arbeitsgruppen. Die Mitglieder der Arbeitsgruppen zu einem Thema moderieren selbst wieder neue Arbeitsgruppen und so fort. Gleich einem Schneeballsystem werden damit relevante Wissensinhalte dezentral über die gesamte Organisation verteilt. Neben diesen personenzentrierten Maßnahmen sind dokumenten- oder datenbasierte Methoden der Wissensverteilung bedeutsam. In (elektronischen) Betriebshandbüchern können erprobte Prozeduren sowie Verfahren für Ausnahmefälle je nach Bedarf abrufbar gemacht werden. Um den Wissensfluss im Unternehmen zu unterstützen, ist der Aufbau von Infrastrukturen nötig, die zum hierarchischen Aufbau querliegen. Relevantes Wissen wird i.d.R. nicht nur in der eigenen Abteilung, sondern gerade in den anderen Systemen generiert. Bereichsübergreifende Lernarenen, *Wissensgemeinschaften*, Kompetenzzentren und (elektronische) Wissensnetzwerke unterstützen die Wissensverteilung, um sie für die Nutzung zugänglich zu machen.

Im Rahmen der *Wissensnutzung* geht es zunächst darum, die Nutzungsbereitschaft der Wissensbestände durch die Mitarbeiterinnen zu fördern (vgl. Probst et al. 2010: 175ff.). Häufig bestehen Barrieren, fremdes Wissen zu nutzen, da damit eigene Lücken zugegeben werden müssen. Führungsaufgabe in diesem Zusammenhang ist es, eine *Kultur* zu schaffen, die der Ressource Wissen das Kennzeichen des Expertenstatus entzieht und die Bereitstellung und Nutzung der Wissensbestände als allgemeines betriebliches Prinzip etabliert. Eine weitere Maßnahme zur Förderung der Wissensnutzung stellt die Gestaltung anwenderfreundlicher *Nutzerstrukturen* dar. Diese müssen nach Probst et al. (1999: 277) die Kriterien Einfachheit, Zeitgerechtigkeit und Anschlussfähigkeit erfüllen. Dokumente sind daraufhin zu überprüfen, ob sie ergonomisch und kompakt sind, also eine klare Struktur aufweisen und wichtige von weniger wichtigen Informationen trennen. Grundsätzlich sind Dokumente auf ihre Anschlussfähigkeit und Handlungsorientierung für den Nutzer hin zu überprüfen, da diese Kriterien Informationen erst zu entscheidungsrelevantem Wissen transformieren. Die Berücksichtigung dieser Kriterien erleichtert sowohl das Verfassen von Informationen als auch deren Nutzung. Die Wissensnutzung kann zudem durch die Gestaltung des Arbeitskontextes und des Arbeitsplatzes gefördert werden. Im Rahmen eines *Space Managements* ist es sinnvoll, die Arbeitsplätze von Teams, die zusammenarbeiten, auch räumlich in unmittelbarer Nähe anzuordnen und die Arbeitsräume entsprechend den Anforderungen der Projekte zu gestalten.

Im Baustein der *Wissensbewahrung* geht es zunächst darum, zu entscheiden, welches Wissen für die Organisation bewahrenswert ist (vgl. Probst et al. 2010: 175ff.). Um Daten- und Dokumentenfriedhöfe zu vermeiden, muss das Unternehmen Kriterien entwickeln, nach denen es die Wissensbestände selektiert, die es sichern will. Diese Bestände sollten grundsätzlich einen Problembezug haben und für Dritte auch künftig nachvollziehbar und nutzbar sein. Wissensbestände können individuell, kollektiv und elektronisch gespeichert werden. Die individuelle Speicherfähigkeit ist begrenzt. Zudem besteht hier die größte Gefahr, dass Wissen für die Organisation etwa durch das Ausscheiden der Person verloren geht. Durch *Anreizsysteme* kann versucht werden, die veränderungsbereiten Mitarbeiterinnen weiter an den Gesundheitsbetrieb zu binden. Mitarbeiterinnen, die das Pensionsalter erreicht haben, können ihr Wissen dem Unternehmen als Trainerinnen oder Beraterinnen zur Verfügung stellen.[45] Um das Verlustrisiko von Wissensbeständen zu minimieren, ist darauf zu achten, dass Personen, die im gleichen Aufgabenzusammenhang stehen oder in *Teams* zusammenarbeiten, ihr spezifisches Wissen miteinander teilen. Dadurch entsteht eine kollektive Wissensbasis, die dem Unternehmen erhalten bleibt, wenn einzelne Mitarbeiter aus der Organisation oder dem Team ausscheiden. Durch die Übertragung des an Personen gebundenen Wissens auf *elektronische Speichermedien* kann der Betrieb allmählich ein von Individuen unabhängiges „Gedächtnis" aufbauen. Die elektronischen Wissensbestände unterliegen aber ebenfalls der Gefahr des Verlustes etwa durch Viren oder Systemfehler und müssen entsprechend geschützt werden. Auch die in der elektronischen Datenbasis des Unternehmens gespeicherten Wissensbestände müssen laufend auf ihre Aktualität und Bewahrenswürdigkeit hin überprüft werden.

Die *Bewertung* des Wissens erfolgt anhand der formulierten Wissensziele (vgl. Probst et al.: 215ff.). Damit schließt sich der Kreislauf des Wissensmanagements. Dadurch, dass Wissen immer kontextspezifisch gebunden ist, erweist sich eine Evaluierung anhand messbarer Kriterien als schwierig. Ausgangspunkt kann hier wiederum das Instrument der Balanced Scorecard sein. Diese umfasst mit der

---

[45] So haben viele Unternehmen vor der Jahrtausendwende pensionierte Mitarbeiterinnen in den Betrieb zurückgeholt, da häufig nur diese das Wissen besaßen, in welchen Geräten und Maschinen sich die als kritisch angesehenen zweistelligen Jahreszahlen in den elektronischen Steuerungssystemen befanden.

Lernperspektive eine eigene Dimension, die die Generierung von Wissenspotenzialen in den gesamtbetrieblichen Wirkungszusammenhang stellt. Die Indikatoren, wie etwa Entwicklungsstand der Pflegedokumentationssysteme, Nutzung des Intranets oder Teilnahmequote an Schulungen, können Kennzahlen für den Erfolg des Wissensmanagements sein. Durch die Einbindung der Messgrößen in ihren Wirkungszusammenhang kann zudem eine indirekte Beurteilung erfolgen, da die Erreichung der Zielsetzungen der anderen Bereiche abhängig vom Aufbau und der Nutzung der Wissens- und Entwicklungspotenziale der Lernperspektive ist.

Weitere Methoden der Wissensbewertung stellen *Kulturanalysen* oder *Kompetenz-Portfolios* dar, mit denen Veränderungen in der Organisation und bei den Mitarbeiterinnen erhoben werden können. Ausgehend von den Wissensnormstrategien kann überprüft werden, inwiefern brachliegende Fähigkeiten nun besser genutzt werden oder eine vermehrte Übertragung der Hebelfähigkeiten stattgefunden hat. Auch hier gilt, dass bei Fehlen valider quantifizierbarer Messgrößen die Veränderungen der qualitativen Aspekte, wie etwa Arbeitsklima, in (kommentierter) Textform festgehalten werden sollen. Die Entwicklung von Überprüfungskriterien zum Wissensmanagement muss jeweils unternehmensspezifisch anhand der Zielsetzungen erfolgen. Die diskursive Auseinandersetzung mit Evalutationskriterien führt zu einer Überprüfung und Weiterentwicklung der Wissensziele und des Wissensmanagementsystems. Die Thematisierung von Fragen des Wissensmanagements kann damit selbst als Anwendungsfall für die Generierung, Nutzung und Bewertung von Wissen betrachtet werden.

Die Implementierung des Wissensmanagements

Ausgangspunkt der Implementierung eines systematischen Wissensmanagements ist eine Selbsteinschätzung bezüglich der Zufriedenheit mit dem Umgang der Ressource Wissen im Gesundheitsbetrieb. Die Beurteilung kann an bestehenden Informationssystemen, wie etwa den Patientendokumentationssystemen und ihrer Wirksamkeit, ansetzen oder die Frage der lebensweltlichen Ausprägung und Verankerung der Wissenskultur im Betrieb thematisieren. Die *Selbsteinschätzung* kann durch Fremdbeobachtungen der Patientinnen, z.B. durch die Analyse der Beschwerden, die sich auf Informationsprobleme beziehen, oder durch Befragungen der Einweiser bezüglich ihrer Zufriedenheit mit den Patientenbriefen ergänzt werden. Entsprechend der Einschätzung wird vom Top-Management die *Entscheidung* zur Implementierung des Wissensmanagements getroffen und organisationsübergreifend kommuniziert. Die Entscheidung führt zu weiteren *Analysen* bezüglich der gegenwärtigen Situation und dem sich daraus ergebenden *Bedarf* im Bereich der Ressource Wissen. Die Erhebung der Stärken und Schwächen kann zu unterschiedlichen Wissensprofilen und Lücken für die einzelnen betrieblichen Themen und Fachbereiche führen (vgl. Probst et al. 2010: 236ff.).

Basierend auf den Analysen werden die Anforderungen an das Wissensmanagement definiert und die *Zielsetzungen* festgelegt. Die Wissensstrategien müssen konsistent im Hinblick auf die übergeordneten unternehmenspolitischen Zielsetzungen sein, da sie deren Erreichung unterstützen sollen. Vor dem Hintergrund der Wissensziele werden sodann *Schwerpunktprogramme* mit Maßnahmen zur strategischen Steuerung generiert. Ein erstes Projekt kann sich etwa mit zentralen Leitsätzen zum Wissensmanagement in Unternehmen und dem Aufbau von Wissensnetzen oder Lernarenen querliegend zu den Fachbereichen beschäftigen. Bereichsspezifische Programme in Gesundheitsbetrieben können sich z.B. mit dem Stand und der Nutzung der internen Dokumentationssysteme etwa in der Pflege befassen. Das mögliche Maßnahmenspektrum ist grundsätzlich sehr breit, da alle Themen, die die Personal-, Team- und Organisationsentwicklung betreffen, für das Wissensmanagement relevant sind. Eine *Bewertung* des Implementierungsprozesses und die Überprüfung der Wirksamkeit der Maßnahmen beenden den Einführungsprozess.

Grundsätzlich ist es sinnvoll, die Implementierung eines systematischen Wissensmanagements durch eine *Projektorganisation* zu unterstützen. Aufgabe des Projektes ist es, für die Verankerung des Managementsystems im Gesundheitsbetrieb zu sorgen. Es ist also die Frage zu klären, wer die Aufgaben des Wissensmanagements weiterhin übernimmt, und wo diese organisatorisch im Betrieb eingeordnet sind. Zentrale Aufgaben, die sich hier ergeben, stellen die Gestaltung und Entwicklung der organisatorischen Wissensbasis dar. Daneben können unterschiedliche Kompetenzfelder, die verantwortlich betreut werden müssen, wie etwa Pflege oder Prozesse, abgegrenzt werden. Eine weitere Aufgabe stellt die Vernetzung der Wissensbestände und Kompetenzfelder sowie die Suche nach neuen Feldern und Wissensquellen dar. Und schließlich geht es darum, hinreichende Transparenz bezüglich der organisatorischen Wissensbasis zu schaffen, damit diese auch genutzt werden kann (vgl. Probst et al. 1999: 367ff.). Diese Aufgaben können zunächst, wie beim Thema Managementsysteme schon allgemein ausgeführt, von Mitarbeiterinnen der Basisorganisation übernommen werden. Je bedeutender das Thema Wissen für den Gesundheitsbetrieb aber wird, umso eher werden sich eigenständige Rollen ausbilden, für die entsprechende Positionen zu schaffen sind. Aufgrund der strategischen Bedeutung der Ressource Wissen kann eine möglichst hohe hierarchische Anbindung des Themas als sinnvoll angesehen werden.

Zusammenfassend bleibt festzuhalten, dass das Thema Wissen als Ressource auch für Gesundheitsbetriebe von hoher Bedeutung ist und einer systematischen Bearbeitung bedarf. Durch die Implementierung eines Wissensmanagements kann die Entwicklung der Lernpotenziale des Unternehmens als Basis für den Erfolg unterstützt werden. Durch die Auseinandersetzung und Anwendung von Instrumenten in den einzelnen Bausteinen des Wissensmanagements wird die Professionalisierung der Führung in diesem Bereich vorangetrieben. Der Erfolg der Implementierung ist dabei im Wesentlichen abhängig von der Ausgestaltung und Durchlässigkeit der organisatorischen Strukturen.

3.5.3 Prozesse und modulare Strukturen in Gesundheitsbetrieben

Im Themenbereich „Organisation" des strategischen Managements geht es um die Gestaltung der Strukturen und Prozesse im Gesundheitsbetrieb. Aufgabe der Organisationsgestaltung im instrumentellen Sinn ist es, die betrieblichen Aufgaben auf die Unternehmensmitglieder zu verteilen und die Koordination der Leistungserstellung zu gewährleisten. Entsprechend dem klassischen Analyse-Synthese-Konzept werden die Aufgaben in Teilaufgaben zerlegt und anschließend im Hinblick auf das Gesamtergebnis der Leistung koordiniert und zusammengeführt. Je nach Prinzip der Aufgabenteilung können drei klassische Formen der Aufbauorganisation unterschieden werden: die Funktional-, die Sparten- und die Matrixorganisation.

Klassische Organisationsformen

Organisationsformen bilden in ihrer Aufbaustruktur die Verteilung der Aufgaben und ihre Zuordnung zu bestimmten organisatorischen Teileinheiten ab.[46] Da die menschlichen Kapazitäten begrenzt sind und damit i.d.R. eine Aufgabe nicht mehr umfassend von einer Person bearbeitet werden kann, ist es erforderlich Aufgaben in Teilaufgaben zu zerlegen, diese in einer Aufgabensynthese wieder zusammenzufügen und auf organisatorische Einheiten zu verteilen. Dieser Vorgang ist abhängig von den Eigenschaften der Aufgabe, also z.B. ihrer Strukturiertheit, der Häufigkeit ihres Auftretens, der Ähnlichkeit ihrer Merkmale oder der Veränderlichkeit ihrer Ausführungen. Da z.B. die Pflegeleistung eine personenbezogene Dienstleistung ist, die in der Durchführung in besonderem Maße von dem zu Pflegenden und seiner Mitwirkung abhängt, stellt sich die Erstellung einer Pflegeleistung meist als hoch veränderliche und wenig strukturierbare Aufgabe dar.

Im Rahmen der Aufgabenteilung können Aufgaben nach der Menge oder ihrer Art geteilt werden. Eine Form der *Mengenteilung* stellt z.B. in der Pflege das Pflegesystem der Bereichspflege dar, während das System der Funktionspflege dem Prinzip der *Artenteilung* folgt.[47] Die Artenteilung erlaubt zwar den Einsatz von spezialisiertem Wissen und eine Entfaltung von Lerneffekten, führt aber, wenn sie hoch arbeitsteilig strukturiert ist, auch zu einseitigen Belastungen und Monotonie, Motivationsverlust und erhöhtem Koordinationsaufwand. Aktuelle Organisationskonzepte, wie das Lean Management (vgl. Kap. 2.2.1) zeigen aber, dass hochkomplexe Aufgaben zwar hoch spezialisiertes Fachwissen brauchen, die Arbeitsorganisation aber dennoch die Komplexität der Aufgabe in den Qualifika-

---

[46] Vgl. Müller-Schöll, Priepke (1992: 75ff.), Knorr, Offer (1999: 147ff.), Kirsch (2001: 91ff.), Hinterhuber (2004b: 137ff.), Vahs (2009: 147ff.) sowie Bea, Göbel (2010: 248ff., 359ff.) und die dort angegebene Literatur.

[47] Vgl. zum Primary Nursing Manthey (2005) und zu den Pflegesystemen z.B. Haubrock, Schär (Hrsg. 2007) sowie Schmidt-Rettig, Eichhorn (Hrsg. 2008).

tionen und Kompetenzen der Mitarbeiter abbilden muss, damit das Unternehmen erfolgreich ist.[48]

Die Analyse und Synthese der Aufgabe erfolgt meist über mehrere organisatorische Stufen und nach unterschiedlichen Kriterien. So kann die Aufteilung nach *Verrichtung- oder Prozessähnlichkeiten* erfolgen, etwa in Form der betrieblichen Funktionen, Beschaffung, Produktion, Absatz, Personal, Finanzierung oder Körperpflege und Ernährung; nach dem *Objekt*, also der zu erstellenden Dienstleistung, z.B. Altenpflege, Behindertenpflege; nach Region oder auch den Sachmitteln, die benötigt werden, wie etwa Röntgen oder Labor.

Im Anschluss werden die Aufgaben den organisatorischen Teileinheiten zugeordnet. Die kleinste organisatorische Einheit ist die *Stelle*. Sie ist der Funktionsbereich für eine Person. Sie ist unabhängig vom Stelleninhaber und kann als Aufgabenkomplex von einer qualifizierten Person bewältigt werden. Zentrale Aufgabe des Personalmanagements ist es, eine Kongruenz zwischen den Anforderungen einer Stelle und den Kompetenzen des jeweiligen Mitarbeiters herzustellen. Werden Aufgaben von Stellenmehrheiten bearbeitet, werden diese zu *Teams* oder *Abteilungen* zusammengefasst und einer Instanz unterstellt.

Eine *Instanz* ist ihren nachgeordneten Stellen vorgesetzt und verfügt ihnen gegenüber über fachliche und disziplinarische Weisungs- und Entscheidungsrechte. Je nach *Leitungssystem* findet im *Einliniensystem* die Unterstellung unter nur eine Instanz statt. Durch die Einheit von Auftragserstellung und Auftragsempfang sind die Kommunikations- und Verantwortungsstrukturen eindeutig. Im *Mehrliniensystem* erfolgt eine *Mehrfachunterstellung* unter mehrere Instanzen. Dieses System verkürzt die Wege zu den Verantwortlichen, erfordert aber eine transparente Kommunikation und klare Absprachen zwischen den Instanzen, damit es nicht zu Motivationsverlust bei den Mitarbeitern durch unklare oder widersprüchliche Vorgaben kommt. So liegt etwa im Krankenhaus eine Mehrfachunterstellung vor, wenn der Arzt die medizinische Pflege anordnet und die Pflegeleitung die Durchführung verantwortet. Häufig bedienen sich Instanzen sog. *Stabsstellen*. Diese sind an eine Instanz angebunden, arbeiten dieser insbesondere durch Informationsbeschaffung bei der Entscheidungsfindung zu und haben aber selbst keine Anweisungsbefugnis in die Linie. Bestehen auf unterschiedlichen Ebenen Stäbe, so können diese wiederum eine eigene Stabshierarchie bilden, wenn etwa der strategische Controller, der beim Vorstand angebunden ist, dem Medizincontroller und dem Pflegecontroller Anweisungen gibt. Diese sind dann wiederum mehrfach unterstellt unter ihren vorgesetzten Chefcontroller und unter die Instanz, an der sie angegliedert sind. *Ausschüsse* werden für unterschiedliche Zwecke, z.B. beratend, hierarchieübergreifend gebildet. Als *Gremien,* wie sie etwa die Selbstverwaltungsorgane der Hochschulen darstellen, sind sie aber dauerhaft zur Entscheidungsfindung gebildet. Kombiniert man nun die unterschiedlichen Lei-

---

[48] Vgl. zur Funktionsdifferenzierung und zur Aufgabenverteilung in den Gesundheitsbetrieben zwischen den einzelnen Berufsgruppen z.B. Igl (2008) sowie Wagner (2010).

tungssysteme mit der Aufgabenverteilung nach Verrichtung (Funktion) bzw. Objekt (Produktgruppe, Region), so ergeben sich unterschiedliche Organisationsformen.

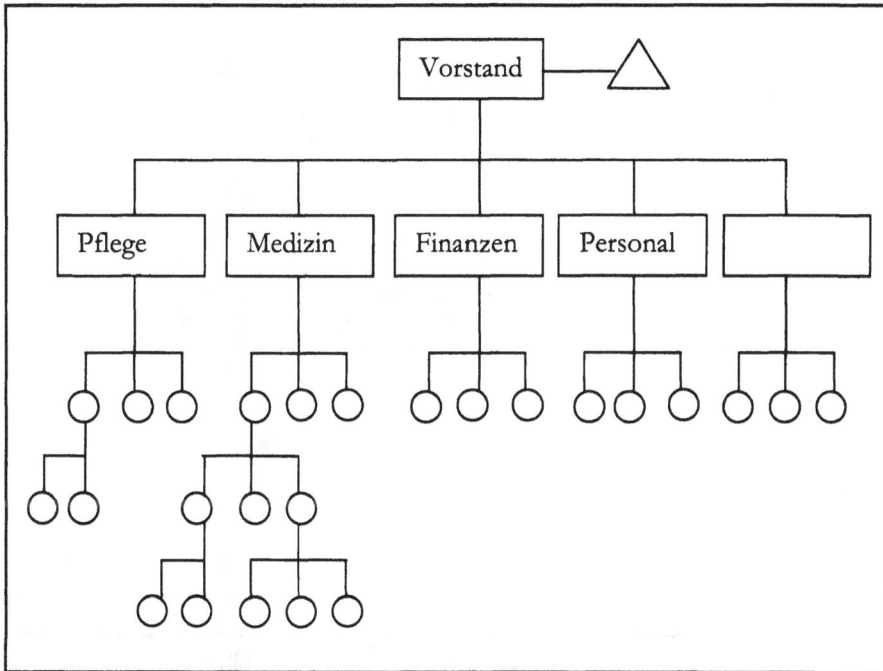

Abb. 3.16:   Das Krankenhaus als Funktionalorganisation

Die *Funktionalorganisation* ist dadurch gekennzeichnet, dass die betrieblichen Aufgaben nach der Leitungsebene nach Funktionen (Verrichtung) aufgeteilt werden. In einem Krankenhaus sind das z.B. Pflege, Medizin, Personal, Finanzen (vgl. Abb. 3.16). Das Leitungssystem ist als Einlinien- bzw. Stabliniensystem konzipiert. Der Hauptgedanke der Strukturierung ist die Spezialisierung und die damit verbundene Effizienz. Problematisch ist allerdings, dass die Aufgabenerfüllung die Kooperation der einzelnen Funktionen erfordert. So kann eine Gesundheitsleistung nur durch die Zusammenarbeit von Pflege und Medizin im Rahmen einer angemessen Finanzierung und Personaleinsatzplanung erstellt werden. Die an der Basis der Leistungserstellung entstehenden Interdependenzen müssen auf der jeweiligen Führungsebene koordiniert werden. Dies führt zu langen Kommunikations- und Entscheidungswegen. Die Spitze ist in diesem System angesichts der Informationsfülle häufig überlastet. Zwar können sich die Mitarbeiter an der Basis über sogenannte Fayol'sche Brücken informell direkt verständigen, wenn es nötig ist, die formale Entscheidung muss aber wieder über die Leitung erfolgen (vgl. Fayol 1916). Funktionalorganisationen neigen damit zu einer gewissen Hierarchisierung und Unflexibilität insbesondere im Hinblick auf Umweltveränderungen. Sie eignen sich für Betriebe mit einem wenig ausdifferenzierten Aufgabenspektrum und ruhigen Umwelten. Sie werden bei der Unternehmensgründung häufig als Organisationsform gewählt, müssen sich aber mit zunehmendem Wachstum und Ausdifferenzierung ihrer Produktpalette hin zu einer komplexeren Organisationsform, wie sie etwa die Sparten- oder Geschäftsbereichsorganisation darstellt, entwickeln.

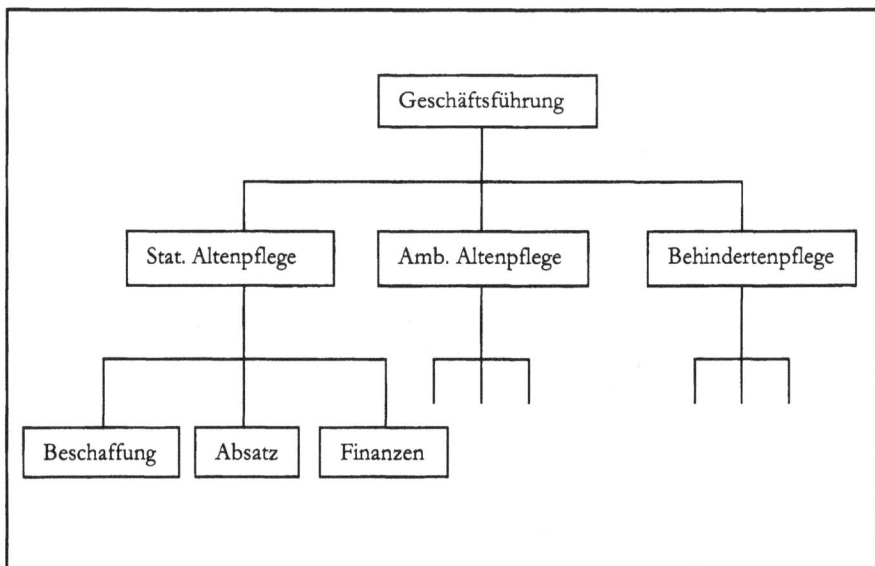

Abb. 3.17: Die Spartenorganisation eines Trägers von Pflegeeinrichtungen

Das zentrale Strukturierungsmerkmal der *Spartenorganisation* ist die Aufgabenverteilung nach Objekt. Die Divisionalisierung erfolgt auf der zweiten Unternehmensebene in *Geschäftsbereiche* oder *Divisions* meist nach Produktgruppen, Märkten oder auch nach Regionen. Ein Träger von Pflegeinrichtungen kann z.B. die Sparten Stationäre Altenpflege, Ambulante Altenpflege und Behindertenpflege führen (vgl. Abb. 3.17). Die jeweiligen Einrichtungen werden dem entsprechenden Geschäftsbereich zugeordnet und einer Instanz im Einlinien- oder Stabliniensystem unterstellt. Die Hierarchie wird verflacht. Divisions können als *Cost Center* oder als *Profit Center* ausgebildet sein, je nachdem, ob sie im Rahmen ihrer Budgets nur Kosten- oder auch Ergebnisverantwortung haben. Den einzelnen Sparten werden die Entscheidungskompetenzen in den Funktionen etwa im Bereich des Personalmanagements, der Beschaffung, der Leistungsplanung und der Finanzbudgets zugeordnet. Sie agieren damit als „Unternehmen im Unternehmen". Die Austauschbeziehungen zwischen den autonomen Sparten erfolgt über Verrechnungspreise. Übergreifende strategische Entscheidungen behält sich aber die Unternehmensführung vor. In ihren Sparten agieren die Leitungen im Rahmen der vereinbarten Ziele weitgehend autonom. Durch die große Marktnähe der Entscheidungsträger kann die Sparte flexibel auf Markt- und Kundenanforderungen reagieren. Hauptaufgabe der Unternehmensführung ist es durch eine strategische Steuerung die Einheit in der Vielfalt zu gewährleisten, da die Unternehmensteile als selbstreferenzielle Systeme ihrer jeweiligen Eigenlogik folgen und dazu tendieren Eigensinn bzw. Spartenegoismus zu entwickeln. Durch die Ausdifferenzierung in Teilsysteme und die Ausbildung polyzentrischer Strukturen erhöht die Organisation aber ihre Eigenkomplexität und kann damit besser die steigende Umweltkomplexität verarbeiten. Diesem Anspruch folgt in besonderem Maße auch die Matrixorganisation.

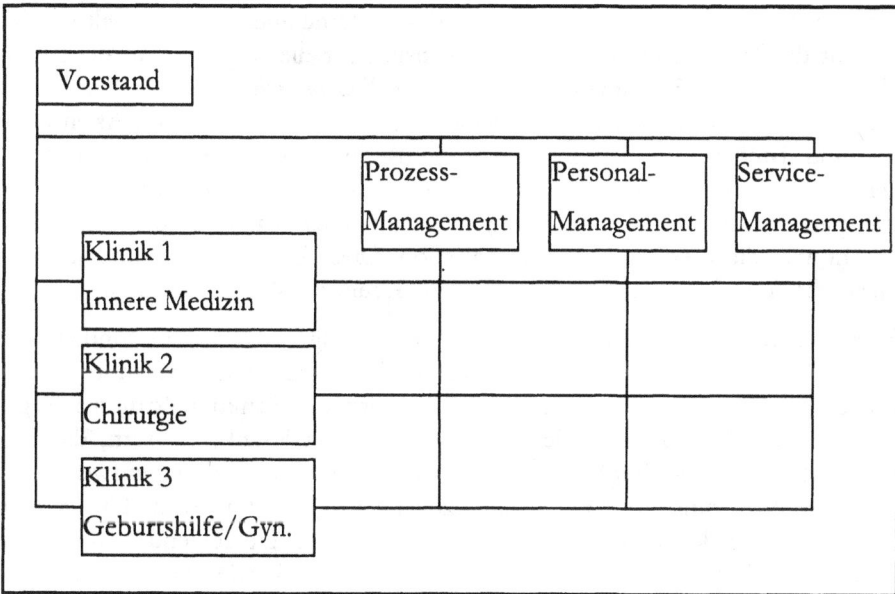

Abb. 3.18: Das Krankenhaus als Matrixorganisation

Die *Matrixorganisation* ist ein mehrdimensionales Organisationsmodell, da auf der Hierarchieebene nach der Gesamtleitung *zwei* Gliederungsprinzipien gleichrangig nebeneinander stehen. Die Dimensionen können verrichtungs- oder objektbezogen bzw. regional ausgerichtet sein. Im Schnittpunkt der Dimensionen stehen Aufgaben(komplexe) oder organisatorische Einheiten. Wenn etwa in einem Krankenhaus der Versorgungsstufe 2 nach Objekt (Produktgruppen) Zentren für Innere Medizin, für Chirurgie und für Geburtshilfe mit einer jeweiligen Klinikleitung gebildet werden und diese in einer Matrix mit den Funktionen Prozessmanagement, Personalmanagement, Servicemanagement und ihren jeweiligen Instanzen verschränkt sind, so entsteht in den operativen Organisationseinheiten eine geregelte Mehrfachunterstellung, da sich zwei Kompetenzsysteme überlappen (vgl. Abb. 3.18).

Die Idee dieser Organisationsform ist es, die Hierarchie weitgehend flach zu gestalten und die Entscheidungskompetenzen möglichst dezentral zuzuordnen. Einerseits wird durch diese Struktur die Kunden- und Marktnähe gesichert, andererseits kann zu einzelnen Aufgaben, wie etwa der Personalbeschaffung oder

der Steuerung der Patientenprozesse eine bereichsübergreifende Perspektive eingenommen werden. Dadurch, dass die Verantwortlichen ihr Thema über alle Einrichtungen und Fachbereiche kennen und zu verantworten haben, erfolgt eine Kompetenzausweitung. Zum einen gerät die Unternehmensgesamtperspektive bezüglich des eigenen Themas ins Blickfeld, zum anderen müssen bei Entscheidungen immer die Sichtweisen der Führungskräfte, die die anderen Dimensionen vertreten, berücksichtigt werden. Dadurch, dass die Berücksichtigung mehrerer Sichtweisen systemimmanent angelegt ist, erhöht sich die Problemlösungskapazität und Flexibilität der Organisation. Wenn sich das Leistungsspektrum noch weiter ausdifferenziert, und das Unternehmen etwa globalisiert ist, besteht die Möglichkeit eine dritte Dimension für die Regionen, in denen das Unternehmen tätig ist, einzuführen. In dieser *Tensororganisation* werden also noch weitere Instanzen, etwa für die Geschäfte in Europa, Amerika und Asien etabliert und damit zusätzliche fachliche Expertise in der Organisationsform verankert. Die geregelte Mehrfachunterstellung erfordert natürlich wiederum eine transparente Kommunikation und gute Absprachen zwischen den Instanzen, erhöht aber die Flexibilität der Organisation. Diese ist umso wichtiger, je komplexer die Aufgabenanforderungen für den Gesundheitsbetrieb werden.

Betrachtet man vor diesem Hintergrund die Organigramme von Gesundheitsbetrieben, so finden sich in der Praxis alle drei klassischen Organisationsformen wieder. Kleinere Einrichtungen sind häufig nach der Funktionalstruktur aufgebaut. Untersucht man z.B. die Organigramme von Krankenhäusern, die eine Strukturierung in die drei Säulen Pflege, Medizin und Verwaltung aufweisen, so vermutet man zunächst eine objektbezogene Organisationsform. Die geringe Durchlässigkeit der stark hierarchisierten Säulen und die fehlende Zuordnung dezentraler Kompetenzen verweisen aber auf die Merkmale und das Selbstverständnis der Funktionalorganisation. Mit zunehmender Umweltkomplexität haben sich in der Praxis vielfach Ansätze der Spartenorganisation ausgebildet. Diese sind gekennzeichnet durch die Zuweisung der Budget-, Personal-, Kosten- und Erlösverantwortung auf Klinik- bzw. Abteilungsebene. Häufig ist die Divisionalisierung auch verbunden mit der Einführung der kooperativen Leitung zwischen Pflege und Ärzteschaft und der gemeinsamen Führungsverantwortung in diesen Bereichen. Eine Entwicklung zur Matrixorganisation liegt vor, wenn sich querliegend zu den Produktbereichen weitere Verantwortungsdimensionen etwa zu übergreifenden Themen wie Qualitätssicherung und Prozesssteuerung ausbilden.

Im Rahmen der klassischen Organisationsgestaltung dominiert die Aufbauorganisation über die Ablauforganisation (vgl. Kosiol 1976). Die Abläufe zwischen und in den einzelnen Stellen und Abteilungen folgen der Aufbaustruktur und werden durch sie determiniert. Die Optimierung der Ablauforganisation kann immer nur in diesem Rahmen erfolgen. Die Aufbaustruktur wird nicht in Frage gestellt. Mit dem Prozessmanagement verändert sich diese organisatorische Sichtweise grundlegend.

Prozessmanagement

Die Umweltentwicklungen führen zu gesteigerten Anforderungen an die Unternehmen: Von den Leistungen werden immer höhere Qualität und Service, kürzere Lieferzeiten und individuelle Ausprägungen erwartet. Rationalisierungsmaßnahmen und Personaleinsparungen genügen nicht mehr, um der Problematik des verschärften Wettbewerbs mit immer kürzeren Produktentwicklungszeiten und -lebenszyklen zu genügen. Neben dem Input-/Output-Verhältnis der Leistungserstellung müssen die Umweltbeziehungen zum Markt und zu den Kundinnen und Stakeholdern durch die Fokussierung und Entwicklung von Kernkompetenzen gehandhabt werden. Die bestehenden klassischen Organisationsformen gelangen angesichts dieser Anforderungen zunehmend an ihre Grenzen. Mit Konzepten wie Lean Management und der Wertschöpfungskette geraten die Prozesse in den Fokus der organisatorischen Betrachtung. Das Prozessmanagement als systematischer und organisationsübergreifender Gestaltungsansatz beginnt sich Anfang der 90er Jahre zu entwickeln.[49] Prozessmanagement stellt dabei keine neue Variante zur Optimierung der Abläufe dar, sondern führt gleichsam zu einem Paradigmenwechsel in der Organisationsgestaltung.

> „Prozessmanagement ist radikales funktions- und hierarchieübergreifendes Denken und Handeln aller Führungskräfte und Mitarbeiter und zielt auf eine Neugestaltung der Geschäftsprozesse, mit denen die Kosten entscheidend gesenkt, der Service wesentlich verbessert, die Durchlaufzeiten signifikant verkürzt ... und somit die Kunden besser und/oder schneller zufriedengestellt werden können ..." (Hinterhuber 1997: 113)

Die Prozessorientierung setzt nicht bei der Optimierung einzelner Abläufe an, sondern ist auf die Gesamtoptimierung der Wertschöpfungskette gerichtet. Nur die Summe der Ergebnisse aller am Gesamtprozess beteiligten Teilprozesse ergibt den Wettbewerbsvorteil. Die Modellierung der Prozesse erfolgt vom Kunden und vom Markt her. Damit ist die Blickrichtung nicht mehr, wie in der klassischen Organisationstheorie, top down, in der die Aufgaben nach unten in immer kleinere Einheiten geteilt werden, sondern von den Basisprozessen her bottom up gerichtet. Die Prozesse und Teilprozesse müssen analysiert und von der Kundin her neu gestaltet werden. Da Prozesse funktions- und bereichsübergreifend gestaltet sind, geht es nicht, wie in klassischen Ablaufkonzepten, um die Handhabung der internen und externen betrieblichen Schnittstellen, sondern letztlich um die (Neu-)Gestaltung der Aufbauorganisation, entsprechend den Erfordernissen der Prozesse.

Nach Gaitanides et al. (1994: 3) umfasst Prozessmanagement „... planerische, organisatorische und kontrollierende Maßnahmen zur zielorientierten Steuerung der Wertschöpfungskette eines Unternehmens hinsichtlich Qualität, Zeit, Kosten

---

[49] Vgl. hierzu auch Gaitanides et al. (Hrsg. 1994), Gaitanides (2007) sowie Corsten (Hrsg. 1997), Picot et al. (1999), Hinterhuber (2004b: 122ff.), Vahs (2009: 218ff.), Frodl (2010: 136ff.) und Loffing, Geise (Hrsg. 2010).

und Kundenzufriedenheit." Damit beruht das Prozessmanagement auf dem Konzept der Kundenorientierung. Durch die Berücksichtigung der vier Parameter wird gewährleistet, dass diese nicht zum Schlagwort degeneriert, sondern die Mitglieder des Unternehmens „... sich der Kundenwünsche in jedem Moment der täglichen Arbeit bewusst (sind; R.R.)." (Gaitanides et al. 1994: 13) Die betrieblichen Wertschöpfungsprozesse sind auf diese Parameter hin zu analysieren und zu gestalten.

Das Konzept der *Kundenzufriedenheit* beinhaltet die Identifikation der Wünsche und Bedürfnisse der Kundinnen und deren Befriedigung. Je mehr die Leistungserstellung im Prozess und im Ergebnis den Erwartungen der Kundinnen entspricht, desto höher ist ihre Zufriedenheit (vgl. Gaitanides et al. 1994: 4ff.). Im Rahmen der *Qualitätsdimension* geht es darum, eine prozessorientierte Qualitätssicherung im Gesamtunternehmen zu etablieren. Durch eine qualitätsorientierte Prozessidentifikation und -modellierung werden die Grundlagen für die Steuerung der Prozess- und Produktqualität geschaffen. Im Vordergrund des Konzeptes *Zeitmanagement* steht die Durchlaufzeit. Gerade in Gesundheitsbetrieben haben sich die Verweildauern in den letzten Jahren erheblich reduziert und werden noch weiterhin abnehmen. Die gleichzeitige Erhöhung der Fallzahlen hat zu einer enormen Arbeitsintensivierung im Bereich der Transaktionen, die mit dem häufigeren Wechsel der Patientinnen zusammenhängen, geführt. Die Einhaltung von Terminzusagen stellt ein wesentliches Element der Verlässlichkeit der Prozesse und damit der Qualität dar. Für die Patientinnen und Mitarbeiterinnen spielt die Termintreue, also dass z.B. Übergabezeiten eingehalten werden, eine wesentliche Rolle für den Grad der Zufriedenheit.

Der Dimension der *Kosten* wird durch die Etablierung einer Prozesskostenrechnung entsprochen. Diese versucht, die Gemeinkosten verursachungsgerecht zuzuordnen und stellt damit ein weiteres steuerndes Element im Prozessmanagement dar. Traditionelle Kostenrechnungen vernachlässigen bisher die Transaktionskosten,[50] die außerhalb des unmittelbaren Leistungsprozesses entstehen. Durch die Steigerung der Fallzahlen und die Senkung der Verweildauer haben sich jedoch gerade diese Kosten, die an den Schnittstellen der Teilprozesse entstehen, erheblich erhöht. Diese werden über die Prozesskostenrechnung nun den einzelnen Kostenträgern zugerechnet. Gerade bei Gesundheitsdienstleistungen, bei denen Interaktionen und Prozesse die zentralen Elemente der Leistungserstellung ausmachen, ist die Erfassung der interaktiven und kommunikativen Anteile, die konstitutiv für den Erfolg der Behandlung sind, zentral, um Leistungstransparenz zu gewinnen.

Die Steuerung von Prozessen in einem Gesamtkonzept erfordert die Gestaltung der vier Parameter Kundenzufriedenheit, Zeit, Qualität und Kosten. Die Pro-

---

[50] Transaktionskosten umfassen die Anbahnungskosten, Vereinbarungskosten, Kontrollkosten und Anpassungskosten im Rahmen von Leistungs- und Austauschbeziehungen. Vgl. zu einem Überblick zur Transaktionskosten-Theorie Reinspach (1994: 39ff.).

zessleistung stellt nach Scholz und Vrohlings (1994a: 58ff.) das Produkt aus Qualität, Zeit und Prozesskosten dar. Um *Prozessleistungstransparenz* zu gewinnen, müssen für diese Dimensionen Messzahlen entwickelt werden (vgl. Gaitanides 2007: 205ff.). Die Qualität eines Prozesses kann anhand der Fehlerrate etwa im Bereich der Pflegedokumentation gemessen werden. Die Zeitdimension wird i.d.R. über die Durchlaufzeit, also die Verweildauer oder die Wechselzeiten im OP erfasst. Die Prozesskosten werden schließlich insofern erhoben, als die einzelnen Teilprozesse und Prozessvarianten als Kostenträger definiert werden, denen die Kosten verursachungsgerecht zugeordnet werden. Durch die Erhebung und Überprüfung der Kennzahlen wird die Prozessleistungstransparenz gewährleistet.

Ein weiterer zentraler Aspekt der Prozesstransparenz stellt die *Strukturtransparenz* dar. Diese hat zum Ziel, die Arbeitsabläufe zu erfassen, darzustellen und zu gestalten (vgl. Scholz, Vrohlings 1994b: 38ff.). In der Prozessdarstellung werden die einzelnen betrieblichen Aktivitäten, die Abfolge der einzelnen Schritte, Abhängigkeiten und Beziehungen sowie mögliche Ablaufvarianten abgebildet. Zugleich werden Zuordnungen der Teilprozesse zu einzelnen Stellen, die Verfügbarkeit der Betriebsmittel und die Form der Überprüfung festgelegt. Um die einzelnen Prozesse beschreiben und entsprechend den Kundenanforderungen modellieren zu können, müssen zunächst die relevanten Prozesse identifiziert werden (vgl. Gaitanides 2007: 54ff.).

Nach Gaitanides et al. (1994: 6ff.) gibt es unterschiedliche Hypothesen zur *Prozessidentifikation.*[51] Eine erste Hypothese geht davon aus, dass Prozesse *unternehmensspezifisch* sind. Ausgehend von Einzelproblemformulierungen, wie Unzufriedenheit der Patienten durch zu lange Wartezeiten in den Funktionsbereichen, werden alle Aktivitäten analysiert, die damit in Zusammenhang stehen. Schritt für Schritt wird damit das gesamte Unternehmen bottom up prozessorientiert ausgerichtet. Beim Top down-Ansatz werden gleichsam am grünen Tisch auf der Grundlage eines unternehmensweiten Konsenses die betrieblichen Prozesse identifiziert und abgegrenzt. Die zweite Hypothese geht davon aus, dass Prozesse *idealtypisch* sind. Jedes Unternehmen hat Rahmenprozesse, die entsprechend den Unternehmens- und Branchenverhältnissen zu konkretisieren sind.[52] Ausgangspunkt sind die wettbewerbskritischen Erfolgsfaktoren. Wenn etwa das Image als ein zentraler Wettbewerbsfaktor angesehen wird, so wird man auf die

---

[51] Als Erhebungstechniken zur Identifizierung der Prozesse kommen Methoden der Beobachtung, Befragung, Dokumentenanalyse und Selbstaufschreibung in Betracht (vgl. Trill: 1996: 147ff.).

[52] Zentrale Rahmenprozesse sind der Kundennutzen-Optimierungs-Prozess, der Marktkommunikations-Prozess, der Produkt- und Leistungsbereitstellungsprozess, der Logistik- und Service-Prozess, der Auftragsabwicklungs-Prozess, der Rentabilitäts- und Liquiditätssicherungs-Prozess, der Kapazitätssicherungs-Prozess, der Strategieplanungs- und Umsetzungs-Prozess sowie der Personalplanungs- und Motivations-Prozess (vgl. Gaitanides et al. 1994: 8).

Gestaltung des Marketingprozesses besonders achten. Im *kundenorientierten* Prozessmodell geht es um die Identifizierung der Kernprozesse, die Leistungen für den Abnehmer erbringen. Diese werden von den Aktivitäten in den Supportprozessen unterstützt.[53] Supportprozesse sichern die Stabilität der Kernprozesse und sind durch interne Kunden-/Lieferantinnenbeziehungen mit diesen verbunden.

Nach der Identifikation der Kernprozesse werden diese über mehrere Ebenen aufgegliedert. Da der Aufwand der *Modellierung* der Prozesse sehr hoch ist, werden zunächst vernachlässigbare Prozesse herausgefiltert. Grundsätzlich sollen die Prozesse problemorientiert und nicht zu komplex und umfangreich definiert werden. Meist reichen fünf bis sechs Teilprozesse pro Ebene. Die Aufgliederung ist beendet, wenn ein Segment als Elementarprozess identifiziert ist und damit von einem Arbeitsplatz ohne Unterbrechungen und Beziehungen zu anderen Prozessen durchgeführt werden kann. Die Visualisierung der Prozesse erfolgt über Struktur- und Flussdiagramme.

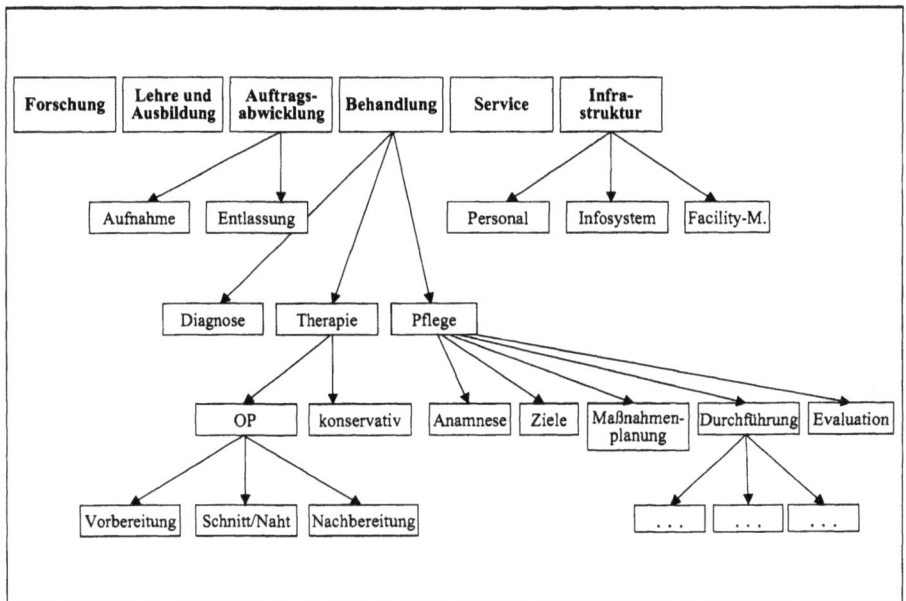

Abb. 3.19:   Prozessstruktur eines Universitätsklinikums

Betrachtet man beispielhaft die Leistungsstruktur eines Universitätsklinikums, so lassen sich folgende Kernprozesse ausgrenzen: Forschung, Lehre und Ausbildung, Auftragsabwicklung, Behandlung, Service und Infrastruktur. Letztere umfasst etwa die Steuerung der Personalressourcen, die Koordination der Informa-

---

[53] Kernprozesse sind: Leistungsangebot definieren, Leistung entwickeln, herstellen, vertreiben, erbringen und Auftrag abwickeln. Zu den Supportprozessen zählen: Personal betreuen, Rentabilität und Liquidität sichern, Ressourcen bereitstellen und Informationsversorgung sichern (vgl. Gaitanides et al. 1994: 17).

tionssysteme und die Gestaltung der physikalischen Infrastruktur durch ein Facility-Management (vgl. Abb. 3.19). Der Kernprozess der Heilbehandlung kann in die Teilprozesse der Diagnostik, Therapie und Pflege zerlegt werden. Auf der nächsten Stufe werden die Therapiezweige konservativ und operativ differenziert, um schließlich auf einer weiteren Stufe die kritischen Teilprozesse im Rahmen von Operationen zu betrachten. Der Behandlungsprozess der Pflege kann etwa nach dem Modell des Pflegeprozesses aufgegliedert werden (vgl. Haubrock, Schär Hrsg. 2007). Und schließlich kann der Prozess der Pflegedurchführung als erfolgskritisch betrachtet und einer weiteren Analyse unterzogen werden.

Ein Beispiel für die Einführung von Prozessmanagement in den Krankenhäusern ist die Implementierung von Patienten- bzw. *Behandlungspfaden*. Diese stellen Leitlinien zum optimalen Behandlungsablauf des Patienten dar und koordinieren alle Maßnahmen inhaltlich und zeitlich sowie die Aktivitäten der Mitarbeiterinnen aus den beteiligten Disziplinen. Durch die Modellierung des Behandlungsverlaufs in einem evidenzbasierten Prozess erhöhen sich die Qualität und die Kundenzufriedenheit ebenso wie die Wirtschaftlichkeit in der Leistungserstellung (vgl. Haubrock, Schär Hrsg. 2007, Frodl 2010: 147ff.).

Zielsetzung der Identifikation und Modellierung der Prozesse ist die Gestaltung eines möglichst schnittstellenfreien Behandlungsablaufes über die gesamte Wertkette bis hin zu den vor- und nachgelagerten Stufen. Zentral für das Gelingen der Prozessarchitektur und die Stabilität der Prozesse ist die Einbeziehung der an den Prozessen Beteiligten im Rahmen der *Implementierung* des Prozessmanagements. Damit die Prozessorientierung auch im betrieblichen Alltag ausreichend berücksichtigt wird, wird die Verantwortung für einzelne Teilprozesse und Segmente den einzelnen Mitarbeiterinnen durch Prozessvereinbarungen zugeschrieben und in den Anreizsystemen verankert. Der *Prozesseigner* vertritt gleichsam die Perspektive des Prozesses. Zielsetzung ist es, die Verantwortlichkeiten für einen Prozess, die bisher innerhalb der Organisationsstruktur verteilt waren, zu bündeln. Damit die Prozessorientierung in einer funktionalen Organisation genügend Beachtung erfährt, ist eine möglichst hohe Anbindung der Position im Unternehmen sinnvoll.

Eine organisatorische Weiterentwicklung des Prozessmanagements stellt die Etablierung einer Matrixstruktur dar. Neben einer objekt- oder verrichtungsbezogenen Leitungsdimension wird eine gleichberechtigte, weisungsbefugte Leitungsdimension für die einzelnen betrieblichen Kernprozesse etabliert (vgl. Abb. 3.18). Der Paradigmenwechsel, den das Prozessmanagement beinhaltet, ist organisatorisch erst dann vollzogen, wenn die Primärstruktur durch die Kernprozesse gebildet wird. Die Etablierung einer *prozessorientierten Primärstruktur* stellt einen sehr umfassenden Entwicklungsprozess der Organisation dar, der durch eine Projektorganisation unterstützt werden muss und der nur gelingen kann, wenn das Prozessdenken in die lebensweltliche Kultur des Gesundheitsbetriebes eingeht und verankert wird. Mit der Etablierung des Prozessmanagements sind die organisationalen Gestaltungsmöglichkeiten für Gesundheitsbetriebe noch nicht ausgeschöpft. Organisationstheoretische Auseinandersetzungen und Praxisbeispiele verweisen auf eine Entwicklung hin zu modularen, temporären Strukturen.

Modulare Organisationsstrukturen

Unternehmen müssen sich den Umweltanforderungen in immer kürzerer Zeit anpassen. Um die Umweltkomplexität annähernd verarbeiten zu können, ist eine gesteigerte Binnenkomplexität durch Ausdifferenzierung von Subsystemen und Prozessen im Betrieb erforderlich. Gerade in der personenbezogenen Gesundheitsdienstleistung sind der Standardisierung der Leistungserstellung Grenzen gesetzt. Jede Dienstleistung ist im Grunde ein Unikat. Um den Anforderungen nach Individualität und Schnelligkeit genügen zu können, ist ein hohes Maß an Flexibilität und Durchlässigkeit der Organisationsstrukturen erforderlich. Betriebe versuchen diesen Gestaltungsansprüchen zu genügen, indem sie dazu übergehen, *modulare* und *temporäre* Strukturen auszubilden.

Die strukturelle Ausdifferenzierung und Flexibilisierung können durch die Ausbildung von Team-, Projekt- und Netzwerkorganisationen erfolgen. *Teams* können auf Dauer oder temporär zusammentreten.[54] Sie verfolgen eine gemeinsame Zielsetzung, repräsentieren aber unterschiedliche Kompetenzen, die für eine spezifische, multidisziplinäre Problemlösung erforderlich sind. Formen von Teammodellen stellen die Lernstatt und der Qualitätszirkel dar, die für besondere Aufgaben im Rahmen der Organisationsentwicklung als sekundäre Organisationen gebildet werden. Gerade im Bereich der Gesundheitsdienstleistungen etabliert sich die Teamstruktur zunehmend als Matrix- oder Primärorganisation. Das *therapeutische Team* stellt z.B. das zentrale Strukturelement einer über das Kurative hinausgehenden ganzheitlichen Versorgung dar, die die Aus- und Wechselwirkungen zwischen Krankheit, Körper, Psyche und sozialen Gegebenheiten beachtet. Die Mehrdimensionalität der Problemlagen wird durch die Multiprofessionalität der Teams abgebildet. Diese übernehmen selbstorganisierend die Betreuung und Behandlung der Patientin. Das Team wird von einer Koordinatorin geleitet und besteht aus einem Kernteam von medizinischen und pflegerischen Fachkräften. Je nach Bedarf, der sich aus den Problemlagen, Ressourcen und Zielsetzungen des einzelnen Behandlungsfalles ergibt, werden weitere Therapeutinnen und Fachkräfte, wie Physiotherapeuten, Sozialarbeiter und Seelsorger, in den Behandlungsverlauf eingebunden (vgl. Elser, Herkommer 1997: 153ff.).

Dieser konzeptionellen Grundidee folgt auch die Etablierung der „Spezialisierten ambulanten Palliativversorgung" (SAPV) nach § 37b SGBV. Das SAPV-Team ist multidisziplinär zusammengesetzt und berät und versorgt Palliativpatientinnen, deren Pflege und Betreuung durch herkömmliche Pflegedienste nicht gewährleis-

---

[54] Vgl. Bea, Haas (2009: 445ff.), Bea, Göbel (2010: 410ff.) sowie Loffing, Geise (Hrsg. 2010: 96ff.).

tet werden kann. Durch dieses Konzept soll den Patienten ein Leben bis zuletzt zu Hause ermöglicht werden.

Eine Flexibilisierung der Teamorganisation wird erreicht, wenn sie mit dem Konzept des *Case Managements*[55] kombiniert wird. Ein interdisziplinäres Team beurteilt die Patientin bei der Aufnahme und entwickelt einen individuellen Behandlungsplan. Aufgabe der verantwortlichen Koordinatorin ist es, die jeweiligen Leistungen für den Behandlungsverlauf in den betrieblichen Kompetenzzentren abzurufen und den Behandlungsprozess zu steuern. Case Management bezieht sich damit nicht mehr nur auf die Gestaltung externer Schnittstellen, wie im Falle der Pflegeüberleitung (vgl. Reinspach, Kraus 2007), sondern übernimmt die Rolle des Prozesseigners. Der Patient muss sich mit seiner spezifischen Problemlage nicht an die vorgegebenen organisationalen Strukturen anpassen, diese werden vielmehr seinem Behandlungsfall angeglichen. Nur noch ein Teil der Mitarbeiter wird bestimmten Stationen fest zugeordnet, die übrigen Mitarbeiterinnen gehören sog. *Kompetenzzentren* an und werden bei Bedarf über interne Leistungsverrechnung in den Behandlungsverlauf integriert.

Dieser Logik folgt auch das Modell des *modularen* Krankenhauses (vgl. Klimpe 2001: 30ff.). Das modulare Krankenhaus ist in selbständige Fachkliniken eingeteilt. Diese nehmen alle fachspezifischen Aufgaben wahr. Sie bestehen aus einer Kernstation und einer fachspezifischen Poliklinik/Ambulanz. Daneben gibt es *Moduleinheiten*, bei denen die Kliniken Teile oder ganze Leistungen einkaufen. Die Fachklinik steuert über die Aufnahmeärztin den gesamten Behandlungsverlauf in der Klinik und in den Modulen von der Diagnostik bis hin zur vor- und nachstationären Versorgung. Behandlungsmodule können z.B. das Zentrum für ambulantes Operieren, der Zentral-OP, die Aufwacheinheit, prä- und postoperative Einheiten, Forschungsbetten oder Einheiten für Tagesbehandlungen sein. Die Leistungen in den Modulen werden einen Monat voraus gebucht. Auch wenn diese Kapazitäten nicht in Anspruch genommen werden, werden sie dennoch der Fachklinik berechnet. Betriebliche Bereiche, wie Materialwirtschaft, Apotheke, Personal, Servicebetriebe und Immobilienverwaltung, werden als „interne Firmen" geführt. Die Leistungen, die sie für die Kliniken und die Behandlungsmodule erbringen, werden ebenfalls intern verrechnet. Die Modularisierung der Organisation fördert die Bündelung der Kompetenzen in Einheiten und erhöht durch die Dezentralisierung der Strukturen die Flexibilität und Leistungstransparenz des Betriebes.

Ein weiteres Modell der Flexibilisierung stellen *Projektorganisationen*[56] dar. Im Falle einer spezifischen Aufgabenstellung, die von der Basisorganisation nicht geleistet werden kann, wird ein Projektleiter bestimmt, der für die Aufgabenerfüllung

---

[55] Vgl. Vahs (2009: 244) und zur Entstehung und den Grundlagen des Case Managements Wendt (Hrsg. 1995).

[56] Vgl. Vahs (2009: 194ff.), Bea, Göbel (2010: 385ff.) und Loffing, Geise (Hrsg. 2010).

Mitarbeiterinnen aus den Kompetenzzentren hinzuzieht. Das Projekt wird als Sekundärstruktur *temporär* für eine gewisse Dauer etabliert und mit definierten Ressourcen ausgestattet. Die Mitarbeiter im Projekt bleiben ihrer primären Basisorganisation zugeordnet und sind nur zeitlich begrenzt im Projekt involviert.

Bei der *reinen Projektorganisation* wird das Basisgeschäft in Projekten organisiert. Die Projektorganisation wird damit zur Primärorganisation. Die Mitglieder der Kernteams holen sich für ihre Teilaufgaben ebenfalls Mitarbeiterinnen. Im Sinne eines selbstorganisierenden Schneeballsystems werden immer weiter Mitglieder für das Projekt gewonnen. Diese Organisationsform ist sehr flexibel und eignet sich für hochdynamische Branchen. Bei Entwicklungsprojekten in der Industrie umfassen diese Projekte etwa mehrere hundert Personen. Nach Beendigung der Aufgabe, die durchaus zwei bis drei Jahre dauern kann, kehren die Mitglieder in ihre ursprünglichen Positionen im Betrieb zurück, bis sie für eine neue Aufgabe angefordert werden. Durch die Anzahl der Anforderungen und die interne Leistungsverrechnung kann der Erfolg der Teams und Kompetenzpools gemessen werden. Auch Unternehmen, die ihre Tätigkeiten nicht primär über eine Projektorganisation abwickeln, gehen dazu über, nur noch einen Teil der Arbeitskraft der Mitarbeiterinnen im betrieblichen Basisgeschäft zu binden. So gibt es Betriebe, die den Mitarbeitern Aufgaben zuordnen, die nur 80% der vereinbarten Arbeitsleistung ausmachen. Den verbleibenden Rest ihrer Arbeitszeit sollen die Mitarbeiter laut Arbeitsvertrag auf die Initiierung und Durchführung innovativer Projekte verwenden. Durch diese Methode werden selbstorganisierende Lern- und Entwicklungsprozesse in Gang gesetzt, die die Innovationsfähigkeit des Unternehmens entfalten und zukunftsträchtige Kompetenzen aufbauen.

Nach Mirrow (1998: 9f.) werden sich Unternehmen immer mehr zu einem *Kompetenznetzwerk* entwickeln. Das Netzwerk ist modular aufgebaut und besteht aus einer Vielzahl von lose gekoppelten Organisationseinheiten in Form von Kompetenzpools. Diese haben Ergebnisverantwortung und Entscheidungskompetenz. Die Führungskraft versteht sich als Unternehmerin im Betrieb, deren Aufgabe es ist, Kompetenzen zu neuen Geschäften zu bündeln und unproduktive Kombinationen aufzulösen. Die entstehenden (temporären) Netze sind wissensbasiert und problemlösungsorientiert. Die Kompetenzpools bilden die stabile Basis des Unternehmens. Die Flexibilität wird durch immer neue Kombinationen ermöglicht. Die Unternehmerin greift bei der Gründung eines Kompetenznetzwerkes nicht nur auf die im Betrieb verfügbaren Kompetenzen zurück, sondern auch auf externe. Die Vision der „grenzenlosen Unternehmung" wird in dem Maße Realität, als die Grenzen zur Umwelt unscharf werden und sich das Unternehmen immer mehr zu einer virtuellen Netzwerkorganisation entwickelt.

Netzwerkorganisationen[57] zeichnen sich gerade in sehr turbulenten Umwelten durch ihre hohe Flexibilität aus. Den Mittelpunkt des Netzwerkes bildet die Schalt-

---

[57] Zur theoretischen Fundierung der Netzwerkorganisation vgl. Bea, Göbel (2010: 429ff.).

brettunternehmung, die nur noch wenige zentrale Funktionen – wie etwa die Produktentwicklung und das Marketing – selbst übernimmt. Alle anderen Bereiche, wie Produktion, Beschaffung, Logistik oder Service, werden an andere selbständige Unternehmen ausgegliedert. Diese werden über Kooperations- und Rahmenverträge an das Schaltbrettunternehmen gebunden. Damit verlagert das Kernunternehmen Risikoanteile auf die Partnerunternehmen. Bei Absatzschwankungen oder Marktveränderungen können bestehende vertragliche Beziehungen aufgegeben werden bzw. neue eingegangen werden. Durch die Desintegration der Funktionen können in der Netzwerkorganisation Leistungsveränderungen schneller und flexibler vollzogen werden als bei einem vollintegrierten Unternehmen. Obwohl das Netzwerkunternehmen alle betrieblichen Funktionen wahrnimmt, besteht es als vollintegrierter Betrieb nur noch *virtuell*.

Zusammenfassend kann festgehalten werden, dass die Gestaltung der Organisationsstrukturen ein zentrales Potenzial für das strategische Management darstellt. Die Entwicklungen gehen hin zu mehrdimensionalen und prozessorientierten Strukturen. Temporäre und modulare Strukturen erhöhen die multidisziplinäre Problemlösungskapazität und Flexibilität der Organisation. Für Gesundheitsbetriebe, deren zentrales Leistungserstellungselement die Interaktion ist, mag die Vorstellung der virtuellen Unternehmung noch visionär sein, doch weisen auch hier die Technologieentwicklungen, wie etwa im Bereich der Tele-Medizin, in diese Richtung.

3.5.4 Marketing von Gesundheitsbetrieben

Angesichts der Kosten- und Qualitätsdiskussionen stehen Gesundheitsbetriebe heute mehr den je im öffentlichen Interesse. Aufgabe des strategischen Managements ist es, sich mit dem Standort des Betriebes auseinander zu setzen. Diese inhaltliche Dimension bezieht sich auf die konkrete (physikalische) Standortwahl, aber auch auf die Standortwahl im übertragenen Sinne, also auf die gesellschaftliche Verortung. Um den Standort des Unternehmens in der Gesellschaft zu bestimmen, ist die Auseinandersetzung mit der organisatorischen Identität als Ausdruck der gewachsenen historischen Eigenschaften und kulturellen Normen und Wertorientierungen erforderlich. Die reflexive Auseinandersetzung mit der Identität etwa in einem Leitbildprozess hat Auswirkungen auf das Verhalten der Organisationsmitglieder und prägt das Bild des Betriebes in der Öffentlichkeit. Aufgabe des Marketings ist es, das Image der Organisation zu überprüfen und die Austauschbeziehungen zur Umwelt und den internen und externen Stakeholdern aktiv zu gestalten. Um im Gesundheitsmarkt bestehen zu können, ist nicht nur eine wirtschaftliche und qualitativ hochwertige Leistungserstellung erforderlich, sondern auch die Kommunikation darüber mit den internen und externen Stakeholdern. Obwohl Gesundheitsbetriebe im Bereich der Werbung rechtlichen Vorgaben unterliegen, eröffnet ihnen das Marketing als umfassendes integriertes Managementkonzept Möglichkeiten einer aktiven Gestaltung ihrer internen und externen Austauschbeziehungen.

Der Marketingbegriff hat im Laufe der Zeit in der betriebswirtschaftlichen Theorie und Praxis eine Reihe von Veränderungen erfahren. In der Nachkriegszeit überstieg die Nachfrage das Angebot, und die Aufgabe des Marketings in diesen sog. „Verkäufermärkten" bestand in der effizienten Gestaltung des Vertriebes. Mit der Entwicklung hin zu „Käufermärkten" durch steigende Angebotskonkurrenz entwickelte sich das Marketing zu einem Instrument der Verkaufsförderung. Die Blickrichtung des Unternehmens ist von innen nach außen (inside out) gerichtet: Der Betrieb weiß am Besten, wie das Produkt zu gestalten ist, und die Kundin muss lediglich vom Kauf überzeugt werden. Durch steigenden Wettbewerb erfolgt erneut ein Perspektivenwechsel: Marketing entwickelt sich zu einem umfassenden Konzept der aktiven Gestaltung der Austauschbeziehungen mit der Umwelt. Die Bedürfnisse des Kunden werden erforscht[58] und in der Leistungserstellung berücksichtigt. Die Blickrichtung des Betriebes richtet sich von außen nach innen (outside in). Kundenorientierung wird zum zentralen Fokus der betrieblichen Aktivitäten. Zugleich erfährt das Marketingkonzept eine Erweiterung und Vertiefung. Kotler (1978) erweitert es zu einem „Generic Concept of Marketing" und thematisiert erstmals Marketingaspekte für Nonprofit-Organisationen.[59] Eine Vertiefung erfährt das Marketing durch das „Human Concept of Marketing", das ethische Fragestellungen der unternehmerischen Tätigkeit aufwirft. Das Marketing hat nicht nur die Frage zu beantworten: „Could it be Sold", sondern auch die Frage: „Should it be Sold". Marketing hat damit nicht nur die Shareholder-Interessen des Betriebes zu berücksichtigen, sondern trägt als umfassendes *Relationship Marketing* dazu bei, die Bedürfnisse auch sonstiger Anspruchsgruppen des Unternehmens mit einzubeziehen (vgl. Meffert, Bruhn 2009: 49ff.). Diese an den Interessen der Kundinnen ausgerichtete *Anspruchsgruppenorientierung* des Marketings ist unmittelbar relevant für Gesundheitsbetriebe, da sie ihre Leistungen direkt am Patienten, am Menschen erbringen. Dadurch, dass die Kundin unmittelbar in den Leistungserstellungsprozess mit einbezogen ist, also Produktion und Absatz gleichzeitig erfolgen, kommt der Leistungserstellung und damit den Mitarbeiterinnen im Prozess erhebliche Marketingrelevanz zu (vgl. Reinspach 2000b: 248ff., 2007).

Marketingdimensionen der Dienstleistungserstellung

Im Rahmen der Gestaltung und Interaktion der Leistungserstellung in Gesundheitsbetrieben lassen sich vier Marketingdimensionen konkretisieren (vgl. Meyer, Blümelhuber 1994: 17ff.). Das *Variabilitätsmarketing* beschreibt das Bemühen der Organisation im Rahmen der Gestaltung der internen Faktoren, wie Ausstattung,

---

[58] Vgl. zu den Instrumenten der Marktforschung Weis (1999: 103ff.), Meffert, Bruhn (2009: 104ff.).

[59] Kotler versteht unter dem ebenfalls von ihm geprägten Begriff des „Social Marketings" ursprünglich das Marketing von Ideen. Im deutschsprachigen Raum wird unter Social Marketing das Marketing von sozialen Organisationen oder ein Marketing vor dem Hintergrund sozialer Zielsetzungen verstanden. Vgl. hierzu auch Bruhn, Tilmes (1994).

Geräte und Mitarbeiterkompetenzen, auf Veränderungen der Nachfrage flexibel zu reagieren. Die Veränderungen können quantitativer Natur sein, wenn z.B. in der Reisezeit autobahnnahe Krankenhäuser ihre Leistungsbereitschaft auf eine höhere Anzahl von Unfallverletzten einstellen müssen, oder in der Urlaubszeit die Nachfrage nach Kurzzeitpflegeplätzen steigt. Qualitative Veränderungen der Nachfrage ergeben sich aus der Individualität und situativen Verfasstheit der am Prozess beteiligten Personen. So kann die Bereitschaft zur Mitarbeit im Rahmen von Pflege- oder Rehabilitationsmaßnahmen aufgrund der Motivationslage und der Fähigkeiten der Patientinnen interindividuell, aber auch intraindividuell je nach Tageszeit schwanken. Aufgabe des Variabilitätsmarketings ist es, das Ausmaß der quantitativen, qualitativen, räumlichen und zeitlichen Anpassung zu bestimmen. So ist hier etwa die Frage zu entscheiden, ob Dienstleistungen auch an Feiertagen angeboten werden und Hausbesuche abends erfolgen. Das Bedürfnis des Kunden nach Anpassung der Leistung entsprechend seiner individuellen Wünsche und damit nach hoher Variabilität kann durch eine Ausweitung und Generalisierung der Mitarbeiterkompetenzen, die es erlauben ein breites Spektrum abzudecken, Rechnung getragen werden. Eine Spezialisierung der Ressourcen erhöht die Möglichkeit, auf sehr spezifische Problemlagen einzugehen, führt aber bei zu geringer Nachfrage und Auslastung der Kapazitäten zu Leerkosten, insbesondere wenn die Mehrkosten der Spezialisierung nicht an die Kundin weitergegeben werden können.

Das *Kontaktmarketing* bezeichnet die kundenorientierte Ausrichtung der internen Leistungsfaktoren, die in unmittelbarem Kontakt mit den Patientinnen stehen. Aufgabe des Kontaktmarketings ist es, die Kundenkontaktpunkte zu identifizieren und zu gestalten. So beeinflusst bereits der Eingangsbereich der Einrichtung und der erste Eindruck vom Empfang das Qualitätsurteil des (potenziellen) Kunden. Bei der Gestaltung der Kontaktpunkte geht es nicht nur um die Konstruierung der unmittelbaren Interaktionsschnittstelle zwischen Mitarbeiterinnen und Kundinnen (Line of Interaction), also etwa um die Ausstattung des Behandlungsraums, sondern um den gesamten Bereich, den die Patientin einsehen kann (Line of Visibility). So ist z.B. die Trennung von unterschiedlichen Kontaktsituationen, wie telefonische und persönliche Annahme von Nachfragen, bedeutend, da der am Informationsstand Wartende immer unzufriedener wird, wenn der zuständige Mitarbeiter fortwährend Telefongespräche annimmt. Grundsätzlich gilt bei der Gestaltung der materiellen Kontaktpunkte, dass sie nicht nur Leistungsfunktionen erfüllen (z.B. Warteraum), sondern auch Signal- und Symbolcharakter haben und beim Kunden kognitive und emotionale Reaktionen hervorrufen. Raumklima und Dienstleistungsatmosphäre wirken sich auf das Verhalten der Patientinnen positiv oder negativ aus. Da einzelne Aspekte der Dienstleistung nicht getrennt, sondern als Erlebnisbündel wahrgenommen werden, sind alle Einzelmodule einer Dienstleistung von Bedeutung. Besonders freundliche Mitarbeiterinnen in einem Leistungsbereich können die Nachlässigkeiten in anderen Bereichen nicht immer kompensieren. Verhalten, Sprache und Ausdrucksweise der Mitarbeiterinnen sind von besonderer Relevanz für die Gestaltung der Kontaktsituation unter Zufriedenheitsaspekten der Kundinnen. Die Bedeutung der Emotionsarbeit in der Leistungserstellung auch unter Marketinggesichtspunkten wird hier nochmals deutlich.

Im Rahmen des *Integrationsmarketings* geht es um die Gestaltung der Einbindung der Patientin in den Leistungsprozess.[60] Durch das Uno-actu-Prinzip der Leistungsabgabe und -erstellung ist der Kunde in der Gesundheitsdienstleistung raum-zeitlich eingebunden. Die Einbeziehung kann sich nach Form, Wirkung und Intensität der Integration unterscheiden. Diese kann auf physische, emotionale und/oder intellektuelle Art erfolgen. Eine ganzheitliche Ausrichtung der Interaktionen im Rahmen der Leistungserstellung hat alle drei Faktoren gleichermaßen zu beachten. Häufig steht bei Gesundheitsdienstleistungen die physische Dimension, etwa die Art der Lagerung des Patienten, im Vordergrund. Ein wesentlicher Aspekt ist aber auch die zeitliche Einbeziehung, also die Frage, wie „großzügig" mit dem Zeitbudget des Patienten umgegangen wird. Häufig wird den Kundinnen etwa durch lange Wartezeiten eine hohe Flexibilität und Anpassungsfähigkeit bezüglich dieses Faktors abverlangt. Zentral für die Gestaltung dieser Marketingdimension ist die Intensität der Integration. Diese kann, je nach Externalisierung und Internalisierung im Prozess, sehr unterschiedliche Ausmaße annehmen und von einer weitgehenden Passivierung der Patientin, etwa durch die Ruhigstellung während einer Operation, bis zu einer umfassenden Aktivierung im Sinne einer ganzheitlichen, gesundheitsförderlichen Pflege reichen. Der Patient wird dann zum Subjekt und aktiven Bestimmungsfaktor im Leistungsgeschehen. Grundsätzlich ist davon auszugehen, dass die aktive Integration der Kundin als Ko-Produzentin positive Auswirkungen auf den Prozess und das Ergebnis der Leistungserstellung hat. Natürlich kann die Integration auch negative Auswirkungen haben, wenn der Patient etwa aus Schamgefühl falsche Angaben macht, die eine korrekte Pflegeanamnese erschweren. Auch für die gelingende Integration ist das Emotionsmanagement von zentraler Bedeutung.

Das Bild, dass sich eine Patientin vom Gesundheitsbetrieb macht, ist im Wesentlichen auch von der Interaktivität anderer im Dienstleistungsgeschehen anwesender Kundinnen abhängig. Das *Interaktivitätsmarketing* richtet sich auf die Gestaltung der Beziehungen einer Mehrzahl anwesender Patienten und deren Auswirkungen auf das Erleben der Dienstleistung vor, nach und während der Leistungserstellung. Die wechselseitige Beeinflussung kann sich unterscheiden nach Art, Intensität und Wirkung. Sie kann sich physisch, intellektuell und emotional vollziehen, eine schwache bis hohe Intensität aufweisen und eine positive, neutrale oder negative Wirkung zeigen. Ein Patient kann sich etwa durch die Anwesenheit von Mitpatienten im Zimmer emotional so negativ berührt fühlen, dass seine Compliance sinkt. Umgekehrt kann sich durch eine passende Zimmerbelegung eine positive Interaktivität ergeben, die das seelische Wohlbefinden steigert und sich förderlich auf den Gesundungsprozess auswirkt. Grundsätzlich sollten

---

[60] Vgl. hierzu auch Bieberstein (1998: 217ff.) und Corsten, Gössinger (2007: 380ff.).

die Interaktivitätswirkungen bei der Planung und Durchführung der Leistungserstellung aufgrund ihrer nicht zu vernachlässigenden Wirkung auf die Qualitätsbeurteilung berücksichtigt werden.

Die Betrachtung der Dimensionen verdeutlicht den Zusammenhang zwischen Leistungserstellung und Marketing und gibt erste Ansatzpunkte für die Gestaltung marketingrelevanter Aspekte zur Erreichung der Marketingziele in Gesundheitsbetrieben.

Ziele und Instrumente des Marketings

Marketingzielsetzungen, die im Rahmenkonzept formuliert werden, müssen in Einklang mit den übergeordneten Unternehmenszielen und der Organisationskultur stehen. So passen etwa aggressive Werbestrategien wohl kaum zum Selbstverständnis eines Gesundheitsbetriebes, der sich caritativen und humanitären Zielen verschrieben hat und wären weder für die Öffentlichkeit noch für die Mitarbeiterinnen nachvollziehbar. Im Marketing werden grundsätzlich zwei Oberziele verfolgt, die *Kundengewinnung* und die *Kundenbindung*. Die Kundinnenneugewinnung ist gerade in den angebotsinduzierten Bereichen des Gesundheitssystems, in denen Kapazitätsüberhänge vermutet werden, ein sensibles Thema. Dennoch werden auch hier – vor dem Hintergrund der Forderung nach marktorientiertem Verhalten – Marketingbemühungen zur Vollbeschäftigung der Kapazitäten erforderlich. Bedenkt man, dass die Kosten der Kundenneugewinnung rund fünf Mal so hoch sind als die Kosten der Kundenbindung, so gerät diese Zielsetzung verstärkt in den Fokus des Marketings (vgl. Schneider 2000: 40). Die zentrale Voraussetzung für die Kundenbindung stellt die Kundenzufriedenheit dar. Zufriedene Kundinnen nehmen die Einrichtung bei Bedarf wieder in Anspruch bzw. empfehlen sie etwa als Einweiser ihren Patientinnen weiter. Zufriedenheit stellt sich ein, wenn die Erwartungen der Kundin erfüllt werden. Werden diese übertroffen, so führt dies zur Begeisterung. Kriterien wie Höflichkeit/ Freundlichkeit, Verlässlichkeit/Glaubwürdigkeit und Kompetenz/Kenntnisse der Mitarbeiter stellen zentrale Zufriedenheitsfaktoren dar[61] und verweisen erneut auf die Bedeutung der Mitarbeiter für das Marketing. Da Zufriedenheit erwartungsgebunden ist, kann es nicht Aufgabe des Marketings sein, unreflektiert Ansprüche zu wecken, da sich die Nicht-Erfüllung von Leistungsversprechen negativ auf die Zufriedenheit auswirkt. Um die Marketingziele zu erreichen, kommen die Strategien und Instrumente des Marketing-Mix[62] zur Anwendung.

Im Rahmen der Marketingstrategien geht es darum, das Unternehmen zu positionieren und die Zielgruppen, die mit den Instrumenten des Marketing-Mix bearbeitet werden, abzugrenzen (vgl. Thill 1999: 75ff.). Die *Positionierung* erfolgt vor

---

[61] Zu den Kriterien und Messverfahren vgl. Meffert, Bruhn (2009: 199ff.).

[62] Vgl. zu einem Überblick Aldag (1988: 222ff.), Bieberstein (1998: 180ff.), Weis (1999: 81ff.), Damkowski et al. (2000: 293ff.), Bruhn (2005: 186ff. und 329ff.), Corsten, Gössinger (2007: 341ff.) und Meffert, Bruhn (2009: 111ff. und 243ff.).

dem Hintergrund der Instrumente, wie sie im Rahmen der Branchen- und Marktanalyse vorgestellt wurden. Die Zielsetzungen, die sich bezüglich der Leistungen aus der Portfolio-Analyse ergeben, führen zur Positionierung in der Öffentlichkeit mit Hilfe der Instrumente des Marketings. Wenn man also die Strategie verfolgt, eine einzigartige Leistung anzubieten, so muss diese auch nach außen kommuniziert werden und sich im Image niederschlagen. Ausgangspunkt für die Anwendung des Marketing-Mix ist die Festlegung des Zielgruppenprogramms.

Das *Zielgruppenprogramm* dient der Bestimmung und Auswahl der Marketingzielgruppen. Zentrale Zielgruppen stellen etwa die Mitarbeiterinnen, die Patientinnen, die Einweiser, die Besucher und die Öffentlichkeit dar (vgl. Thill 1999: 133ff.). Diese können mithilfe der Kriterien der Marktsegmentierung weiter in Untergruppen etwa nach Alter, Geschlecht, regionaler Verteilung, Verhalten und Motive, tatsächliche und potenzielle Kunden sowie Fach- und Laienöffentlichkeit eingeteilt werden. Mit der Portfolio-Analyse werden einzelne Zielgruppen – wie etwa die Patientinnen – z.B. nach den Verhaltensdimensionen „Anspruchshaltung" und „Kooperationspotenzial" eingeordnet und bezüglich ihrer Compliance beurteilt. Ausgangspunkt für dieses Vorgehen ist die Überlegung, dass der „engagierte" Patient im Vergleich zum „Problempatienten" eine andere Vorgehensweise in der Leistungserstellung erforderlich macht. Die so gewonnenen Informationen können wiederum die Basis für gezielte Personalschulungen im Bereich des Variabilitäts- und Integrationsmarketings bilden.

Aufbauend auf die Zielgruppenbestimmung wird im Marketing-Mix das *Leistungsprogramm* nach Zusammensetzung und Struktur festgelegt und die einzelnen Dienstleistungen gestaltet. Durch die übergeordnete Rahmenplanung etwa für Krankenhäuser, wird mit der Bestimmung der Versorgungsstufe der Rahmen des Leistungsprogramms bezüglich der Fachrichtungen fixiert. Durch Verfahrens- und Methodenspezialisierungen sind Differenzierungen bei der Programm- und Produktgestaltung zu erreichen (z.B. Gefäß- oder Kinderchirurgie). Auch im Servicebereich und in der Pflege sind Überlegungen zur Leistungspalette anzustellen (etwa Pflege von Kindern in der Häuslichen Krankenpflege). Zusätzlich kann die Produktpalette neben den kassenfinanzierten Leistungen durch weitere individuelle Gesundheitsleistungen (IGeL) und auch durch reine Zusatzleistungen etwa im Service oder Wellness-Bereich erweitert werden (vgl. Frodl 2010: 264ff.).

Im Rahmen der Produktgestaltung werden die Leistungsdimensionen, die den Kundennutzen bestimmen, gestaltet. Dabei ist auf den *Kernnutzen* (Core Service) besonderer Wert zu legen, da er von der Kundin erwartet wird. Bei der Entscheidung über Leistungseigenschaften, die einen *Zusatznutzen* (Secondary Service) stiften (z.B. Internet-Anschluss am Bett), ist zu überprüfen, inwiefern sie tatsächlich vom Kunden wahrgenommen und honoriert werden. Grundsätzlich gilt, dass die Produktvariabilität im Bereich der Gesundheitsdienstleistungen aufgrund ihrer Spezifika sehr hoch ist und sich viele Möglichkeiten bieten, sich vom Wettbewerber abzuheben (vgl. Meffert, Bruhn 2009: 249ff.).

Nach Meffert, Bruhn (2009: 264ff.) ist gerade für Dienstleistungsunternehmen - aufgrund der Immaterialität des Produktes - die *Markenbildung* von besonderer Relevanz. Da Gesundheitsleistungen Vertrauensgüter sind, sind Patientinnen einem höheren subjektiven Kaufrisiko ausgesetzt. Die Marke als unterscheidungsfähige Markierung soll nun durch Vertrauens- und Qualitätssignale Sicherheit und Hilfestellung bei der Auswahlentscheidung geben. Die Auseinandersetzung mit dem eigenen Selbstverständnis als Corporate Identity und seine Umsetzung im Corporate Design, den Corporate Communications und dem Corporate Behaviour bilden dabei nach Lüthy, Buchmann (2009: 202ff.) die Basis für den Aufbau der Marke.

Die *Preis- und Konditionenpolitik* stellt ein weiteres Instrument im Marketing-Mix dar. Der Preis einer Leistung bezieht sich auf die erzielte Gegenleistung, also auf ihren Wert in einer Tauschbeziehung. Basis für die *kostenorientierte* Preisfindung können die Herstellkosten sein. Eine *konkurrenzbezogene* Preisbildung orientiert sich am Preisdurchschnitt der Branche, während die *nachfrageorientierte* Preisbildung die Intensität der Nachfrage berücksichtigt. Eine weitere Preisgestaltungsstrategie stellt die *Preisdifferenzierung* etwa nach Menge oder Leistungsvermögen dar. So kann die Leistung an einkommensschwächere Zielgruppen zu einem günstigeren Preis abgegeben werden bzw. in den Zuzahlungen berücksichtigt werden. Die *Preiselastizität* der Nachfrage bildet einen weiteren Gestaltungsparameter. Diese beschreibt, inwiefern sich Preisveränderungen auf die Nachfrage auswirken bzw. wie maßgeblich der Preis für die Kaufentscheidung ist. Da die meisten Gesundheitsleistungen nicht direkt vom Kunden bezahlt werden, kann man in diesem Bereich von einer sehr geringen Elastizität ausgehen. Die nachgefragte Menge an Gesundheitsleistungen orientiert sich am Bedarf und wird – außer bei Zusatzleistungen – nicht über den Preis reguliert. Durch die Diskussion um Einkaufsmodelle der Krankenkassen zeichnen sich hier Bestrebungen ab, die Unelastizitäten aufzubrechen. Grundsätzlich sind die Möglichkeiten der individuellen Preisgestaltung für Gesundheitsdienstleistungen durch übergeordnete Verhandlungen und Preisbindungen eingeschränkt und erfolgen i.d.R. auf Basis der Herstellkosten. Die *Konditionenpolitik* durch die Gewährung von Rabatten, Skonti und Boni gegenüber Patientinnen spielt für Gesundheitsbetriebe keine wesentliche Rolle. In der Zusammenarbeit mit den Lieferanten stellt sie aber einen Gestaltungsparameter dar, der zu berücksichtigen ist.

Die *Distributionspolitik* schließlich thematisiert die Frage der Gestaltung der Absatzwege und der Zusammenarbeit mit dem Handel. Für Gesundheitsbetriebe fokussiert sich die Distributionspolitik auf die Thematik, wie die Leistung an die Patientinnen verteilt wird. Die Leistungsverteilung ist im Wesentlichen davon abhängig, wie die Kunden zum Gesundheitsbetrieb kommen und damit von der Standortwahl. Die *Standortwahl* bei Plankrankenhäusern unterliegt i.d.R. landesplanerischen und damit politischen Entscheidungskriterien. Grundsätzlich ist die

Frage nach dem Ort der Leistungserstellung aber abhängig von der Erreichbarkeit etwa durch öffentliche Verkehrsmittel und der Mobilität der Patientinnen. So können sich Gesundheitsdienste z.B. an Verbrauchszentren ansiedeln, an denen sich meist eine Vielzahl von potenziellen Kunden aufhalten oder Räume anderer Einrichtungen temporär mitnutzen (z.B. Gesundheitsberatung in einem Bürgerzentrum). Zudem können Fahrdienste zur eigenen Einrichtung angeboten werden. Insbesondere für ambulante Dienste bildet die logistische Organisation der Wege zum Patienten eine zentrale distributionspolitische Fragestellung. Mit dem Ausbau der Internetnutzung gewinnt auch die Online-Distribution an Bedeutung, wenn etwa Gesundheitsbetriebe Beratungen und Informationen auf ihrer Homepage zur Verfügung stellen.

Die *Kommunikationspolitik* als Marketinginstrument bezieht sich auf die Gestaltung der gezielten Ansprache der internen und externen Austauschpartner und der Öffentlichkeit. Häufig wird sie verkürzt mit *Öffentlichkeitsarbeit* oder Werbung gleichgesetzt. Aufgabe der kommunikationspolitischen Strategien des *Public-Relations-Managements* ist es, ein positives Bild des Gesamtbetriebes in der Öffentlichkeit aufzubauen. Auf die Bedeutung des Images und die Gestaltung der Beziehungen für den Wert einer Leistung haben Kaplan und Norton (1997: 71 ff.) hingewiesen. Der potenzielle Patient entscheidet sich für einen Gesundheitsbetrieb, von dem er am „Tag der offenen Tür" oder über Pressemitteilungen einen guten Eindruck gewonnen hat, ohne die Leistungen im Einzelnen zu kennen. Vom Image der Einrichtung wird auf die Qualität der Dienstleistung geschlossen. Diese Intention verfolgt auch die Strategie der Markenbildung. Die klassische *Werbung* bezieht sich im Vergleich dazu immer auf ein bestimmtes Produkt mit dem Ziel der Absatzsteigerung. Da Gesundheitsleistungen weitgehend immateriell sind und in der Angebotsphase nur als Leistungsversprechen bestehen, orientiert sich die produktbezogene Informationspolitik meist am angestrebten Leistungsziel und der Leistungsfähigkeit des Anbieters. Da die Leistung erst im Prozess selbst entsteht und damit nicht „materiell" hergezeigt werden kann, behilft man sich mit *Surrogaten* in Form von Vorher-Nachher-Präsentationen, Referenzen, Kurzproben und der Darstellung der internen materiellen Ressourcen, wie technologische Ausstattung und Zimmer.

Da Gesundheitsgüter zu den Vertrauensgütern zählen, ist das Bedürfnis der Öffentlichkeit nach Information und Aufklärung sehr groß, wie das Interesse an sog. Rankings in Zeitschriften zeigt. Der Gesetzgeber hat zum Schutze der Patientinnen und der Gesundheitsinteressen der Allgemeinheit werberechtliche Rahmenbedingungen erlassen, die die Gesundheitsbetriebe im Rahmen ihrer Informations- und Kommunikationspolitik zu beachten haben.[63] Dennoch sollten

---

[63] Diese sind insbesondere im Gesetz gegen den unlauteren Wettbewerb (UWG), dem Gesetz über die Werbung auf dem Gebiete des Heilwesens (HWG) und den standesrechtlichen Landesberufsordnungen für Ärzte niedergelegt. Vgl. hierzu Fenger (2000: 52 ff.), Damkowski et al. (2000: 101 ff.) und Lüthy, Buchmann (2009: 269 ff.).

sich Gesundheitsbetriebe unter Beachtung des gesetzlichen Rahmens für eine aktive Informations- und Kommunikationspolitik entscheiden. Kommunikationspolitik ist nicht mit marktschreierischer Werbung gleichzusetzen, sondern hat sich immer auf eine vollständige, verständliche und wahrheitsgetreue Information zu beziehen. Dieser Anspruch gilt umso mehr, als eine fehlgeleitete Erwartungsbildung beim potenziellen Kunden zu Unzufriedenheit und zu einer Imageschädigung des Gesundheitsbetriebes führt.

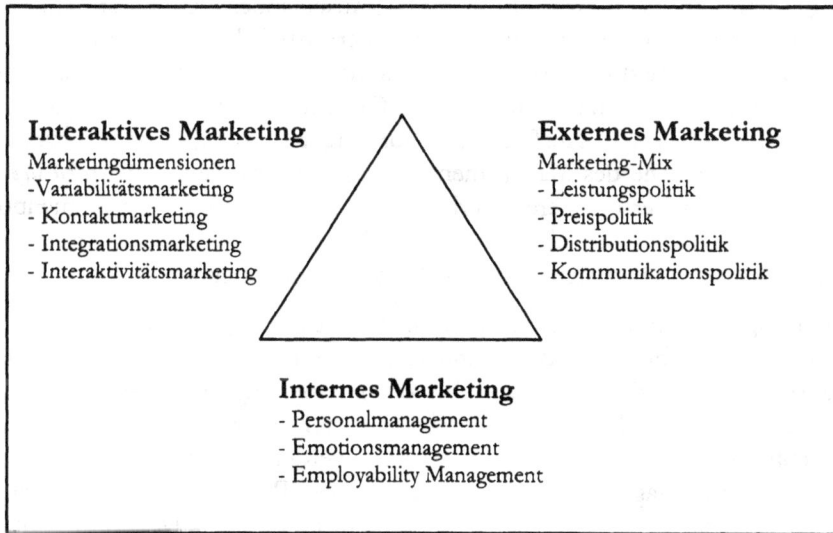

Interaktives Marketing
Marketingdimensionen
-Variabilitätsmarketing
- Kontaktmarketing
- Integrationsmarketing
- Interaktivitätsmarketing

Externes Marketing
Marketing-Mix
- Leistungspolitik
- Preispolitik
- Distributionspolitik
- Kommunikationspolitik

Internes Marketing
- Personalmanagement
- Emotionsmanagement
- Employability Management

Abb. 3.20: Integriertes Dienstleistungsmarketing

Zusammenfassend kann festgehalten werden, dass das Marketing ein umfassendes über die Öffentlichkeitsarbeit hinausweisendes Gestaltungskonzept zur Reflexion und Kommunikation der organisatorischen Identität darstellt. Als *integriertes Marketingkonzept* (vgl. Abb. 3.20) umfasst es nicht nur das *Absatz-Marketing* mit Blickrichtung auf den externen Kunden mit den Instrumenten des Marketing-Mix, sondern auch das *interne Marketing,* das die Mitarbeiterinnen als interne Kundinnen fokussiert, ebenso wie das *interaktive Marketing,* das die Interaktion zwischen internen und externen Beteiligten im Rahmen der Marketingdimensionen thematisiert (vgl. Reinspach 2007). Marketing konstituiert sich damit als integratives Konzept und umfasst alle Aktivitäten, die auf eine systematische und planvolle Gestaltung der internen und externen Austauschbeziehungen im Sinne der unternehmerischen Zielsetzungen gerichtet sind. Aufgrund der Spezifika der Gesundheitsdienstleistungen kommt den Mitarbeiterinnen im Leistungsprozess besondere Marketingrelevanz zu. Kundinnenzufriedenheit wird nicht fernab in der Marketingabteilung produziert, sondern von den Mitarbeiterinnen an der operativen Basis im täglichen Kundenkontakt. Die Mitarbeiter bei dieser zentralen Funktion – etwa durch ein systematisches Emotions- und Employability Management - zu unterstützen, ist Aufgabe des Personalmanagements.

3.6 Das Spektrum des strategischen Personalmanagements

Die Potenziale der Mitarbeiterinnen bilden die zentrale Ressource in der personenbezogenen Dienstleistungserstellung und stellen damit bedeutende Erfolgsfaktoren für die Entwicklung der Gesundheitsbetriebe dar. Durch die enge Interaktion im Leistungsprozess sind es die Mitarbeiter, die die Kundenzufriedenheit in den betrieblichen Basisaktivitäten produzieren und reproduzieren. Die Kundenzufriedenheit ist abhängig von der Zufriedenheit der Mitarbeiter (vgl. Thill 1999: 115ff.). Um die Potenziale der Mitarbeiter systematisch aufzubauen, zu pflegen und angemessen zu nutzen, ist die Auseinandersetzung mit dem Spektrum des strategischen Personalmanagements erforderlich. Als Systematik können dabei die Phasen und inhaltlichen Dimensionen des strategischen Managements dienen. Diese können nicht nur auf eine Gesamtunternehmensperspektive, wie sie in den vorstehenden Ausführungen vorgestellt wurden, sondern rekursiv auf alle Themenbereiche des Managements angewendet werden.[64] Die *rekursive Anwendung* auf den Personalbereich erlaubt die Thematisierung der rahmenpolitischen Zielsetzungen, der inhaltlichen Bereiche und der Phasen der Analyse, Planung und strategischen Steuerung des Personalmanagements.

Ausgangspunkt der Überlegungen zu einem Spektrum des strategischen Personalmanagements bildet die Auseinandersetzung mit den zentralen Zielsetzungen und Strategien für diesen Bereich. Bei der Erarbeitung der personalpolitischen Grundlegungen für Gesundheitsbetriebe kann auf die Instrumente des Rahmenkonzeptes und des Leitbildes zurückgegriffen werden. Im *Personal-Leitbild* werden die zentralen Aussagen zum Selbstverständnis des Personalbereichs niedergelegt und in eine nach innen und außen gerichtete kommunikative Form gebracht. Das Leitbild gibt Orientierung für das Handeln der Personalverantwortlichen, legitimiert die Aktivitäten des Bereichs und dokumentiert die Potenziale, die vom Personalmanagement eingefordert werden können. Wenn sich die Personalabteilung etwa als Servicefunktion für die Abteilungen und Mitarbeiter des Unternehmens versteht, so kann diese von den Mitarbeiterinnen in Anspruch genommen werden, und das Personalmanagement muss sich an diesem Serviceanspruch messen lassen.

Das *Rahmenkonzept* für das Personalmanagement ist ein nach innen gerichtetes personalpolitisches Instrument. Es dokumentiert die Zielsetzungen und Strategien der langfristigen personalpolitischen Entwicklung des Gesundheitsbetriebes ebenso wie Schwerpunktprogramme und Projekte der strategischen Steuerung in diesem Bereich. Die Zielsetzungen, die für das Personalmanagement formuliert werden, müssen mit den übergeordneten Unternehmensstrategien übereinstimmen bzw. deren Umsetzung unterstützen. Aussagen im Personalrahmenkonzept können sich – analog der Systematik im Unternehmensrahmenkonzept – auf den Markt-Leistungs-Bereich, die Perspektiven der Ressourcen, Führung und

---

[64] Vgl. zu dieser Systematik auch Kirsch (1997a: 283ff., 2001: 570ff.).

Organisation sowie den Standort, also die Verortung des Personalmanagements im Unternehmen, beziehen.

Im *Produkt-Markt-Bereich* ist die Frage zu beantworten, welche Leistungen die Personalabteilung für welche Zielgruppen anbietet. Die Zielgruppen können nach *internen* und *externen* Kundinnen differenziert werden. Externe Kundinnen sind zunächst die potenziellen Mitarbeiterinnen des Gesundheitsbetriebes, die für eine Mitarbeit im Haus in Frage kommen bzw. gewonnen werden sollen. Maßnahmen des Personalrecruitings, wie etwa die systematische Pflege der Kontakte zu den Ausbildungsstätten und Hochschulen und die Aufnahme und Betreuung von Praktikantinnen, sind Leistungen dieses Bereichs. Zudem gilt es zu überlegen, ob bestimmte Leistungen des Personalbereichs am externen Markt angeboten werden. So können z.B. im Bereich der Personalentwicklung Schulungen zur Emotionsarbeit veranstaltet werden, die anderen personenbezogenen Dienstleistern gegen Entgelt zur Verfügung gestellt werden.

Im Rahmen der internen *Zielgruppenbildung* werden die Mitarbeiterinnen in möglichst homogene Gruppen eingeteilt, um die Leistungen des Personalmanagements möglichst genau auf die spezifischen Anforderungen abstellen zu können. Unter der Annahme, dass mit bestimmten Qualifikationen und Tätigkeiten besondere Anforderungen verbunden sind, erfolgt die Abgrenzung häufig nach Berufsgruppen. Die Segmentierung kann sich aber auch an der Leistungserstellung und damit der Systematik der Prozessstruktur orientieren und Mitarbeitergruppen nach Teilprozessen, wie Aufnahme oder Therapie bilden. Eine weitere Segmentierungssystematik ergibt sich, wenn man den Unternehmensebenen folgt und die Zielgruppe der Führungskräfte nach operativem, mittlerem und TOP-Management unterscheidet. Die einzelnen abgegrenzten Mitarbeitergruppen können dann weiter nach Einsatzbereich oder Verhaltensmerkmalen aufgeteilt werden, um vor dem Hintergrund der Segmentbildung konkrete Strategien etwa für den Bereich der Personalentwicklung abzuleiten. Die Positionierung in der Portfolio-Matrix, z.B. nach den Dimensionen Leistungspotenzial und kundenorientierte Fähigkeiten, erlaubt die Beurteilung der Dienstleistungsqualifizierung und gibt Aufschluss über das Leistungsangebot, das die Personalabteilung zur Förderung der Mitarbeiterpotenziale anbieten sollte (vgl. Thill 1999: 124).

Leistungen, die das Personalmanagement für den internen Markt zielgruppenspezifisch zur Verfügung stellt, betreffen die klassischen Aufgaben der Personalarbeit, wie Personalauswahl, -bereitstellung, -einsatz und -freistellung. Ergänzt werden diese durch administrative Tätigkeiten der Personalverwaltung.[65] Durch die Änderung der Anforderungen an Gesundheitsbetriebe wandeln sich auch die Anforderungen an den Leistungsbereich des Personalmanagements. Durch die Dezentralisierung der Kompetenzen in den Gesundheitsbetrieben in Form einer

---

[65] Vgl. zu einem Überblick etwa Trill (1996: 173ff.), Hinterhuber (1997: 145ff., 2004b: 73ff.), Damkowski et al. (2000: 116ff.), v. Eiff (2000), Haubrock, Schär (Hrsg. 2007), Bea, Haas (2009: 568ff.), Meffert, Bruhn (2009: 358ff.) sowie Loffing, Geise (Hrsg. 2010).

zunehmenden Ausbildung von Sparten- und Zentrumsstrukturen, fallen den dezentralen Einheiten immer mehr Personalaufgaben, etwa im Bereich der Mitarbeiterauswahl, zu. Die Aufgaben des Personalmanagements verschieben sich damit zunehmend von der eigenen operativen Ausführung hin zu einer Anleitung und Schulung der dezentralen Personalverantwortlichen. Die Leistungen der Personalabteilung geben etwa durch Maßnahmen der Personal- und Teamentwicklung oder durch Vorschläge zu einer an den strategischen Zielsetzungen ausgerichteten Anreizgestaltung den Rahmen, innerhalb dessen sich Personalmanagement dezentral vollziehen kann, vor.

So führt die Personalabteilung z.B. Schulungen und Trainings zum Emotionsmanagement durch und entwickelt Strukturen und Maßnahmen im Rahmen des *Employability Managements*, die es erlauben, die Beschäftigungsfähigkeit der Mitarbeiter zu erhalten und systematisch zu fördern (vgl. Reinspach 2006: 57ff.). Oder das Personalmanagement stellt Untersuchungen dazu an, wie die Funktionsdifferenzierung auf Station vor dem Hintergrund von Skill-Mixed-Teams in der unmittelbaren Leistungserstellung nutzbringend realisiert werden kann. Und schließlich erarbeitet die Personalabteilung Strukturen und Maßnahmen für ein gelingendes *Diversity Management* des Betriebes, die die Mitarbeiter befähigen, mit dem Thema der Vielfalt und der Verschiedenartigkeit von Mitarbeitern und Kunden angemessen umzugehen (vgl. Köhler-Braun 1999). Von der Qualität und Konzeption der Leistungen ist es abhängig, inwiefern diese von den Unternehmensbereichen nachgefragt und über eine interne Leistungsverrechnung vergütet werden. Der Personalbereich versteht sich damit nicht mehr als Teilbereich eines unspezifischen, gemeinkostenverursachenden Overheads des Unternehmens, sondern entwickelt sich zu einem produktiven Bereich, der mit seinen Leistungen auf internen und externen Märkten bestehen kann.

Im Rahmen der Betrachtung des Gesamtunternehmens thematisiert der Bereich der *Ressourcen* u.a., welche Personalressourcen dem Gesundheitsbetrieb zur Verfügung stehen. Aus der Perspektive des Personalmanagements werden die *Mitarbeiterinnen* und deren Potenziale im Bereich der Personalarbeit in den Fokus genommen. Die Aufgaben beziehen sich hier auf die Auswahl, den Einsatz, die Entwicklung und Freistellung der Mitarbeiter des Personalmanagements. Ebenso sind hier Fragen, wie die Schulung der Personalmitarbeiterinnen und die Anreizgestaltung zur Unterstützung eines serviceorientierten Verhaltens, relevant. Eine weitere Themenstellung im Bereich der Ressourcen bezieht sich auf die *Finanzierung* der Leistungen des Personalmanagements. Während gängige Modelle diesen Bereich dem Gemeinkostenblock zuordnen und entsprechend bereichsübergreifend budgetieren, gehen marktorientierte Überlegungen davon aus, den Personalbereich als eigenes Kompetenz- und Leistungszentrum zu konzipieren. Dieses bietet Leistungen für den internen Markt an, die über eine interne Leistungsverrechnung erfasst und vergütet werden. Durch die *interne Leistungsverrechnung* erhalten die Unternehmensbereiche, die Angebote der Personalabteilung wahrnehmen, Transparenz darüber, was sie diese Leistungen kosten. Zugleich gewinnt die Personalabteilung eine Orientierung bei der Ausgestaltung des Angebotes, da deutlich wird, welche Leistungen besonders nachgefragt werden. Die Leistungen für den externen Markt fließen als *Entgelte* in den Personalbereich zurück und stehen als zusätzliche Finanzmittel zur Verfügung.

Auch für das Personalmanagement gilt, dass die Ressource *Wissen* immer mehr an Bedeutung gewinnt. Eine systematische Auseinandersetzung mit Fragen des Wissensmanagements für den Personalbereich kann sich an der Methodik, wie sie für das Gesamtunternehmen vorgestellt wurde, orientieren. Auch hier geht es darum zu klären, welche Wissensziele der Bereich verfolgt, wie das Wissen gewonnen, verteilt und genutzt werden kann. Die Entwicklung und Nutzung von *Technologien* stellen eine weitere Thematik der Ressourcen in der Personalarbeit dar. Im Technologiemanagement geht es um die Auswahl und Anwendung der Konzepte und Methoden der Analyse, Planung und Steuerung für das Personalmanagement. Hier sind z.B. die Fragen zu klären, mit welchen Methoden das Personalcontrolling oder die Qualitätssicherung arbeiten, wie die Unterstützung durch die Datenverarbeitung auszugestalten ist und welche Konzepte und Instrumente in den einzelnen Aufgabenfeldern zur Anwendung kommen. Die Methoden orientieren sich dabei an der Ausgestaltung der Leistungen, die das Personalmanagement anbietet. Wenn z.B. im Bereich der dezentralen Personalführung ein verstärkter Bedarf an Methoden des Emotionsmanagements auftritt, so muss eine entsprechende Methodenkompetenz bei den Mitarbeiterinnen des Personalbereichs vorgängig bereits vorhanden sein, wenn sie entsprechende Schulungsmaßnahmen als interne Leistungen anbieten wollen.

Im dritten inhaltlichen Bereich des Spektrums eines strategischen Personalmanagements geht es um Fragen der *Führung* und der *Organisation*. Aufgabe des Personalbereichs ist es, Prozesse in der Organisation zum Mitarbeiter- und Führungsverständnis, etwa durch einen Formulierungsprozess zu den Führungsgrundsätzen des Gesundheitsbetriebes, anzuregen und Instrumente und Methoden für die Bewältigung der täglichen Mitarbeiter- und Leitungsfragen zur Verfügung zu stellen. Aus der Perspektive des Personalmanagements geht es um Themen der Führung im Bereich der Personalarbeit. Auch hier ist zu klären, welchen spezifischen *Führungsgrundsätzen* man in der Personalabteilung folgt, welche Methoden der Mitarbeiterführung man anwendet und wie eine angemessene Anreizgestaltung für die Mitarbeiterinnen in diesem Aufgabengebiet auszusehen hat.

Folgt man einer systemischen Betrachtungsweise, der zufolge sich in den Teilsystemen einer Organisation unterschiedliche lebensweltliche Sprachformen und Praktiken des Handelns ausdifferenzieren, so kann gerade der Personalabteilung die Funktion zukommen, innovative Methoden und Vorgehensweisen der Führung in ihrem Bereich zu etablieren. So praktizieren häufig gerade Personalabteilungen etwa ein Diversity Management, in dem durch die Repräsentanz unterschiedlicher Qualifikationen und Kulturen das mögliche Kompetenzprofil und multidimensionale Problemlösungspotenzial gezielt erhöht werden. In der Industrie kann man z.B. die Tendenz beobachten, Geisteswissenschaftler im Personalmanagement zu positionieren, da man sich durch deren Perspektive und

Problemwahrnehmung positive Auswirkungen auf den Umgang mit Mitarbeiter-
fragestellungen erwartet. Die Verankerung innovativer Führungspraktiken im
Personalbereich stellt dann gleichsam einen kulturellen Vorlauf im Unternehmen
dar, der etwa über Schulungsangebote des Personalmanagements allmählich in
die Lebenswelt des Gesamtbetriebes diffundiert und dort zu Veränderungen
führt.

Im Themenbereich der *Organisation* ist die Frage zu klären, wo das Personalmanagement im Rahmen des Gesamtbetriebes angesiedelt ist und wie die interne
strukturelle Ausgestaltung des Personalbereiches erfolgt. Auch in dezentral struk-
turierten Gesundheitsbetrieben, in denen die operativen Einheiten des Basisgeschäftes, etwa in Form einer Sparten- oder Matrixorganisation, immer mehr Personalaufgaben, wie Auswahl und Einsatzplanung, selbst übernehmen, werden die
übergreifenden Dienste des Personalmanagements i.d.R. einer organisatorischen
Einheit zentral zugeordnet. Die zentralen Dienste sind für die grundlegenden
strategischen und personalpolitischen Fragestellungen des Gesamtbetriebes zuständig und steuern die Entwicklung der langfristigen Mitarbeiterpotenziale. Sie
unterstützen die Unternehmensleitung bezüglich der Entscheidungen über Investitionen in den Personalbereich und gestalten die Personalfragen, die das mittlere und obere Management betreffen. So erweist es sich im Bereich der strategischen Steuerung – in Abgrenzung zu den klassischen Aufgaben des personalpolitischen Basisgeschäftes – als sinnvoll, den Belangen des mittleren und oberen
Managements im Hinblick auf Auswahl, Einsatz und Entwicklung durch eine
systematische Planung gezielt Rechnung zu tragen. Entscheidungen in diesem
Bereich haben enorme Auswirkungen auf die Entwicklung des Unternehmens.
Zudem sind personalpolitische Fehlentscheidungen im mittleren und oberen
Management mit enormen Folgekosten verbunden.

Die interne strukturelle Gestaltung des Personalbereichs kann den Kriterien der
Verrichtung und des Objektes folgen. Eine Strukturierung nach Verrichtung
würde etwa die Funktionen Personalverwaltung, -planung, -rekrutierung und
-entwicklung umfassen. Eine objektbezogene Einteilung kann sich an der Be-
rufsgruppeneinteilung orientieren und Zuständigkeiten für das Pflegepersonal,
die medizinischen Mitarbeiterinnen und die Verwaltungsmitglieder definieren.
Zudem kann eine objektbezogene Einteilung auf die Mitarbeiterinnen in den
einzelnen Unternehmensebenen und Bereichen abzielen. Vor dem Hintergrund
einer zunehmenden Prozessperspektive sind auch hier Überlegungen zur Abgrenzung der Kernprozesse des Personalmanagements anzustellen. Die Kernprozesse können sich auf beispielhafte oder klassische betriebliche Laufbahnen
beziehen und diese funktionsübergreifend begleiten. Im Rahmen dezentraler
Personalmanagementstrukturen ist zudem die hierarchische Unterstellung zu
klären. So kann eine dezentrale Personalabteilung der Geschäftsbereichsleitung
unterstellt sein, oder der Personalzentrale. Denkbar ist auch eine Mehrfachunterstellung unter beide Bereiche im Sinne einer Matrixorganisation.

Der vierte inhaltliche Themenbereich befasst sich schließlich mit Fragen der *Standortwahl* des Personalmanagements im wörtlichen und übertragenen Sinne. In direktem Sinne thematisiert die Standortfrage die räumliche Lokalisierung der Abteilung im Gesundheitsbetrieb. In stark ausdifferenzierten Unternehmen ist zu überlegen, ob die Personalabteilung ausschließlich dem Verwaltungsbereich zugeordnet wird. Denkbar ist auch, dass die dezentralen Einheiten, insbesondere bei getrennten regionalen Standorten, Positionen, die Personalfragen bearbeiten, bei der eigenen Geschäftsbereichsleitung ansiedeln. Eine weitere Möglichkeit der räumlichen Zuordnung stellt die Lokalisierung von Stabsstellen zu strategisch bedeutsamen Themen, wie etwa Personalentwicklung, auf Direktoriums- oder Vorstandsebene dar. Grundsätzlich erhöht die räumliche Nähe der Positionsträger zu ihrem Aufgabenfeld die Kommunikationsmöglichkeiten und lebensweltliche Integration in den Bereich.

Die Standortwahl im übertragenen Sinne bezieht sich auf das *Selbstverständnis* und die Verortung des Personalmanagements im Gesamtunternehmen. Die Auseinandersetzung mit dem Selbstverständnis setzt die Reflexion der Sinnorientierungen, die das Verhalten in Personalfragen leiten, voraus. Diese Reflexion kann nicht losgelöst von den unternehmenspolitischen Zielsetzungen erfolgen. Durch den Aufbau reflexiver Strukturen durch Rahmenkonzept- und Leitbilderstellungsprozesse, können das Selbst- und Fremdbild des Personalbereichs rekonstruiert und überprüft werden. Prozesse der Strategieentwicklung führen zu einer Angleichung der Handlungsorientierungen, und diese finden ihren Ausdruck in den Praktiken, Methoden und Leistungen, die das Personalmanagement intern und extern anbietet. Durch das Aufgreifen innovativer Ideen und den Aufbau der Mitarbeiterpotenziale stellt das Personalmanagement einen zentralen Ideengeber für die langfristige Entwicklung des strategischen Managements und der Erfolgspotenziale von Gesundheitsbetrieben dar.

Zusammenfassend kann festgehalten werden, dass Instrumente und Konzepte, die zur Professionalisierung eines entwicklungsorientierten strategischen Managements beitragen, sich durch Mehrdimensionalität auszeichnen und eine systemische und lebensweltliche Steuerung über Kontexte und Rahmenbedingungen erlauben. Die vorgestellten Instrumente unterstützen die unternehmenspolitischen Prozesse der Rahmenplanung zur Entwicklung der langfristigen Erfolgspotenziale von Gesundheitsbetrieben. Der Prozesskomponente bei der Genese von Strategien kommt dabei in ausdifferenzierten, polyzentrischen Organisationsstrukturen zur Angleichung der lebensweltlichen Handlungsorientierungen besondere Bedeutung zu. Die vorgestellten Instrumente beziehen sich auf zentrale inhaltliche Dimensionen des Gesamtunternehmens, wie den Produkt-Markt-Bereich, die Ressourcen, die Organisation und Führung sowie die Standortbestimmung und auf die Phasen der Analyse, Planung und strategischen Steuerung. Dieser Bezugsrahmen kann rekursiv auf alle inhaltlichen Unternehmensbereiche angewendet werden. Die damit verbundene Vorgehensweise wurde abschließend am Beispiel des strategischen Personalmanagements vorgestellt.

4 Die Werteorientierung von Gesundheitsbetrieben als Entwicklungspotenzial

Ausgangspunkt der vorstehenden Ausführungen war die Hypothese, dass sich Gesundheitsbetriebe angesichts der Anforderungen, die durch die Dynamisierung ihres Umfeldes an sie gestellt werden, mit der Professionalisierung der Führung und den Dimensionen eines strategischen Managements auseinandersetzen müssen. Um die Entwicklung ihrer Organisationen langfristig gestalten zu können, ist eine kurzfristige, reaktive Anpassung im operativen betrieblichen Geschehen nicht ausreichend, sondern erfordert vielmehr die strategische Ausrichtung des Betriebes an den Erfolgspotenzialen des Unternehmens. Die Professionalisierung der Führung im Sinne von Management bedeutet, dass Führung reflektiert und theoriegeleitet auf Basis der Anwendung von Konzepten und Instrumenten erfolgt.

> „Die Fähigkeit einer Profession besteht darin, die von ihr zu bearbeitenden Probleme nicht in der (funktionalen) Diffusität zu belassen, in der sie lebensweltlich vorliegen, sondern sie vielmehr von dem jeweiligen Kern professioneller Wissensbestände her zu redefinieren und sie erst in dieser rekonstruierten Form handlungsmäßig einer Lösung zuzuführen." (Hermsen, Gnewekow 1998: 272)

Die Professionalisierung der Führung setzt damit voraus, dass auf Wissensbestände aus der Managementlehre zurückgegriffen wird, die es erlauben, Führungsprobleme zu rekonstruieren und zu bearbeiten. Vor dem Hintergrund dieser Überlegungen ist es bedeutsam, mit welchem (theoretischem) Organisations- und Managementverständnis eine Beobachterin bzw. Führungskraft ihr Aufgabengebiet betrachtet. Die Ausführungen der vorstehenden Arbeit explizieren ein entwicklungsorientiertes Organisations- und Managementverständnis. Die Auseinandersetzung mit dem Führungsverständnis bildet die Basis für die Rekonstruktion und Handhabung der Führungswirklichkeit und gibt Orientierung für die Auswahl und Anwendung geeigneter Managementinstrumente und -konzepte aus dem vielfältigen Angebot.

Gesundheitsbetriebe werden in einer systemischen Sichtweise als Organisationen konstruiert, die operational geschlossen sind und in ihren Operationen einer spezifischen selbstreferenziellen Struktur folgen. Die Erfassung von Fragestellungen der Führung setzt einen mehrdimensionalen, multidisziplinären Zugang voraus, der die jeweilige Komplexität und Vernetztheit der Problemstellungen berücksichtigt. Ein entwicklungsorientiertes Managementverständnis stellt die Entwicklungsfähigkeit von Organisationen in den Mittelpunkt der Betrachtung und versucht die naturwüchsigen evolutionären dynamischen Prozesse aktiv zu gestalten. Aufgrund der spezifischen Systemeigenschaften sind den Führungsvorstellungen der Machbarkeit Grenzen gesetzt. Ein entwicklungsorientiertes Managementverständnis akzeptiert das spezifische Systemverhalten und arbeitet mit und nicht gegen die dynamischen Prozesse des Systems. Führung versteht sich weniger als „Macher", der die Entwicklung willentlich bestimmen kann, sondern zunehmend als Katalysator und Coach, der die Dinge sinnvoll geschehen lässt. Interventionen zur lebensweltlichen Steuerung beziehen sich auf die Werte- und Sinnorientierungen der Betriebe, während systemische Gestaltungsbemühungen an den strukturellen Rahmenbedingungen und Prozessen ansetzen. Beide Sichtweisen sind für die Bewältigung von Managementaufgaben gleichermaßen bedeutsam.

Ein entwicklungsorientiertes strategisches Management zielt auf die langfristige Gestaltung der Rahmenbedingungen des Gesundheitsbetriebes. Die Entwicklung wird durch eine konzeptionelle Gesamtsicht gesteuert. Diese umfasst die Zielsetzungen und Strategien, die sich in den ständig stattfindenden lebensweltlichen Basisprozessen und den unternehmenspolitischen Prozessen als Prinzipien ausbilden und das organisatorische Handeln prägen. Die Strategien sind auf den Aufbau und die Entfaltung der Erfolgspotenziale des Betriebes gerichtet. Diese stellen Vorsteuergrößen für zukünftige Erfolge dar, wobei die Erfolgsdefinitionen erst im Rahmen von Aushandlungsprozessen mit den Stakeholdern des Unternehmens festgelegt werden.

Die Entwicklungsoptionen des Unternehmens werden von der jeweiligen, in der lebensweltlichen Kultur verankerten Werte- und Sinnorientierung bestimmt. Die Sinnorientierung eines Betriebes verdeutlicht den Sinn und Zweck des betrieblichen Handelns und prägt das Verhalten der Mitglieder der Organisation. Je nach Entwicklungsniveau lassen sich verschiedene Sinnorientierungen rekonstruieren, die durch unterschiedliche Rationalitätsformen gekennzeichnet sind. Hermsen und Gnewekow (1998: 273) gehen davon aus, dass in Hilfeorganisationen grundsätzlich Widersprüche zwischen der Organisationsrationalität und der Rationalität der im Leistungsprozess eingebundenen Professionen bestehen. Im Rahmen der Organisationsrationalität geht es um die Kommunikation von Hilfe, während die Professionsrationalität den Vollzug der Hilfe fokussiert. Als problematisch erweist es sich, wenn das Organisations- und Professionswissen auseinanderfallen und letzteres im Rahmen organisationaler Entscheidungen an Relevanz verliert.

Gesundheitsbetriebe waren lange Zeit von den Professionsrationalitäten ihrer Berufsgruppen geprägt. Im Mittelpunkt des Selbstverständnisses stand die werteorientierte Behandlung der Patientinnen durch die Erstellung von Gesundheitsdienstleistungen. Vor dem Hintergrund der Kosten- und Qualitätsdiskussionen besteht nun in vielen Gesundheitsbetrieben die Situation, dass die Organisationsrationalität in den Vordergrund tritt. Organisationswissen dient nicht mehr der Unterstützung des Fachwissens, sondern bringt dieses im Vollzug der Dienstleistungserstellung in Legitimationszwang. Einzelne Professionen im Gesundheitssystem reagieren auf diese Entwicklung, indem sie Organisationswissen etwa im Rahmen von Pflegemanagementstudiengängen in ihr Professionswissen aufnehmen. Umgekehrt ist es Aufgabe des Managements, dafür Sorge zu tragen, dass das Fachwissen der an der Leistungserstellung Beteiligten in das Organisationswissen eingeht. Dies kann etwa dadurch geschehen, dass mit Hilfe des Qualitätsmanagements der Vollzug des Professionswissens in der organisatorischen Regelstruktur verankert wird. Die Integration der Professions- und Organisationsrationalitäten zu einer Gesamtsystemrationalität, die das spezifische werteorientierte Selbstverständnis unter Berücksichtigung der organisatorischen Erfordernisse abbildet, ist die zentrale Entwicklungsaufgabe von Gesundheitsbetrieben.

Die Entwicklungsfähigkeit von Organisationen zeichnet sich gerade dadurch aus, dass sie nicht an eine rein kognitiv-instrumentelle Rationalität gebunden ist. Gesundheitsbetriebe, die organisatorische Fähigkeiten im Umgang mit ästhetischen und ethischen Argumentationsformen ausbilden, weisen ein erweitertes Entwicklungspotenzial auf, um sich der Zielsetzung einer möglichst authentischen Nutzenstiftung für die von ihrem Handeln Betroffenen anzunähern.

So geht Habbel (2001) vor dem Hintergrund seiner vielfältigen Praxiserfahrungen als Partner und Sprecher der Geschäftsführung der internationalen Technologie- und Managementberatung Booz Allen & Hamilton davon aus, dass der „Faktor Menschlichkeit" das zentrale Entwicklungspotenzial erfolgreicher Unternehmen darstellt. Gerade in hochdynamischen (virtuellen) Organisationswelten müssen sich Unternehmen als stabile Wertezentren ausbilden, die auf der Grundlage ethischer Orientierungen soziale und gesellschaftliche Verantwortung übernehmen. Dieses Selbstverständnis umfasst auch die Fürsorge für die Mitarbeiter und versteht sich als aktive Hilfe zur Entwicklung derer Potenziale. Aufgabe des Managements ist es, Werte, wie die Würde des Menschen sichern, Anstand wahren, Fairness ausüben und Leistung anerkennen, zu leben und in konkrete Maßnahmen, wie respektvoller Umgang mit Mitarbeitern und angemessene Vergütung, umzusetzen.

Gerade Gesundheitsbetriebe haben in ihrem Selbstverständnis Sinn- und Wertorientierungen verankert und in ihren lebensweltlichen Praktiken Kompetenzen ausgebildet, die ihnen eine Auseinandersetzung mit den authentischen Bedürfnissen der Patientinnen und Mitarbeiterinnen und eine ethische Reflexion ihres Handelns erlauben. Vor dem Hintergrund einer entwicklungsorientierten Sichtweise stellen diese Fähigkeiten Erfolgspotenziale von Gesundheitsbetrieben dar. Aufgabe des strategischen Managements ist es, das Wachstumspotenzial, das im Selbstverständnis und der Werteorientierung von Gesundheitsbetrieben verankert ist, zu erkennen, zu pflegen und für die Gestaltung der langfristigen Entwicklung zum Wohle der Organisation und der Allgemeinheit zu entfalten.

Literatur

Ackermann, D. (2008), Unternehmensziele, in: Greiner, W. et al. (Hrsg. 2008), S. 99-118

Aldag, H.-H. (1988), Marketing für Krankenhäuser. Rahmenbedingungen, Problemlösungserfordernisse und konzeptionelle Grundlegung, Göttingen

Andersen, A. (Hrsg. 2000), Krankenhaus 2015. Wege aus dem Paragraphendschungel, o.O.

Ansoff, H.I. (1976), Die Bewältigung von Überraschungen – Strategische Reaktionen auf schwache Signale, in: Zeitschrift für betriebswirtschaftliche Forschung, (28) 1976, S. 129–152

Antonovsky, A. (1997), Salutogenese. Zur Entmystifizierung der Gesundheit, Tübingen

Argyris, C., Schön, D. (1978), Organizational Learning, London

Ashby, W.R. (1957), An Introduction to Cybernetics, 2. Aufl., New York

Axelrod, R. (1991), Die Evolution der Kooperation, München

Bachert, R., Vahs, D. (2007), Change Management in Nonprofit-Organisationen, Stuttgart

Bandura, A. (1976), Lernen am Modell. Ansätze zu einer sozial-kognitiven Lerntheorie, Stuttgart

BDO Deutsche Warentreuhand AG (Hrsg. 2009), Krankenhaus 2020 – zwischen Personalnotstand und Finanzierungslücke, Hamburg

Bea, F.X., Göbel, E. (2010), Organisation, 4. Aufl., Stuttgart

Bea, F.X., Haas, J. (2001), Strategisches Management, 3. Aufl., Stuttgart

Bea, F.X., Haas, J. (2009), Strategisches Management, 5. Aufl., Stuttgart

Benner, P. (1994), Stufen der Pflegekompetenz, Bern

Benz, A. (1991), Mehr-Ebenen-Verflechtung: Politische Prozesse in verbundenen Entscheidungsarenen, Max-Planck-Institut für Gesellschaftsforschung, Discussion Paper 91/1, Köln

Beske, F., Becker, B., Katalinic, A., Krauss, Ch., Pritzkuleit, R. (2007), Gesundheitsversorgung 2010 – Prognose für Deutschland und Schleswig-Holstein, Kiel

Berth, F., Maier-Albang, M. (2001), Der Münchner Alltag – kein Kinderspiel, in: Süddeutsche Zeitung, Nr. 117 (57) 2001, S. 41

Bieberstein, I. (1998), Dienstleistungs-Marketing, 2. Aufl., Ludwigshafen (Rhein)

Blair, J.D., Whitehead, C.J. (1988), Too many on the seesaw: Stakeholder diagnosis and management for hospitals, in: Hospital & Health Services administration, Summer 1988, S. 153–166

Bollinger, R. (1998), Gesund werden – Gesundbleiben. Gesundheitscenter, Mühlheim an der Ruhr, Stiftung Evangelisches Kranken- und Versorgungshaus, unveröff. Konzept zum Gesundheitszentrum, 6/1998

Borsi, G., Schröck, R. (1995), Pflegemanagement im Wandel. Perspektiven und Kontroversen, Berlin/Heidelberg/New York

Braun, P. (Hrsg. 1995), Der Verbandsberater. Markt- und dienstleistungsorientiertes Management für Verbände, Kammern, und Innungen, Stadtbergen

Breinlinger-O'Reilly, J., Maess, Th., Trill, R. (Hrsg. 1997), Das Krankenhaus Handbuch. Wegweiser für die tägliche Praxis, Neuwied u.a.

Broich, A. (1994), Die Genese von Unternehmensstrategien. Zur Neuorientierung der Theoriediskussion, München

Bruhn, M., Tilmes, J. (1994), Social Marketing. Einsatz des Marketings für nichtkommerzielle Organisationen, 2. Aufl., Stuttgart/Berlin/Köln

Bruhn, M. (2005), Marketing für Nonprofit-Organisationen. Grundlagen – Konzepte – Instrumente, Stuttgart

Bundesministerium für Familie, Senioren, Frauen und Jugend (Hrsg. 2000), Statistik zu Alten- und Behinderteneinrichtungen, Bonn

Bundesministerium für Gesundheit (Hrsg. 2000), Statistisches Taschenbuch Gesundheit 2000, Bonn

Büssing, A. (1999), Psychischer Streß und Burnout in der Krankenpflege. Untersuchungen zum Einfluß von Anforderungen, Spielräumen und Hindernissen, in: Forschung des Lehrstuhls für Psychologie im Krankenhaus-Bereich, unveröff. Kurzbeschreibungen der Projekte, Bernried 1999, S. 1–11

Busse, R., Schreyögg, J., Tiemann, O. (2010), Management im Gesundheitswesen, 2. Aufl., Berlin/Heidelberg

Coleman, J.S. (1979), Macht und Gesellschaftsstruktur, Tübingen

Coleman, J.S. (1990), Foundations of Social Theory, Cambridge/Mass.

Corsten, H. (1990), Betriebswirtschaftslehre der Dienstleistungsunternehmen. Einführung, 2. Aufl., München/Wien

Corsten, H. (1994), Produktivitätsmanagement bilateraler personenbezogener Dienstleistungen, in: Corsten, H., Hilke, W. (Hrsg. 1994), S. 43–77

Corsten, H., Hilke, W. (Hrsg. 1994), Dienstleistungsproduktion. Schriften zur Unternehmensführung, Band 52, Wiesbaden 1994

Corsten, H. (Hrsg. 1997), Management von Geschäftsprozessen. Theoretische Ansätze – Praktische Beispiele, Stuttgart/Berlin/Köln

Corsten, H., Gössinger, R. (2007), Dienstleistungsmanagement, 5., vollständig überarbeitete und wesentlich erweiterte Aufl., München/Wien

Damkowski, W., Meyer-Pannwitt, U., Precht, C. (2000), Das Krankenhaus im Wandel: Konzepte, Strategien, Lösungen, Stuttgart/Berlin/Köln

Deutsches Institut für angewandte Pflegeforschung e. V. (Hrsg. 2009), Pflegethermometer 2009. Eine bundesweite Befragung von Pflegekräften zur Situation der Pflege und Patientenversorgung im Krankenhaus, Köln

Deutsche Krankenhausgesellschaft (DKG) (Hrsg. 2011), Krankenhausstatistik, Berlin

Donabedian, A. (1980), The Definition of Quality and Approaches to its Assessment and Monitoring, Vol. I, Ann Arbor

Dyllik, T. (1989), Management der Umweltbeziehungen. Öffentliche Auseinandersetzungen als Herausforderung, Wiesbaden

Easton, D. (1965), A System Analysis of Political Life, New York/London/Sidney

Eberl, P. (1996), Entwicklungsorientiertes Management, in: Öhlschläger, R., Brüll, H.-M. (Hrsg. 1996), Unternehmen Barmherzigkeit, Baden-Baden, S. 52–62

Eberl, P. (2009), Die Idee des entwicklungsorientierten Management, in: Gmür, M. et al. (Hrsg. 2009), Entwicklungsorientiertes Management weitergedacht, Kassel, S. 5-10

Eichhorn, S., Schmidt-Rettig, B. (Hrsg. 1998), Chancen und Risiken von Managed Care. Perspektiven der Vernetzung des Krankenhauses mit Arztpraxen, Rehabilitationskliniken und Krankenkassen, Stuttgart/Berlin/Köln

Eichmann, R. (1989), Diskurs gesellschaftlicher Teilsysteme. Zur Abstimmung von Bildungssystem und Beschäftigungssystem, Wiesbaden

Eiff, W. von (1997), Prozessorientierte Logistik im Krankenhaus, in: Führen und Wirtschaften im Krankenhaus, (4) 1997, S. 323–328

Eiff, W. von (2000), Führung und Motivation in Krankenhäusern. Perspektiven und Empfehlungen für Personalmanagement und Organisation, Stuttgart/Berlin/Köln

Elser, J., Herkommer, B. (1997), Das therapeutische Team, in: Breinlinger-O´Reilly et al. (Hrsg. 1997), S. 153-167

Eppler, M. (1997), Praktische Instrumente des Wissensmanagements – Wissenskarten: Führer durch den „Wissensdschungel", in: Gablers Magazin, (8) 1997, S. 10–13

Ernst & Young (Hrsg. 2005), Gesundheitsversorgung 2020. Konzentriert. Marktorientiert. Saniert., Eschborn/Frankfurt a. Main

Etzioni, A. (1968), The Active Society. A Theory of Societal and Political Processes, London/New York

Etzioni, A. (1973), Soziologie der Organisation, 4. Aufl., München

Fayol, H., (1916), Administration industrielle et générale, Paris

Fenger, H. (2000), Krankenhauswerbung – für viele (noch) ein Fremdwort, in: Klinikmanagement aktuell, 6/2000 (48), S. 52–55

Fleßa, St. (2010), Grundzüge der Krankenhausbetriebslehre, 2. Aufl., München

Fottler, M.D., Hernandez, S.R., Joiner, Ch.L. (1988), Strategic human resource management in health services organizations, New York

Fraenkel, E. (1979), Deutschland und die westlichen Demokratien, 7. Aufl., Stuttgart/Berlin/Köln/Mainz

Freeman, R.E. (1984), Strategic Management – A Stakeholder Approach, Boston u.a.

Frodl, A. (2010), Gesundheitsbetriebslehre. Betriebswirtschaftslehre des Gesundheitswesens, Wiesbaden

Fröschl, M. (2000), Gesund-Sein. Integrative Gesund-Seins-Förderung als Ansatz für Pflege, Soziale Arbeit und Medizin, Stuttgart

Gälweiler, A. (1974), Unternehmensplanung – Grundlagen und Praxis, Frankfurt a. M./ New York 1974

Gaitanides, M., Scholz, R., Vrohlings, A., Raster, M. (Hrsg. 1994), Prozeßmanagement. Konzepte, Umsetzungen und Erfahrungen des Reengineering, München/Wien

Gaitanides, M., Scholz, R., Vrohlings, A. (1994), Prozeßmanagement – Grundlagen und Zielsetzungen, in: Gaitanides, M. et al. (Hrsg. 1994), S. 1–18

Gaitanides, M. (2007), Prozessorganisation, 2. Aufl., München

Gehrmann, G., Müller, K.D. (1993), Management in sozialen Organisationen. Handbuch für die Praxis Sozialer Arbeit, Berlin/Bonn/Regensburg

Geiger, U., Grebenc, H., Klotz, Maaßen, H. (1989), Das Managementsystem der Investitionsobjektplanung und -kontrolle, in: Kirsch, W., Maaßen, H. (Hrsg. 1989), S. 245–286

Geise, St. (2010), Grundlagen der Volkswirtschafts- und Betriebswirtschaftslehre, in: Loffing, Geise (Hrsg. 2010), S. 29-65

Giddens, A. (1988), Die Konstruktion der Gesellschaft: Grundlage einer Theorie der Strukturierung, Frankfurt a. M./New York

Glagow, M., Willke, H. (Hrsg. 1987), Dezentrale Gesellschaftsteuerung, Pfaffenweiler

Glaserfeld, E. von, (1992), Konstruktion der Wirklichkeit und des Begriffs der Objektivität, in: Gumin, H., Meier, H., (Hrsg. 1992), Einführung in den Konstruktivismus, München, S. 9–39

Grebenc, H., Geiger, U., Klotz, A., Maaßen, H. (1989), Das Managementsystem der langfristigen operativen Planung und Kontrolle – Programme/Bereiche, in: Kirsch, W., Maaßen, H. (Hrsg. 1989), S. 341–382

Greiner, W., Schulenburg, J.-M. von der, Vauth, Ch. (Hrsg. 2008), Gesundheitsbetriebslehre. Management von Gesundheitsunternehmen, Bern

Gutenberg, E. (1979), Grundlagen der Betriebswirtschaftslehre, Band 1: Die Produktion, 23. Aufl., Berlin/Heidelberg/New York

Gutenschwager, K., Schönrock, St., Voß, St. (2000), Die Open Space-Technologie als Methode der Organisationsentwicklung, in: Zeitschrift für Führung und Organisation, Heft 4 (69) 2000, S. 192–198

Haake, K., Seiler, W. (2010), Strategie-Workshop. In fünf Schritten zur erfolgreichen Unternehmensstrategie, Stuttgart

Habbel, R.W. (2001), Faktor Menschlichkeit. Führungskultur in der Net e-conomy, Wien/Frankfurt a. M.

Habermas, J. (1981a), Theorie des kommunikativen Handelns, Band 1: Handlungsrationalität und gesellschaftliche Rationalisierung, Frankfurt a. M.

Habermas, J. (1981b), Theorie des kommunikativen Handelns, Band 2: Zur Kritik der funkionalistischen Vernunft, Frankfurt a. M.

Habermas, J. (1985), Die neue Unübersichtlichkeit – Kleine politische Schriften V, Frankfurt a. M.

Habermas, J. (1992), Faktizität und Geltung. Beiträge zur Diskurstheorie des Rechts und des demokratischen Rechtsstaats, Frankfurt a. M.

Hahn, D. (1989), Strategische Unternehmensführung – Stand und Entwicklungstendenzen, Teil 2, in: Zeitschrift für Führung und Organisation 1989, S. 326–332

Hahn, D., Klausmann, W. (1989), Entwicklung der betriebswirtschaftlichen Planung, in: Szyperski, N. (Hrsg. 1989), Handwörterbuch der Planung, Stuttgart, Spalte 406–420

Hajen, L., Paetow, H., Schuhmacher, H. (2010), Gesundheitsökonomie. Strukturen – Methoden – Praxis, 5. Aufl., Stuttgart

Hamel, G., Prahalad, C.K., (1997), Wettlauf um die Zukunft. Wie Sie mit bahnbrechenden Strategien die Kontrolle über Ihre Branche gewinnen und die Märkte von morgen schaffen, Wien

Haubrock, M., Peters, S., Schär, W. (Hrsg. 1997), Betriebswirtschaft und Management im Krankenhaus, Berlin/Wiesbaden

Haubrock, M., Hagmann, H., Nerlinger, Th. (2000), Managed Care. Integrierte Versorgungsformen, Bern u.a.

Haubrock, M., Schär, W. (Hrsg. 2007), Betriebswirtschaft und Management im Krankenhaus, 4., vollständig überarbeitete und erweiterte Aufl., Bern

Hauser, A., Neubarth, R., Obermair, W. (1997), Das Münchner Modell, in: Hauser, A. et al. (Hrsg. 1997), Management-Praxis, Neuwied u.a., S. 475–491

Hayek, F. von (1980), Recht, Gesetzgebung und Freiheit: Band 1: Regeln und Ordnung, München

Heinen, E. (1966), Das Zielsystem der Unternehmung, Wiesbaden

Heinen, E. (1985), Einführung in die Betriebwirtschaftslehre, 9., verbesserte Aufl., Wiesbaden

Henke, K-D., Göpffarth, D. (2010), Das Krankenhaus im System der Gesundheitsversorgung, in: Hentze, J., Kehres, E. (Hrsg. 2010), Krankenhaus-Controlling. Konzepte, Methoden und Erfahrungen aus der Krankenhauspraxis, 4., vollständig überarbeitete und erweiterte Aufl., Stuttgart, S. 35-52

Hermsen, Th., Gnewekow, D. (1998), Soziale Hilfe im Wandel: Wohlfahrtsverbände im Reorganisationsprozeß, in: Willke, H. (1998), S. 261–304

Hinterhuber, H.H. (1992), Strategische Unternehmensführung. I. Strategisches Denken. Vision – Unternehmenspolitik – Strategie, Berlin/New York

Hinterhuber, H.H. (1997), Strategische Unternehmensführung. II. Strategisches Handeln, 6. Aufl., Berlin/New York

Hinterhuber, H.H. (2004a), Strategische Unternehmensführung. I. Strategisches Denken, 7., grundlegend neu bearbeitete Aufl., Berlin/New York

Hinterhuber, H.H. (2004b), Strategische Unternehmensführung. II. Strategisches Handeln, 7., grundlegend neu bearbeitete Aufl., Berlin/New York

Hinterhuber, H.H. (2010), Die 5 Gebote für exzellente Führung. Wie Ihr Unternehmen in guten und in schlechten Zeiten zu den Gewinnern zählt, Frankfurt a. Main

Hirschman, A. (1974), Abwanderung und Widerspruch, Tübingen

Hochschild, A.R. (1990), Das gekaufte Herz. Zur Kommerzialisierung der Gefühle, Frankfurt a. M.

Hoffmann, A. (2001), Bürger sollen für ihre Gesundheit mehr zahlen, in: Süddeutsche Zeitung, Nr. 145, (57) 2001, S. 1

Hofmann, O. (2010), Strategisches Krankenhausmanagement. Analyse externer Einflussfaktoren als Grundlage zur Entwicklung von Krankenhausstrategien, Hamburg

Horvath, P., Kaufmann, L. (1998), Balanced Score Card – ein Werkzeug zur Umsetzung von Strategien, in: HARVARD BUSINESSmanager, (5) 1998, S. 39–48

Igl, G. (2008), Weitere öffentlich-rechtliche Regulierung der Pflegeberufe und ihrer Tätigkeit. Voraussetzungen und Anforderungen, München

Jantsch, E. (1979), Die Selbstorganisation des Universums, München

Kaplan, R.S., Norton, D.P. (1997), Balanced Scorecard, Stuttgart

Kaplan, R.S., Norton, D.P. (2001), Die strategiefokussierte Organisation. Führen mit der Balanced Scorecard, Stuttgart

Kaplan, R.S., Norton, D.P. (2004), Strategy Maps. Der Weg von immateriellen Werten zum materiellen Erfolg, Stuttgart

Khandwhalla, P.N. (1977), The Design of Organizations, New York

Kirsch, G. (1983), Neue Politische Ökonomie, 2., neubearb. und erweit. Aufl., Düsseldorf

Kirsch, W. (1988), Die Handhabung von Entscheidungsproblemen. Einführung in die Theorie der Entscheidungsprozesse, 3., völlig überarb. und erweit. Aufl., München

Kirsch, W. (1990), Unternehmenspolitik und strategische Unternehmensführung, München

Kirsch, W. (Hrsg. 1991), Beiträge zum Management strategischer Programme, München

Kirsch, W. (1992), Kommunikatives Handeln, Autopoiese, Rationalität. Sondierungen zu einer evolutionären Führungslehre, München

Kirsch, W. (1993), Betriebswirtschaftslehre. Eine Annäherung aus der Perspektive der Unternehmensführung, München

Kirsch, W. (1997a), Betriebswirtschaftslehre. Eine Annäherung aus der Perspektive der Unternehmensführung, 4., völlig neu verfasste und erweiterte Aufl., München

Kirsch, W. (1997b), Strategisches Management: Die geplante Evolution von Unternehmen, München

Kirsch, W. (1997c), Beiträge zu einer evolutionären Führungslehre, Stuttgart

Kirsch, W. (2001), Die Führung von Unternehmen, München 2001

Kirsch, W., Maaßen, H. (Hrsg. 1989), Managementsysteme. Planung und Kontrolle, München

Kirsch, W., Obring, K. (1991), Rahmenkonzepte und Programme, in: Kirsch, W. (Hrsg. 1991), S. 361–410

Kirsch, W., Seidl, D., Van Aaken, D. (2007), Betriebswirtschaftliche Forschung. Wissenschaftstheoretische Grundlagen und Anwendungsorientierung, Stuttgart

Kirsch, W., Seidl, D., Van Aaken, D. (2009), Unternehmensführung. Eine evolutionäre Perspektive, Stuttgart

Kirsch, W., Seidl, D., Van Aaken, D. (2010), Evolutionäre Organisationstheorie, Stuttgart

Klimpe, D. (2001), Wer seine Zukunft sichern will, muss die eigenen Ziele kennen. Das modulare Krankenhaus mit seinen selbständigen Einheiten schafft beste medizinische Versorgung durch zufriedenes Personal zu vertretbaren Kosten, in: Führen und Wirtschaften im Krankenhaus, (1) 2001, S. 30–34

Klusen, N. (2008), Entscheidungsträger im Gesundheitswesen, in: Greiner, W. et al. (Hrsg. 2008), S. 27-46

Knorr, F., Offer, H. (1999), Betriebswirtschaftslehre. Grundlagen für die Soziale Arbeit, Neuwied/Kriftel

Knyphausen, D. zu (1991), Strategische Unternehmensführung: Zur Geschichte einer Disziplin, Anhang I zum Antrag auf Gewährung eines Habilitationsstipendiums, München 1991, S. 47–147

Knyphausen, D. zu (1993), Strategische Unternehmensführung: Historische Entwicklungen und Hauptströmungen einer wissenschaftlichen Disziplin, in: Kirsch, W., Knyphausen, D. zu, Reglin, B. (1993), System und Lebenswelt: Zu organisationstheoretischen Grundlagen einer Theorie der strategischen Unternehmensführung, unveröff. Arbeitspapier, München

Köhler-Braun, K. (1999), Durch Diversity zu neuen Anforderungen an das Management, in: Zeitschrift für Führung und Organisation, (4) 1999, S. 118–193

Kosiol, E. (1976), Organisation der Unternehmung, Wiesbaden

Kotler, Ph. (1978), Marketing für Nonprofit-Organisationen, Stuttgart

Kraus, R. (1998), Transformationsprozesse im Krankenhaus, München/Mering

Kreikebaum, H. (1997), Strategische Unternehmensplanung, 6. Aufl., Stuttgart/Berlin/Köln

Krohwinkel, M. (1993), Der Pflegeprozeß am Beispiel von Apoplexiekranken. Eine Studie zur Erfassung und Entwicklung Ganzheitlich-Rehabilitierender Prozeßpflege, Baden-Baden

Krohwinkel, M. (1998), Fördernde Prozeßpflege – Konzepte, Verfahren und Erkenntnisse, in: Osterbrink, J. (Hrsg. 1998), Internationaler Pflegetheorienkongreß „1, 1997, Nürnberg", Bern u.a., S. 134–154

Krohwinkel, M. (2007), Rehabilitierende Prozesspflege am Beispiel von Apoplexiekranken. Fördernde Prozesspflege als System, 2., überarbeitete und erweiterte Aufl., Bern

Lindblom, C.E. (1965), The Intelligence of Democracy, New York/London

Loffing, Ch., Geise, St. (Hrsg. 2010), Management und Betriebswirtschaft in der ambulanten und stationären Altenpflege. Lehrbuch für Führungskräfte, Weiterbildungsteilnehmer und Studenten, 2., vollständig überarbeitete und erweiterte Aufl., Bern

Lohse, U., (2008), Corporate Governanace, in: Greiner, W. et al. (Hrsg. 2008), S. 469-478

Lüthy, A., Buchmann, U. (2009), Marketing als Strategie im Krankenhaus. Patienten- und Kundenorientierung erfolgreich umsetzen, Stuttgart

Luhmann, N. (1975), Soziologische Aufklärung 2, Opladen

Luhmann, N. (1988), Soziale Systeme. Grundriß einer allgemeinen Theorie, Frankfurt a. M.

Maleri, R. (1997), Grundlagen der Dienstleistungsproduktion, 4., vollst. überarb. und erweit. Aufl., Berlin/Heidelberg/New York

Malik, F., Probst, G.J.B. (1984), Evolutionary Management, in: Ulrich, H., Probst, G.J.B. (Hrsg. 1984), Self-Organizations and Management of Social Systems, Berlin, S. 105–120

Manthey, M. (2005), Primary Nursing. Ein personenbezogenes Pflegesystem, 2. Aufl., Bern

March, J.G., Simon, H.A. (1958), Organizations, New York u. a.

Maturana, H.R. (1982), Biologie der Sprache, in: Maturana, H.R. (1982a), Erkennen: die Organisation und Verkörperung von Wirklichkeit. Ausgewählte Arbeiten zur biologischen Epistemologie, Braunschweig u. a.

Maturana, H.R., Varela, F.J. (1987), Der Baum der Erkenntnis, Bern/München/Wien

Mayntz, R. (1992a), Modernisierung und die Logik von interorganisatorischen Netzwerken, in: Journal für Sozialforschung, (1) 1992, S. 19–32

Mayntz, R. (1992b), Interessenverbände und Gemeinwohl – Die Verbändestudie der Bertelsmannstiftung, in: Mayntz, R. (Hrsg. 1992), S. 11–35

Mayntz, R. (Hrsg. 1992), Verbände zwischen Mitgliederinteressen und Gemeinwohl, Gütersloh

Mayntz, R. (1997), Soziale Dynamik und politische Steuerung. Theoretische und methodologische Überlegungen, Frankfurt a. M./New York

Mayntz, R. (2009), Über Governance. Institutionen und Prozesse politischer Regelung, Frankfurt/New York

Meffert, H., Bruhn, M. (2009), Dienstleistungs-Marketing. Grundlagen – Konzepte – Methoden, 6., vollständig neu bearbeitete Aufl., Wiesbaden

Meyer, A., Blümelhuber, Ch. (1994), Interdependenzen zwischen Absatz und Produktion in Dienstleistungsunternehmen und ihre Auswirkungen auf konzeptionelle Fragen des Absatzmarktes, in: Corsten, H., Hilke, W. (Hrsg. 1994), S. 5–41

Miller, T. (2001), Systemtheorie und Soziale Arbeit. Ein Lehr- und Arbeitsbuch, 2., überarbeitete und erweiterte Aufl., Stuttgart

Mintzberg, H. (1987), The Strategy Concept I: Five Ps for Strategy; in: California Management Review, Berkeley (1) 1987, S. 11–24

Mintzberg, H. (1990), Strategy Formation: Schools of Thought, in: Frederickson, J.W. (Hrsg. 1990), Perspectives on Strategic Management, Grand Rapids u.a., S. 105–235

Mirrow, M. (1998), Von der Kybernetik zur Autopoiese. Systemtheoretisch abgeleitete Thesen zur Konzernentwicklung, 2/1998 (1), München/St. Gallen, S. 1–12

Morra, F. (1996), Wirkungsorientiertes Krankenhausmanagement. Ein Führungshandbuch, Bern/Stuttgart/Wien

Müller, A. (2000), Strategisches Management mit der Balanced Scorecard, Stuttgart/Berlin/Köln

Müller-Schöll, A., Priepke, M. (1992), Sozialmanagement. Zur Förderung systematischen Entscheidens, Planens, Organisierens, Führens und Kontrollierens in Gruppen, 3. Aufl., Neuwied, Kriftel, Berlin

Müschenich, M. (1999), Das Gesundheitswesen steht am Anfang einer Revolution. Die Zukunft hat schon begonnen, in: Führen und Wirtschaften im Krankenhaus, (1) 1999, S. 52–56

Näther, Ch. (1992), Erfolgsmaßstäbe in der Theorie der strategischen Unternehmensführung, München

Nefiodow, L.A. (1999), Der sechste Kondratieff – Wege zur Produktivität und Vollbeschäftigung im Zeitalter der Information, 3., überarbeitete Aufl., St. Augustin

Nerdinger, F.W. (1994), Zur Psychologie der Dienstleistung, Stuttgart

Nerdinger, F.W. (2000), Erfolgreich führen. Grundwissen, Strategien, Praxisbeispiele, Weinheim

Nerdinger, F.W., Blickle, G., Schaper, N. (2008), Arbeits- und Organisationspsychologie, Heidelberg

Nonaka, I., Takeuchi, H. (1997), Die Organisation des Wissens, Frankfurt a. M./New York

Obring, K. (1992), Strategische Unternehmensführung und polyzentrische Strukturen, München

Oettle, K. (1983), Die Problematik der Betriebsführung im Krankenhaus der Gegenwart, in: Müller, H.-W. (Hrsg. 1983), Führungsaufgaben im modernen Krankenhaus, 2. Aufl., Stuttgart u.a. 1993, S. 1–49

o.V. (2000a), Zusätzliche Altenkrankenhäuser nötig, in: CARE konkret, 1.9.2000, S. 5

o.V. (2000b), WHO-report. Die besten Gesundheitssysteme der Welt, Marburger Bund, (10) 2000, S. 1

Pankofer, S. (2000), Empowerment – eine Einführung, in: Miller, T., Pankofer, S. (Hrsg. 2000), Empowerment konkret. Handlungsentwürfe und Reflexionen aus der psychosozialen Praxis, Stuttgart, S. 7–22

Parsons, T. (1968), The Social System, New York

Pautzke, G. (1989), Die Evolution des organisatorischen Wissensbasis. Bausteine zu einer Theorie des organisatorischen Lernens, München

Penter, V., Arnold, Ch. (2009), Zukunft deutsches Krankenhaus. Thesen, Analysen, Potenziale, Kulmbach

Peters, J.T., Waterman, R.H. (1991), Auf der Suche nach Spitzenleistungen: Was man von den bestgeführten US-Unternehmen lernen kann, 4. Aufl., Landsberg/Lech

Pfohl, C. (1981), Planung und Kontrolle, Stuttgart

Picot, A., Freudenberg, H., Gaßner, W. (1999), Management von Reorganisationen. Maßschneidern als Konzept für den Wandel, Wiesbaden

Porter, M.E. (1999a), Wettbewerbsvorteile. Spitzenleistungen erreichen und behaupten, 5. Aufl., Frankfurt a. M.

Porter, M.E. (1999b), Wettbewerb und Strategie, München

Prahalad, C.K., Hamel, G. (1990), The Core Competence of the Corporation, in: Harvard Business Review, May/June 1990, S. 79–91

PriceWaterhouseCoopers (Hrsg. 2010), Fachkräftemangel. Stationärer und ambulanter Bereich bis zum Jahr 2030, Darmstadt

Prigogine, I. (1979), Vom Sein zum Werden, München/Zürich

Probst, G., (1987), Selbstorganisation. Ordnungsprozesse in sozialen Systemen aus ganzheitlicher Sicht, Berlin/Hamburg

Probst, G., Raub, S., Romhardt, K. (1999), Wissen managen. Wie Unternehmen ihre wertvollste Ressource optimal nutzen, 3. Aufl., Wiesbaden

Probst, G., Raub, S., Romhardt, K. (2010), Wissen managen. Wie Unternehmen ihre wertvollste Ressource optimal nutzen, 6. Aufl., Wiesbaden

Pümpin, C. (1992), Strategische Erfolgspositionen. Methodik der dynamischen strategischen Unternehmensführung, Bern/Stuttgart

Raffée, H. (1989), Gegenstand, Methoden und Konzepte der Betriebswirtschaftslehre, in: Bitz, M. et al. (Hrsg. 1989), Vahlens Kompendium der Betriebswirtschaftslehre, Band. 1, 2. Aufl., München 1989, S. 1–46

Raststetter, D. (2001), Emotionsarbeit – Betriebliche Steuerung und individuelles Erleben, In: Schreyögg, G., Sydow, J. (Hrsg. 2001), Emotionen und Management, Wiesbaden, S. 111-134

Reglin, B. (1993), Managementsysteme – eine organisationstheoretische Fundierung, München

Reibnitz, von Ch. (1996), Veränderte Umweltbedingungen erfordern strategische Planung. Wie Strategien für ein Krankenhaus entwickelt werden, in: Führen und Wirtschaften im Krankenhaus, (6) 1996, S. 544–549

Reinspach, R. (1994), Die strategische Führung von Wirtschaftsverbänden, München

Reinspach, R. (1995a), Strategieentwicklung – eine Herausforderung für Verbände, in: Braun, P. (Hrsg. 1995), 4-3.1, S. 1–19

Reinspach, R. (1995b), Rahmenkonzept und Leitbild als Instrumente der Strategieentwicklung im Verband, in: Braun, P. (Hrsg. 1995), 4-3.3, S. 1–20

Reinspach, R. (2000a), Die Entwicklung vorantreiben. Sinnmodelle der Organisation als Bezugsrahmen einer Diskussion zum „Wert der Pflege", in: PflegeImpuls, (1) 2000, S. 9–12

Reinspach, R. (2000b), Marketing in Gesundheitsbetrieben: die Pflegenden als Marketingexperten in der personenbezogenen Dienstleistung, in: PflegeImpuls, (11) 2000, S. 248–255

Reinspach, R. (2004), „Freundlichkeit kostet nichts" – Systematisches Emotionsmanagement in der Pflege, in: PflegeImpuls, (6), 2004, S. 172-176

Reinspach, R. (2006), „Employability-Management", in: Heilberufe – das Pflegemagazin, (11), 2006, S. 57-81

Reinspach, R., Kraus, R. (2007), Evaluation des Programms Pflegeüberleitung, Forschungsbericht, München, www.ksfh.de/forschung/abgeschlossene-projekte

Reinspach, R. (2009), Entwicklungsorientiertes Management von Gesundheitsbetrieben, in: Sandherr, S., Schmid, F., Sollfrank, H., (Hrsg. 2009), Einhundert Jahre Ausbildung für soziale Berufe mit christlichem Profil, München

Ringlstetter, M. (1993), Rahmenkonzepte zur Konzernentwicklung, Habil., München

Ronge, V. (1992), Vom Vergändegesetz zur Sozialverträglichkeit – Die öffentliche und verbandliche Diskussion über den Gemeinwohlbezug von Verbänden in den 80er Jahren, in: Mayntz, R. (Hrsg. 1992), S. 36–79

Rosenstiel, L. von (1987), Grundlagen der Organisationspsychologie, 2. Aufl., Stuttgart

Rosenstiel, L. von, Einsiedler, H., Streich, R., Rau, S. (Hrsg. 1987), Motivation durch Mitwirkung, Stuttgart

Rüegg-Stürm, J. (2003), Das neue St. Galler Management-Modell. Grundkategorien einer integrierten Managementlehre. Der HSG-Ansatz, 2., durchgesehene Aufl., Bern u. a.

Sachs, I. (1994), Handlungsspielräume des Krankenhausmanagements. Bestandsaufnahme und Perspektiven, Wiesbaden

Sander, G., Bauer, E. (2006), Strategieentwicklung kurz und klar. Das Handbuch für Non-Profit-Organisationen, Bern u. a.

Schär, W. (2007), Einrichtungen als Leistungselemente des sozialen Netzes, in: Haubrock, Schär (Hrsg. 2007), S. 66-81

Scharpf, F.W. (1991), Koordination durch Verhandlungssysteme: Analytische Konzepte und institutionelle Lösungen am Beispiel der Zusammenarbeit zwischen zwei Bundesländern, Max-Planck-Institut für Gesellschaftsforschung, Discusssion Paper 91/4, Köln

Scharpf, F.W. (1993), Positive und negative Koordination in Verhandlungssystemen, Max-Planck-Institut für Gesellschaftsordnung, Discussion Paper 93/1, Köln

Schimank, U. (1987), Evolution, Selbstreferenz und Steuerung komplexer Organisationssysteme, in: Glagow, M., Willke, H. (Hrsg. 1987), S. 45–64

Schirmer, H. (2000), Controlling für die eigene Stärke. Herausforderungen eines leistungsorientierten Versorgungssystems, in: Management & Krankenhaus, (9) 2000, S. 18

Schmalenbach, E. (1911), Die Privatwirtschaftslehre als Kunstlehre, in: Zeitschrift für handelswissenschaftliche Forschung, (12) 1911, S. 304–316

Schmalenbach, E. (1919a), Grundlagen dynamischer Bilanzlehre, in: Zeitschrift für handelswissenschaftliche Forschung, (13) 1919, S. 1–60 und S. 65–101

Schmalenbach, E. (1919b), Selbstkostenrechnung, in: Zeitschrift für handelswissenschaftliche Forschung, (13) 1919, S. 257–299 und S. 321–356

Schmid, S. (1998), Shareholder-Value-Orientierung als oberste Maxime der Unternehmensführung? – Kritische Überlegungen aus der Perspektive des Strategischen Managements, in: Zeitschrift für Planung, (9) 1998, S. 219–238

Schmidt, S.J. (Hrsg. 1991), Der Diskurs des Radikalen Konstruktivismus, 4. Aufl., Frankfurt a. Main

Schmidt, S.J. (Hrsg. 1992), Kognition und Gesellschaft. Der Diskurs des Radikalen Konstruktivismus 2, Frankfurt a. M.

Schmidt-Rettig, B., Eichhorn, S., (Hrsg. 2008), Krankenhaus-Managementlehre. Theorie und Praxis eines integrierten Konzepts, Stuttgart

Smith, Adam (1902), Untersuchung über das Wesen und die Ursachen des Volkswohlstandes, Erstaufl., England 1776

Schmutte, A.M. (1998), Total Quality Management im Krankenhaus, Wiesbaden

Schneck, O. (Hrsg. 1998), Lexikon der Betriebswirtschaft, 3. Aufl., München

Schneider, D. (1981), Einführung in die Betriebswirtschaftslehre, München

Schneider, W. (2000), Kundenzufriedenheit. Strategie, Messung, Management, Landsberg/Lech

Schober, M., Affara, F. (2008), Advanced Nursing Practice (ANP), Bern

Scholz, R., Vrohlings, A. (1994a), Prozeß-Struktur-Transparenz, in: Gaitanides, M. et al. (Hrsg. 1994), S. 38–56

Scholz, R., Vrohlings, A. (1994b), Realisierung von Prozeßmanagement, in: Gaitanides, M. et al. (Hrsg. 1994), S. 21–36

Scholz, C. (1987), Strategisches Management. Ein integrativer Ansatz, Berlin/New York

Schulenburg, J.-M. von der (2008), Wirtschaften und Wirtschaftswissenschaften im Gesundheitswesen, in: Greiner, W. et al. (Hrsg. 2008), S. 3-14

Schulz, W. (1972), Philosophie der veränderten Welt, Pfullingen

Schwartz, A. (1997), Informations- und Anreizprobleme im Krankenhaussektor. Eine institutionenökonomische Analyse, Wiesbaden

Senge, P. (1999), Die Fünfte Disziplin, 7. Aufl., Stuttgart

Seifert, J.W. (1998), Visualisieren, Präsentieren, Moderieren, 11. Aufl., Offenbach

Simon, H.A. (1981), Entscheidungsverhalten in Organisationen, München

Sjurts, I. (2000), Die Fusion AOL – Time Warner: Eine strategietheoretische Erklärung, in: Zeitschrift für Führung und Organisation, (3) 2000, S. 128–138

Sommer, J.H. (1999), Gesundheitssysteme zwischen Plan und Markt, Stuttgart

Sonntag, K. (1996), Lernen im Unternehmen. Effiziente Organisation durch Lernkultur, München

Spinner, H.F. (1980), Gegen Ohne Für Vernunft, Wissenschaft, Demokratie ect. Ein Versuch, Feyerabends Philosophie aus dem Geist der modernen Kunst zu verstehen, in: Duerr, H.-P. (Hrsg. 1980), Versuchungen. Aufsätze zur Philosophie Paul Feyerabends, 1. Bd., Frankfurt a. M., S. 35–109

Spörkel, H., Janßen, H. (1998), Virtuelle Klinik, in: Braun, W., Schaltenbrand, R. (Hrsg. 1998), Gesundheitswesen 2010. Prognosen, Trends und Chancen, Witten/Herdecke, S. 104–114

Statistisches Bundesamt (Hrsg. 2000), Statistik Gesetzliche Krankenversicherung, Bonn

Statistisches Bundesamt (Hrsg. 2006), Bevölkerung in Deutschland bis 2010. 11. koordinierte Bevölkerungsvorausschätzung, Wiesbaden

Statistisches Bundesamt (Hrsg. 2011a), Statistik Gesundheit, Wiesbaden

Statistisches Bundesamt (Hrsg. 2011b), Statistik Sozialleistungen, Wiesbaden

Stauss, B., Seidel, W. (2007), Beschwerdemanagement. Unzufriedene Kunden als profitable Zielgruppe, 4., vollständig überarbeitete Aufl., München

Stemmer, R. (2008), Gutachten zu den künftigen Handlungsfeldern in der Krankenhauspflege. Erstellt im Auftrag des Sozialministeriums Rheinland-Pfalz, Mainz

Stöger, R. (2010), Strategieentwicklung in der Praxis. Kunde – Leistung – Ergebnis, 2., überarbeitete und erweiterte Aufl., Stuttgart

Strehlau-Schwoll, H., Bongratz, C. (1999), Die Krankenhäuser brauchen zusätzliches Kapital, um wettbewerbsfähige Strukturen zu schaffen, in: Führen und Wirtschaften im Krankenhaus, (1) 1999, S. 68–71

Sydow, J. (1985), Organisationsspielraum und Büroautomation, Berlin/New York

Taylor, F.W. (1911), The principles of scientific management, New York

Teubner, G., Willke, H. (1984), Kontext und Autonomie: Gesellschaftliche Selbststeuerung durch reflexives Recht, in: Zeitschrift für Rechtssoziologie, (6) 1984, S. 4–35

Theuvsen, L., (2011), Professionalisierung des Nonprofit-Managements durch Governance-Kodizes: eine Analyse der Transparenzwirkungen, in: Langer, A., Schröer, A. (Hrsg. 2011), Professionalisierung im Nonprofit Management, Wiesbaden, S. 131-149

Thiele, G., Koch, V. (1998), Betriebswirtschaftslehre. Eine Einführung für Pflegeberufe, Freiburg i. Br.

Thill, K.-D. (1999), Kundenorientierung und Dienstleistungsmarketing für Krankenhäuser. Theoretische Grundlagen und Fallbeispiele, Stuttgart/Berlin/Köln

Thompson, J.D. (1967), Organizations in Action. Social Science Bases of Administrative Theory, New York u.a.

Tregoe, B.B., Zimmermann, J.W. (1981), Top Management Strategie, Zürich

Trill, R. (1996), Krankenhaus-Management. Aktionsfelder und Erfolgspotentiale, Neuwied, Kriftel, Berlin

Trux, W., Kirsch, W. (1979), Strategisches Management oder: Die Möglichkeit einer „wissenschaftlichen Unternehmensführung", in: Die Betriebswirtschaft, (39) 1979, S. 215–235

Türk, K. (1989), Neuere Entwicklungen in der Organisationsforschung. Ein Trend Report, Stuttgart

Ulrich, H. (1990), Unternehmenspolitik, 3. Aufl., Bern/Stuttgart

Ulrich, H., Probst, G.J.B., (1991), Anleitung zum ganzheitlichen Denken und Handeln. Ein Brevier für Führungskräfte, erweit. Aufl., Bern/Stuttgart

Ulrich, K. (1993), Die Evolution von Managementsystemen. Zur sprachtheoretischen Fundierung einer angewandten Führungslehre, München

Ulrich, P., Thielemann, U. (1992), Ethik und Erfolg. Unternehmensethische Denkmuster von Führungskräften – eine empirische Studie, Bern/Stuttgart

Uzarewicz, Ch. (1999), Transkulturalität, in: Kollack, I., Kim, H.-S. (Hrsg. 1999), Pflegetheoretische Grundlagen, Bern, S. 113–128

Uzarewicz, Ch., Uzarewicz, M. (2001), Transkulturalität und Leiblichkeit in der Pflege, in: Intensiv, Fachzeitschrift für Intensivpflege und Anästhesie, Heft 4, (9) 2001, S. 168–175

Vahs, D. (2009), Organisation. Ein Lehr- und Managementbuch, 7., überarbeitete Aufl., Stuttgart

Vahs, D., Schäfer-Kunz, J. (2007), Einführung in die Betriebswirtschaftslehre, 5., überarbeitete und erweiterte Aufl., Stuttgart

Vahs, D., Weiand, A. (2010), Workbook Change Management. Methoden und Techniken, Stuttgart

Vanberg, V. (1982), Markt und Organisation, Tübingen

Wagner, M. (2010), Aufgaben im Krankenhaus neu aufteilen. Chancen für Pflege, Medizin und Assistenzberufe, Stuttgart

Walton, R.E. (1966), Theory of Conflict in Lateral Organizational Relationships, in: Lawrence, J.R. (Hrsg. 1966), Operational Research and the Social Sciences, London u. a., S. 409–428

Weber, M. (1963), Gesammelte Aufsätze zur Religionssoziologie, Bd. 1, Tübingen

Weber, J., Schäffer, U. (2000), Balanced Scorecard & Controlling. Implementierung – Nutzen für Manager und Controller – Erfahrungen in deutschen Unternehmen, 3. Aufl., Wiesbaden

Weis, H. Ch. (1999), Marketing, 11. Aufl., Ludwigshaven (Rhein)

Weisbrod, B. (1978), Comment on M. Pauly, in: Greenberg, W. (Hrsg. 1978), Competition in the Health care Sector: Past, Present, and Future, Germantown 1978, S. 11–45

Wendt, W.R. (Hrsg. 1995), Unterstützung fallweise. Case Management in der Sozialarbeit, 2. Aufl., Freiburg i. Br.

WHO (1948), World Health Organization. Constitution, Genf

Wiesmann, D. (1989), Management und Ästhetik, München 1989

Wildemann, H. (1996), Professionell führen. Empowerment für Manager, die mit weniger Mitarbeitern mehr leisten müssen, 3., ergänzte Aufl., Neuwied/Kriftel/Bern

Willke, H. (1987), Kontextsteuerung durch Recht? Zur Steuerungsfunktion des Rechts in polyzentrischer Gesellschaft, in: Glagow, M., Willke, H. (Hrsg. 1987), S. 3–26

Willke, H. (1992), Ironie des Staates. Grundlinien einer Staatstheorie polyzentrischer Gesellschaft, Frankfurt a. M.

Willke, H. (1993), Systemtheorie entwickelter Gesellschaften. Dynamik und Riskanz moderner gesellschaftlicher Selbstorganisation, 2. Aufl., Weinheim/München

Willke, H. (1998), Systemisches Wissensmanagement, Stuttgart

Willke, H. (2006), Zur Steuerungsproblematik von Organisationen, in: Braun, S., Hansen, S. (Hrsg. 2006), Steuerung im organisierten Sport, Hamburg, S. 112-129

Wöhe, G. (1986), Einführung in die Allgemeine Betriebswirtschaftslehre, 16. Aufl., München

Wolfrum, U. (1993), Erfolgspotentiale. Kritische Würdigung eines zentralen Konzeptes der strategischen Unternehmensführung, München

Womack, J.P., Jones, D., Roos, D. (1991), Die zweite Revolution in der Automobilindustrie. Konsequenzen der weltweiten Studie des Massachusetts Institute of Technology, Frankfurt a. M./New York

Wydler, H., Kolip, P., Abel, Th., (2010), Salutogenese und Kohärenzgefühl. Grundlagen, Empirie und Praxis eines gesundheitswissenschaftlichen Konzepts, 4. Aufl., Weinheim/München

Zapp, W., Oswald, J. (2009), Controlling-Instrumente für Krankenhäuser, Stuttgart

Stichwortverzeichnis

Autorin

Reinspach, Rosmarie, Dr. oec. publ.; Studium der Betriebswirtschaftslehre und Organisationspsychologie (Dipl. Kfm.); Studium der Sozialpädagogik (Dipl. Soz.päd. FH).

Seit 1994 Professorin an der Katholischen Stiftungsfachhochschule München, Fachbereich Pflege. Davor berufliche Tätigkeiten in der Jugend- und Erwachsenenbildung und in der Unternehmensberatung.

Forschungs- und Arbeitsschwerpunkte: Management von Gesundheits- und Sozialbetrieben; Pflegemanagement; Strategische Unternehmensführung; Unternehmensberatung; Veröffentlichungen zu verschiedenen Themenbereichen.

Band 12: Die Soziale Arbeit und ihre Bezugswissenschaften

Von Thomas Schumacher (Hrsg.)

2011. X/264 S., kt. € 29,50.
ISBN 978-3-8282-0545-1

Der vorliegende Band zeigt auf, wie vor dem Horizont des Studiums der Sozialen Arbeit an einer Hochschule sozialarbeiterische Fragestellungen und Anliegen bezugswissenschaftlich entfaltet und eingebracht werden. Er steht so für den Versuch, die Dimension des gesellschaftlichen – und dabei immer auch am Menschen orientierten – Wirkens Sozialer Arbeit über deren Schnittstellen zu anderen Wissenschaften systematisch zu erfassen.

Band 11: Soziale Arbeit als ethische Wissenschaft

Topologie einer Profession

Von Thomas Schumacher

2007. X/309 S., kt. € 32,-.
ISBN 978-3-8282-0421-8

Die Diskussion um die Soziale Arbeit als Profession und Wissenschaft wird seit vielen Jahren facettenreich geführt. Die Untersuchung legt offen, dass der Sozialarbeitsberuf von Grund auf sowohl wissenschaftlich als auch ethisch orientiert ist und seine Bedeutung als Wissenschaft und Profession über ein ernstzunehmendes, ethisches Profil auszuweisen vermag. Ethik Sozialer Arbeit zeigt sich dabei nicht nur als Mitte und Mittlerin im Theorie-Praxis-Zusammenhang, sondern auch als der zentrale Bezugspunkt in der wissenschaftlichen Perspektive.

Band 10: Dramaturgie von Entwicklungsprozessen

Ein Phasenmodell für professionelle Hilfe im psychosozialen Bereich

Von Tilly Miller

2006. VI/134 S., kt. € 22,-.
ISBN 978-3-8282-0366-2

Professionelle Hilfe im sozialen Bereich geht in der Regel mit der Erwartung einher, Menschen in ihren Entwicklungsprozessen zu unterstützen, um verbesserte Lebenssituationen zu erwirken. Vorliegendes Buch bietet u.a. ein Phasenmodell, das Entwicklungsprozesse in ihren typischen Verlaufsdynamiken zu beschreiben vermag. Darauf bezogen folgen Überlegungen für das professionelle Handeln.

Band 9: Arbeit an Bildern der Erinnerung

Ästhetische Praxis, außerschulische Jugendbildung und Gedenkstättenpädagogik

Von Birgit Dorner und Kerstin Engelhardt (Hrsg.)

2006. VIII/244 S., kt. € 24,90.
ISBN 978-3-8282-0350-1

Die Geschichte des Nationalsozialismus rückt in immer weitere Ferne. Will Bildungsarbeit Jugendlichen Zugänge zur Geschichte, zur Kultur der Erinnerung schaffen, muss sie die ästhetischen Bedürfnisse und die Bild-Lebenswelt der Jugendlichen berücksichtigen. Diese Zugangswege zur Geschichte bleiben bisher ungenutzt und viele Bevölkerungsgruppen ausgegrenzt. Eine Alternative können hier ästhetische Herangehensweisen bieten.

LUCIUS LUCIUS

Stuttgart

Fred Harms/Dorothee Gänshirt/Robin Rumler (Hrsg.)
Pharma-Marketing

Gesundheitsökonomische Aspekte einer innovativen Industrie am Beispiel von Deutschland, Österreich und der Schweiz

2., völlig neu bearb. A.

Forum Marketing & Management Band 4

2008. XXVIII/704 S., € 78,-. ISBN 978-3-8282-0429-4

Veränderte Marktbedingungen, innovative Technologien und der gesellschaftliche Wertewandel verlangen neue Lösungsansätze in Bezug auf Kundenorientierung, Kundenzufriedenheit bzw. Kundenbindung. Das vorliegende Buch liefert die relevanten Grundlagen bzw. zeigt Wege auf, wie sich die pharmazeutische Industrie von einem Produzenten hochwertiger Pillen zu einem Gesundheitsdienstleister entwickeln könnte.

Fred Harms / Dorothee Gänshirt
Gesundheits-Marketing

Patienten-Empowerment als Kernkompetenz

Forum Marketing & Management Band 6

2005. XXIX/496 S., m. 136 Abb., geb. € 59,-. ISBN 978-3-8282-0317-4

Die Medizin wird in immer stärkerem Maße zu einem normalen Bestandteil unseres Lebens. Patienten beschäftigen sich intensiv mit ihrer Erkrankung, haben ein großes Interesse an Gesundheitsthemen und ein stark wachsendes Informationsbedürfnis. Für diese Form des „Patienten im Visier"-Ansatzes liefert dieses Buch die Grundlagen und zeigt neue Wege in der direkten Patientenkommunikation auf.

Georg Rüter, Patrick Da-Cruz, Philipp Schwegel (Hrsg.)
Gesundheitsökonomie und Wirtschaftspolitik

2011. XII/652 S., geb. € 64,-. ISBN 978-3-8282-0543-7

Wirtschaftspolitik und Gesundheitsökonomie sind zwei bedeutende Betätigungsfelder für Ökonomen. Zum Geburtstag von Prof. Dr. Dr. h. c. Peter Oberender greift der vorliegende Sammelband die Vielfältigkeit der beiden Themenbereiche auf und lässt renommierte Weggefährten des Jubilars zu Wort kommen. Hieraus ist eine spannende Sammlung entstanden, die für eine breite Leserschaft von Interesse ist. Ausgehend von der „Oberenderschen Mikroökonomie" werden ausgewählte Aufsätze zur Wirtschaftspolitik vorgestellt. Der Hauptteil des Buches konzentriert sich auf die Gesundheitsökonomie. Neben allgemeinen Aufsätzen zur Gesundheitsökonomie wird im Speziellen auf den Krankenhausmarkt und die Pharma- und Medizinprodukteindustrie eingegangen.

LUCIUS LUCIUS   Stuttgart

www.ingramcontent.com/pod-product-compliance
Lightning Source LLC
Chambersburg PA
CBHW061240220326
41599CB00028B/5485